AF309928

889

BIBLIOTHÈQUE

DE

THÉRAPEUTIQUE MÉDICALE ET CHIRURGICALE

PUBLIÉE SOUS LA DIRECTION DE MM.

DUJARDIN-BEAUMETZ
Membre de l'Académie de Médecine,
Médecin de l'Hôpital Cochin,
etc.

O. TERRILLON
Professeur agrégé à la Faculté de
Médecine de Paris,
Chirurgien de la Salpêtrière.

PARTIE MÉDICALE

Art de formuler. 1 volume, par DUJARDIN-BEAUMETZ.

Thérapeutique des maladies du cœur et de l'aorte. 1 volume, par E. BARIÉ, médecin de l'hôpital Tenon.

Thérapeutique des maladies des organes respiratoires. 1 volume, par H. BARTH, médecin de l'hôpital Broussais.

Thérapeutique de la tuberculose. 1 volume, par H. BARTH, médecin de l'hôpital Broussais.

Thérapeutique des maladies de l'estomac. 1 volume, 2ᵉ *édition*, par A. MATHIEU, médecin des hôpitaux.

Thérapeutique des maladies de l'intestin. 1 volume 2ᵉ *édition*, par A. MATHIEU.

Thérapeutique des maladies du foie. 1 volume, par L. GALLIARD, médecin des hôpitaux.

Thérapeutique des maladies de la peau. 2 volumes, par G. THIBIERGE, médecin des hôpitaux.

Thérapeutique des maladies du rein. 2 volumes, par E. Gaucher, médecin de l'hôpital Saint-Antoine, agrégé à la Faculté, et E. Gallois, chef de clinique de la Faculté de Médecine.

Thérapeutique du rhumatisme et de la goutte. 1 volume, par W. Œttinger, médecin des hôpitaux.

Thérapeutique de la fièvre typhoïde. 1 volume, par P. Le Gendre, médecin des hôpitaux.

Thérapeutique des maladies vénériennes. 1 volume, par F. Balzer, médecin de l'hôpital du Midi.

Thérapeutique du diabète. 1 volume par L. Dreyfus-Brisac, médecin de l'hôpital Tenon.

Thérapeutique des névroses. 1 volume, par P. Oulmont, médecin de l'hôpital Laënnec.

Thérapeutique infantile. 1 volume, par A. Josias, médecin des hôpitaux.

Prophylaxie des maladies infectieuses. 2 volumes, par A. Chantemesse, médecin des hôpitaux, agrégé à la Faculté, et M. Besançon.

Thérapeutique des maladies infectieuses. 1 volume, par A. Chantemesse, médecin des hôpitaux, agrégé à la Faculté, et M. Besançon.

Thérapeutique des maladies du nez, des sinus et du pharynx nasal. 1 volume, par M. Lermoyez, médecin des hôpitaux.

Thérapeutique des maladies du pharynx et du larynx. 1 volume, par M. Lermoyez.

Thérapeutique des maladies de l'oreille. 1 volume, par M. Lermoyez.

PARTIE CHIRURGICALE

Asepsie et Antisepsie chirurgicales. 1 volume, par O. Terrillon et H. Chaput, chirurgien des hôpitaux.

Thérapeutique chirurgicale des maladies du crâne.
1 volume, par P. Sebileau, agrégé à la Faculté de Paris.

Thérapeutique chirurgicale des maladies du rachis.
1 volume, par P. Sebileau, agrégé à la Faculté de Paris.

Thérapeutique oculaire. 1 volume, par F. Brun,
agrégé à la Faculté, chirurgien de Bicêtre.

Thérapeutique chirurgicale des maladies de la poitrine. 1 volume, par Ch. Walther, chirurgien des hôpitaux.

Thérapeutique chirurgicale des maladies de l'estomac et du foie. 1 volume, par H. Chaput, chirurgien des hôpitaux.

Thérapeutique chirurgicale de l'intestin et du rectum. 1 volume, par H. Chaput, chirurgien des hôpitaux.

Thérapeutique chirurgicale de l'urètre et de la prostate. 1 volume, par J. Albarran, agrégé à la Faculté de Paris.

Thérapeutique chirurgicale de la vessie et du rein.
1 volume, par J. Albarran, agrégé à la Faculté de Paris.

Thérapeutique obstétricale. 1 volume, par A. Auvard, accoucheur des hôpitaux.

Thérapeutique gynécologique. 1 volume, par A. Auvard, accoucheur des hôpitaux.

Thérapeutique chirurgicale des maladies des articulations, muscles, tendons et synoviales tendineuses. 2 volumes avec 165 figures, par L. Picqué, chirurgien des hôpitaux, et P. Mauclaire, ancien prosecteur de la Faculté.

Thérapeutique des maladies osseuses. 1 volume, par O. Terrillon et P. Thiéry, chef de clinique chirurgicale.

LA COLLECTION SERA COMPLÈTE EN 36 VOLUMES

Tous les volumes sont publiés dans le format in-18 jésus ;
ils sont reliés en peau pleine et comportent chacun de 200 à 400 pages
avec figures.

Prix de chaque volume indistinctement : 4 fr.

Tous les ouvrages se vendent séparément.

VOLUMES PARUS LE 1er JANVIER 1896 :

DUJARDIN-BEAUMETZ : Art de formuler.

H. BARTH : Organes respiratoires.

H. BARTH : Tuberculose. 1 vol.

A. MATHIEU : Estomac. (2e édit.)

A. MATHIEU : Intestin. (2e édit.)

L. DREYFUS-BRISAC : Diabète.

P. OULMONT : Névroses.

F. BARIÉ : Cœur et Aorte.

F. RALZER : Maladies vénériennes.

P. LE GENDRE : Fièvre typhoïde.

E. GAUCHER et GALLOIS : Rein. 2 vol.

G. THIBIERGE : Peau. 2 vol.

L. GAILLARD : Foie.

W. ŒTTINGER : Rhumatisme et Goutte.

TERRILLON et CHAPUT : Asepsie et Antisepsie chirurgicales.

A. AUVARD : Thérapeutique obstétricale.

PICQRÉ et MAUCLAIRE : Articulations, Muscles, etc. 2 vol.

THÉRAPEUTIQUE

DE

LA TUBERCULOSE

THÉRAPEUTIQUE

DE

LA TUBERCULOSE

Par le Dr H. BARTH

Médecin de l'Hôpital Broussais.

PARIS

OCTAVE DOIN ÉDITEUR

8, PLACE DE L'ODÉON, 8

1896

AVANT-PROPOS

Parmi les tâches multiples qui s'imposent chaque jour à l'activité du médecin, la plus importante peut-être est la lutte contre la tuberculose.

Depuis surtout que les travaux modernes, en précisant la nature de certaines localisations extra-pulmonaires, ont prodigieusement élargi le cadre de cette maladie redoutable, le bacille tuberculeux apparaît comme l'éternel ennemi, celui dont on retrouve partout la maligne influence, et dont les manifestations protéiformes semblent remplir le champ presque entier de la pathologie... Pour déjouer ses attaques parfois brutales, plus souvent détournées et perfides, le médecin n'a pas trop de tout son savoir, de toute son attention surtout ; aux ressources du diagnostic scientifique il doit joindre un instinct clinique toujours en éveil et un sens thérapeutique exempt de scepticisme non moins que de parti pris. C'est à la condition de ne rien négliger, de prévoir de loin et de s'inquiéter à temps, qu'il évitera de funestes surprises ; c'est en variant ses moyens de défense, en combinant avec les agents médicamenteux proprement dits, ceux empruntés à la diététique et à l'hygiène, c'est surtout en sachant adapter sa thérapeutique à chaque cas particulier, qu'il arrivera souvent à triompher d'un mal autrefois réputé incurable parce que méconnu dans ses premières phases, il n'était que tardivement combattu.

Car on ne saurait trop le répéter, la tuberculose, même dans ses formes les plus graves, est susceptible de guérir. Souvent réalisée par la nature, sans le concours du malade et même à son insu, comme en font foi les autopsies, la guérison peut presque toujours être obtenue par le secours de l'art pourvu que le traitement soit *commencé de bonne heure*, qu'il soit *complet* et *suffisamment prolongé*. C'est à ce triple but que doivent tendre tous les efforts du thérapeute.

Le traitement de la tuberculose est depuis longtemps à l'ordre du jour, et nombreux sont les ouvrages consacrés à cette importante question, tant en France qu'à l'étranger. Mais la plupart de ces livres, conçus pour la défense d'une thèse particulière, n'ont envisagé le problème que par l'une ou l'autre de ses faces. Beaucoup d'auteurs, uniquement préoccupés de vulgariser un agent réputé bactéricide, font abstraction des formes cliniques si diverses de la maladie, et des aptitudes physiologiques en vertu desquelles telle substance médicamenteuse, inoffensive ou peu s'en faut pour certains malades, est toxique et dangereuse pour les autres. Un certain nombre, et non des moins qualifiés, négligent ou même condamnent tous les traitements médicaux, et s'attachent exclusivement à l'étude des cures climatériques et hygiéniques, comme si tous les tuberculeux pouvaient aller se reposer dans le Midi ou se soumettre à la cure d'altitude dans les montagnes de la Suisse et du Tyrol.

La voie que nous avons suivie est bien différente : persuadé qu'il n'existe pas actuellement de moyen spécifique contre la tuberculose, et que les traitements les plus divers peuvent conduire au succès, nous nous sommes gardé soigneusement de toute théorie exclusive. La physiologie pathologique de la tuberculisation nous a servi de guide ; en nous montrant les voies de l'attaque et de la défense, elle nous a permis d'établir et de classer les moyens rationnels de venir au secours de l'organisme envahi. Dans une série de chapitres nécessairement courts, mais que nous avons tâché de rendre aussi complets que possible, nous avons étudié ces moyens divers et discuté leurs avantages et leurs inconvénients ; nous avons montré la part relative et nécessairement variable qu'il convient de faire à chacun d'eux, dans le traitement toujours complexe d'une maladie aux aspects cliniques infiniment multiples.

Dans la seconde partie du volume nous avons envisagé successivement chacune des formes principales de la tuberculose, en commençant par la plus redoutable de toutes, la granulie miliaire aiguë, pour finir par ces tuberculoses locales, à virulence atténuée, dont la véritable nature ne s'est révélée que depuis la découverte du bacille spécifique. — A propos de chaque forme et de chaque variété, un court aperçu anatomo-pathologique et clinique nous a permis d'établir d'une façon précise les indications, et de tracer avec netteté les lignes maîtresses du plan thérapeutique.

Enfin nous croyons n'être pas sorti de notre sujet en consacrant nos derniers chapitres à la prophylaxie. La tuberculose, on le sait aujourd'hui, est plus facile à prévenir qu'à guérir; dans la majorité, sinon dans la totalité des cas, c'est par contagion qu'elle se propage : un peu de soin et de vigilance de la part des malades et de leurs familles suffirait avec quelques mesures de police sanitaire, à alléger le lourd tribut que cette maladie cruelle impose au genre humain. Les règles de défense que la science moderne a tracées, et que nous reproduisons dans ce ma-

nuel, n'intéressent pas seulement les médecins ;
il serait à souhaiter qu'elles fussent lues et mé-
ditées par tout le monde.

Ce petit livre purement pratique, dans lequel
tout développement inutile a été soigneusement
évité, complète celui que nous avons publié dans
cette Bibliothèque sur la *Thérapeutique des maladies des organes respiratoires*. — L'accueil
exceptionnellement favorable que le public médical a fait à notre premier volume, nous fait
espérer pour le second la même indulgence.

H. Barth.

THÉRAPEUTIQUE

DE LA

TUBERCULOSE

INTRODUCTION

**Physiologie pathologique de la tuberculisation.
Le germe et le terrain.**

La tuberculose est une maladie spécifique, contagieuse et inoculable, qui résulte de la pullulation dans l'organisme d'un microbe spécial, le *bacille tuberculeux*, aussi appelé bacille de Koch, du nom de celui qui l'a vu et décrit le premier.

Cette maladie, la plus redoutable de toutes celles qui menacent le genre humain, puisqu'elle cause environ 20 p. 100 des décès dans l'Europe occidentale, n'est bien connue que depuis peu de temps.

Les Anciens, il est vrai, avaient observé les plus communes de ses formes cliniques, et dans divers auteurs, notamment dans Arétée, on retrouve d'assez frappantes descriptions de la phtisie telle qu'elle se présente encore aujourd'hui à nos yeux. — Mais jusqu'au dernier siècle les idées médicales demeuraient confuses, les anatomistes, Morgagni tout le premier, évitaient l'étude de la *consomption*, qui leur inspirait une terreur presque superstitieuse et Bayle en 1810 confondait encore sous le nom de phtisie la plupart des maladies cachectisantes du poumon.

C'est Laennec qui, en dépit de Broussais et de ses sophismes, a fait de la tuberculose une maladie distincte, dont il a établi la personnalité au nom de la clinique et de l'anatomie pathologique. Il montra que le tubercule ordinairement localisé dans les poumons peut se développer dans tous les organes à la façon d'un néoplasme malin et conserve partout, malgré certaines variations morphologiques, un ensemble de caractères qui dénoncent l'unité de sa nature.

Peu après, Buhl et Virchow faisaient voir que la généralisation de la maladie a souvent son point de départ dans un foyer caséeux d'où la matière tuberculeuse semble se diffuser par tout l'organisme ; mais l'idée de la spécificité du germe leur échappait comme à tous les contemporains.

Puis vint une période de luttes stériles : Reinhardt, Niemeyer et l'école allemande, appuyés sur des idées théoriques, s'évertuèrent à démontrer la dualité de la tuberculose pulmonaire, à distinguer la pneumonie caséeuse de la granulation miliaire. Vainement quelques cliniciens, parmi lesquels nous sommes heureux de pouvoir citer Jean-Baptiste Barth, persistaient à soutenir, au nom de l'observation, la communauté d'origine des diverses formes de la phtisie. La mode aidant, on ne parla plus, durant quatre ou cinq ans, que de bronchites desquamatives, de pneumonies terminées par caséification, et de la pluralité des processus phtisiogènes.

Cependant Villemin, dès 1865, avait démontré que le tubercule est inoculable, et en avait établi la spécificité par de nombreuses expériences, malgré les protestations passionnées de la plupart des médecins de son temps.

L'engouement pour les théories d'outre-Rhin tomba brusquement après la guerre de 1870. Bientôt après Thaon, Grancher, et enfin Charcot, reprenaient l'étude micrographique des produits tuberculeux, et rétablissaient la doctrine uniciste en s'appuyant exclusivement sur l'histologie.

Mais la lumière ne se fit complète que le jour où Robert Koch, en 1882, fit connaître le bacille de la tuberculose et démontra, par l'anatomie pathologique, la culture et l'inoculation, que ce parasite est bien l'agent causal unique et constant de toutes les formes de la maladie.

Depuis le travail mémorable du bactériologiste allemand, la plupart des points de détail se sont successivement éclaircis ; bien des faits alors obscurs ont reçu leur explication, et aujourd'hui on peut, au double point de vue expérimental et clinique, tracer à larges traits la physiologie pathologique de la tuberculisation.

§ 1ᵉʳ. — LE GERME

Le bacille tuberculeux se présente au microscope sous l'aspect d'un bâtonnet allongé, immobile, de 2 à 5 μ de long sur 0,3 à 0,5 μ d'épaisseur ; grâce à la propriété qu'il possède de fixer les couleurs d'aniline et de résister à l'action décolorante des acides, il est facile de le mettre en évidence dans les tissus tuberculeux, et surtout dans les crachats des phtisiques, son habitat le plus ordinaire.

On constate donc facilement que ces bâtonnets, tantôt droits, tantôt légèrement infléchis, sont souvent moniliformes, et offrent une série de renflements successifs séparés par des espaces clairs qui les font ressembler à des chaînettes de torula (Van Schrœn). Dans les crachats des phtisiques, ils se présentent en petits faisceaux entre-croisés qui semblent réunis par une substance visqueuse intermédiaire.

Ils peuvent se cultiver *in vitro*, soit sur sérum gélatinisé (Koch), soit sur gélose glycérinée à 5 p. 100 (Nocard et Roux), soit même sur bouillon nutritif également additionné de glycérine. Ces divers milieux, ensemencés avec une parcelle de matière tuberculeuse fraîche et maintenus à une température voisine de celle du corps humain, donnent au bout de dix à quinze jours des colonies de bacilles disposées en amas volumineux, formant un feutrage plus ou moins serré, et offrant à l'œil nu l'aspect d'une croûte écailleuse.

Séparés de leur terrain de culture, les bacilles ont l'aspect de grumeaux visqueux un peu rosés ; ils exhalent une agréable odeur rappelant celle de la pomme reinette (Hammerschlag) ; ils contiennent 85 p. 100 d'eau ; l'alcool permet d'en extraire de la graisse, de la lécithine, et une substance toxique ; le résidu est formé d'une matière albuminoïde et de cellulose, et c'est à la combinaison de ces deux éléments qu'appartient la réaction caractéristique du bacille tuberculeux, vis-à-vis des substances colorantes.

On note des différences assez marquées, tant au point de vue des formes bacillaires que de l'aspect macroscopique et du mode de développement des cultures, selon qu'on a ensemencé le bacille de la tuberculose de l'homme (identique à celui des bovidés), ou bien le bacille de la tuberculose des oiseaux, le bacille aviaire, qui paraît constituer sinon une espèce à part, du moins une race distincte, et depuis longtemps fixée (Chauveau).

A l'état naturel, le bacille de Koch ne se développe que dans le corps de l'homme et d'un certain nombre d'espèces animales : il est parasite absolu (Koch) et ne paraît pas susceptible de prendre l'état saprophytique que certains auteurs, notamment Fischel, ont voulu lui attribuer.

Mais il est doué d'une grande résistance à tous les agents de destruction ; mis en liberté accidentellement avec les crachats, il conserve très longtemps sa végétabilité et sa virulence. L'humidité, la sécheresse, n'ont sur lui aucune prise : les crachats desséchés réduits en poussière sont encore dangereux au bout de cinq à six mois (Schill et Fischer). Les variations de température n'ont guère plus d'action : la congélation même prolongée ne lui enlève rien de son activité (Galtier); d'autre part, à l'état sec, il résiste pendant plusieurs heures à une chaleur de 100°; en suspension dans un liquide, il faut cinq minutes d'ébullition pour le détruire (Sormani). Seule la lumière du soleil a sur lui, comme sur beaucoup d'autres germes, une influence remarquable : exposé en couche mince aux rayons solaires directs, il périt en une demi-heure (Straus).

Quand le bacille meurt dans les tissus, il se résout en grains qui possèdent les mêmes

réactions et qui paraissent constituer de véritables spores (Cornil et Babes, Van Schroen) ; ces
spores, incluses dans la matière caséeuse d'un
tubercule vieilli, conservent indéfiniment leur
faculté germinatrice ; après vingt ans de sommeil dans l'organisme, elles peuvent encore
déterminer, par pénétration dans le courant
sanguin, une tuberculose aiguë généralisée.

Soit qu'ils proviennent des organes d'un
animal tuberculeux ou d'une culture *in vitro*, le
bacille et ses spores peuvent être inoculés. La
réceptivité varie selon les espèces animales : les
animaux herbivores, tels que le bœuf, le lapin,
le cochon d'Inde, sont beaucoup plus aptes à
contracter la tuberculose que les carnassiers ;
les omnivores, tels que le porc, tiennent le
milieu. Les oiseaux, très sensibles à l'action du
bacille aviaire, résistent dans une certaine mesure à celle du bacille humain (Straus).

Chez le cobaye, qu'on peut considérer comme
le réactif de choix, l'inoculation peut être faite
par les voies les plus diverses :

1° par *inhalation* (Bertheau, Tappeiner), en
projetant à l'aide d'un pulvérisateur de la poussière d'eau chargée de bacilles, qu'on fait inhaler
aux animaux en expérience : ce procédé est
celui qui se rapproche le plus du mode habituel
de propagation de la maladie ;

2° par *ingestion* (Chauveau, Villemin), en faisant avaler aux animaux des produits tuberculeux broyés ou délayés dans un liquide alimentaire ;

3° par *inoculation* directe dans la peau, le tissu cellulaire sous-cutané, la cavité péritonéale, ou la chambre antérieure de l'œil (Baumgarten) ;

4° enfin par *injection intraveineuse.*

Quel que soit le mode de pénétration, le bacille introduit dans l'intimité des tissus y détermine une série de phénomènes sensiblement constants, qui aboutissent à la formation du nodule tuberculeux : sous l'influence des toxines bacillaires, les cellules fixes du tissu ambiant subissent un léger degré d'irritation formative qui détermine la multiplication de leurs noyaux par karyokinèse ; elles se transforment en cellules épithélioïdes ; en même temps, à la faveur d'une vaso-dilatation capillaire active, les leucocytes émigrent des vaisseaux voisins, s'amassent en couronne autour du foyer infectieux.

Bientôt la germination bacillaire faisant des progrès, les éléments cellulaires qu'elle envahit subissent la nécrose de coagulation ; au centre du nodule les cellules épithélioïdes se fusionnent partiellement, prennent l'aspect de cellules géantes à noyaux très nombreux, puis leurs contours disparaissent, le protoplasma entre en dégénérescence vitreuse, et les noyaux se détruisent ; les leucocytes, après une ébauche d'organisation embryonnaire, subissent une désintégration rapide, et le tout se confond en une masse amorphe d'un blanc jaunâtre, infiltrée de gouttelettes graisseuses, dans laquelle les bacilles eux-mêmes se dissocient et disparaissent : c'est la caséification.

Arrivé à cette phase de son évolution, le tubercule adulte comprend trois zones : un centre caséeux, une zone intermédiaire où se trouvent les cellules épithélioïdes et les cellules géantes, une zone extérieure formée de cellules embryonnaires, ou plutôt de leucocytes émanés des vaisseaux voisins par diapédèse ; la granulation tuberculeuse ainsi constituée est visible à l'œil nu.

Plus ou moins rapidement le travail pathologique s'étend, fait tache d'huile ; à mesure que la zone centrale se caséifie, les bacilles se multiplient dans la zone moyenne, provoquant par leurs sécrétions toxiques de nouvelles mitoses des cellules fixes environnantes et un nouvel afflux de leucocytes, tant mononucléaires que polynucléaires ; souvent ces derniers englobent un ou plusieurs bacilles qu'ils transportent à une courte distance, mais bientôt, frappés de mort à leur tour, ils se désagrègent, laissant les germes virulents qu'ils contenaient se multiplier sur place, et donner naissance à de nouvelles granulations, satellites de la granulation mère.

Le processus continue ainsi plus ou moins longtemps, suivant l'organe envahi ; quelquefois

1.

si les germes introduits étaient peu nombreux et de virulence faible, si l'organisme inoculé est suffisamment résistant, les cellules embryonnaires qui enveloppent la granulation s'organisent, donnent naissance à du tissu fibreux qui barre le passage à la croissance des bacilles ; le nodule caséeux s'enkyste, cesse de s'étendre et subit l'infiltration calcaire.

Plus souvent, surtout dans le poumon et dans l'intestin, le foyer tuberculeux quand il a atteint un certain volume se ramollit, s'ulcère, et son contenu, évacué au dehors, laisse une caverne dont les parois infiltrées par le parasite subissent à leur tour la caséification progressive ; en même temps, par la voie lymphatique, des leucocytes chargés de bacilles pénètrent dans les ganglions et s'y arrêtent ; une adénopathie secondaire habituellement précoce se développe et transforme les ganglions en masses caséeuses souvent énormes.

Parfois enfin la néoplasie tuberculeuse atteint la paroi d'un vaisseau sanguin ; il se produit de de la périvascularite bacillaire, avec infiltration inflammatoire et épaississement des tuniques ; puis les colonies microbiennes pénètrent progressivement dans le calibre du vaisseau, y sont mises en liberté et par le mécanisme de l'embolie se répandent dans le réseau capillaire de tous les organes : c'est la tuberculose miliaire aiguë diffuse. Partout alors, sur des milliers de points à la fois, des granulations nouvelles se développent avec les phénomènes déjà décrits : congestion vasculaire intense, diapédèse des globules blancs, prolifération imparfaite des cellules fixes, et enfin nécrobiose rapide. La mort prompte du sujet, résultat inévitable de l'infection généralisée, ne permet guère aux jeunes tubercules de dépasser la phase de germination.

On le voit : le bacille tuberculeux, à l'exemple de la plupart des germes pathogènes, est surtout redoutable par les toxines qu'il sécrète, et par les effets dynamiques de ces toxines sur l'organisme : irritation inflammatoire faible, déterminant la karyokinèse des cellules fixes et leur segmentation imparfaite ; paralysie vaso-motrice, origine de la congestion péri-tuberculeuse ; chimiotaxie positive qui provoque l'afflux des globules blancs ; enfin coagulation protoplasmique suivie de nécrose et de caséification du tissu envahi.

Ces propriétés pathogènes, les bacilles tués par la chaleur ou par tout autre moyen, les conservent presque au même degré (Prudden et Hodenpyl) : injectés à des animaux par la voie intra-veineuse, leurs cadavres imprégnés de protéines toxiques déterminent des lésions très analogues à celles provoquées par la pullulation des germes vivants. Ces lésions sont purement locales et incapables de se généraliser ; elles n'en déterminent pas moins la mort quand la dose de cadavres bacillaires injectés est un peu considérable (un demi-centimètre cube pour un lapin). A dose vingt fois plus faible, l'animal peut guérir, mais il reste très vulnérable au froid et aux autres agents perturbateurs ; une nouvelle injection bacillaire le fait mourir en vingt-quatre heures, ce qui ne s'observe jamais chez le lapin sain, même par l'inoculation de doses énormes (Straus et Gamaleia).

Contrairement à ce qui se passe dans beaucoup de maladies infectieuses, le bacille tuberculeux ne stérilise pas le terrain sur lequel il s'est développé ; quand même l'organisme par une défense énergique a limité et enkysté les germes morbides, il n'acquiert pas pour cela l'immunité contre une inoculation nouvelle. Bien plus, les germes enfouis dans un noyau caséeux enkysté s'y maintiennent vivants sous forme de spores, et sont susceptibles, après un temps indéfini, de végéter à nouveau, de produire même, s'ils sont mis en circulation par une cause fortuite, une infection généralisée aussi prompte, aussi sûrement mortelle que l'injection intra-veineuse d'une culture pure.

§ 2. — LE TERRAIN

L'étude expérimentale du développement du bacille de Koch sur un organisme d'une extrême réceptivité comme celui du cobaye, nous fournit un tableau, en quelque sorte schématique, de l'infection tuberculeuse.

Les notions ainsi acquises permettent de comprendre le mécanisme et l'évolution de la tuberculose dite spontanée de l'homme.

La complexité des phénomènes est ici beaucoup plus grande.

L'homme sain est en effet réfractaire à la tuberculisation dans une certaine mesure (il faut du reste qu'il le soit pour échapper aux dangers multiples d'infection qui l'environnent). Introduits fortuitement en petit nombre, les bacilles sont promptement détruits dans l'organisme, ou éliminés avant d'avoir pu se fixer nulle part.

Mais il en est autrement dans le cas d'affaiblissement organique résultant soit d'une débilité congénitale (hérédité de terrain), soit d'une maladie accidentelle, comme la rougeole, la coqueluche, la grippe grave ou la fièvre typhoïde ; soit enfin d'un ensemble de conditions hygiéniques mauvaises : alimentation défectueuse, aération et insolation insuffisantes, surmenage physique (travail manuel excessif, veilles prolongées, grossesse et allaitement), ou intellectuel (préparation de concours, travaux littéraires ou artistiques, chagrins et préoccupations graves).

Le risque est encore accru quand il y a suppression momentanée ou permanente d'une des barrières naturelles de l'économie : desquamation bronchique à la suite d'un catarrhe morbilleux ou d'une broncho-pneumonie grippale ; lésions superficielles de l'intestin par une entérite infantile ou par la dothiénentérie ; solution de continuité de la peau par un eczéma ou par toute autre dermatose érosive.

Enfin il est des cas malheureux où un sujet indemne de prédisposition se trouve exposé à l'invasion massive de germes très virulents : par exemple à la suite d'une cohabitation intime avec un malade atteint de phtisie ulcéreuse grave, ou bien en cas d'ingestion répétée du lait d'une vache atteinte de tuberculose mammaire. En de telles circonstances, l'homme le plus sain et le plus vigoureux peut être atteint et la maladie affecte alors une allure exceptionnellement grave et rapide.

L'hérédité, considérée autrefois comme la cause principale de la tuberculose, est en somme assez rare, aussi bien chez l'homme que chez les diverses espèces animales. Le bacille de Koch ne paraît pas susceptible, comme celui de la syphilis, d'être renfermé dans le spermatozoïde ; d'autre part, lorsque c'est la mère qui est infectée, les germes morbides ne franchissent la barrière du placenta que dans des cas très graves, qui rarement permettent la naissance d'un enfant viable. — Ce que les enfants des tuberculeux apportent en naissant, ce n'est pas (ou du moins c'est bien rarement) le bacille lui-même, c'est une certaine faiblesse, un défaut de résistance organique, qui les rend aptes à subir la contagion plus facilement que d'autres.

C'est en effet par *contagion* (ou pour mieux dire par infection d'origine externe) que l'homme contracte habituellement la tuberculose, et la connaissance des modes suivant lesquels cette contagion s'exerce est la condition absolue d'une prophylaxie sérieuse.

Le mode le plus fréquent de beaucoup est l'inhalation des bacilles répandus dans l'atmosphère, et provenant des crachats desséchés des phtisiques.

Puis vient l'ingestion d'aliments contaminés et notamment du lait provenant de vaches tuberculeuses.

Plus rarement la tuberculose peut résulter d'une inoculation directe, quand des produits tuberculeux ou des bacilles isolés sont mis en contact avec une plaie de la peau ou des muqueuses, avec la surface d'un eczéma humide, d'une ulcération des gencives, de la gorge, ou des fosses nasales.

Enfin, il paraît démontré que le bacille peut pénétrer dans les voies génitales de la femme, et se développer au niveau de l'utérus et des trompes à la suite d'un rapport sexuel, quand le mari est atteint de tuberculose génito-urinaire, et notamment quand il présente des tubercules ramollis de la prostate et des vésicules séminales ; mais c'est là un mode de contamination absolument exceptionnel.

Les *formes* de la maladie sont très diverses et dépendent à la fois du mode de pénétration des germes pathogènes, de leur nombre et de la résistance plus ou moins grande de l'organisme infecté.

Dans la plupart des cas le bacille introduit par *inhalation* dans les *voies respiratoires* se fixe au niveau des infundibula, de préférence dans les lobes supérieurs', dont l'expansion est moins complète, et la ventilation moins active ; il se produit du catarrhe desquamatif de la paroi des bronches, à la faveur duquel les parasites prolifèrent dans l'épaisseur de cette paroi, puis la traversent et déterminent à sa périphérie la formation d'un noyau fibro-caséeux (nodule péri-bronchique de Charcot) ; plusieurs nodules voisins en s'accroissant se fusionnent et de leur réunion résulte ce qu'on nomme l'infiltration tuberculeuse du poumon.

En même temps que les bacilles se multiplient, l'organisme élève des barrières à leur progression : les leucocytes émigrés des vaisseaux en abondance s'organisent, se transforment en cellules fusiformes, puis donnent naissance à de véritables faisceaux de tissu conjonctif; une zone de sclérose se dessine autour de chaque nodule tuberculeux. Si l'activité formative est suffisante, la zone fibroïde s'épaissit, devient imperméable, les bacilles enfermés dans cette gangue qu'ils ne peuvent franchir végètent moins activement; bientôt la rétraction inodulaire s'empare du foyer ainsi limité, les vaisseaux disparaissent, les parasites privés d'aliments languissent et meurent, et le tubercule se transforme en un noyau cicatriciel.

Ce processus de *guérison spontanée* est plus fréquent qu'on ne croit : dans 25 p. 100 des autopsies (Bollinger), on rencontre au sommet des poumons ces nodules fibreux, traces d'anciens tubercules qui, après une vie plus ou moins longue, ont fini par guérir, sans que parfois les malades se soient doutés de leur existence.

Mais trop souvent la défense n'est pas proportionnée à l'attaque : la prolifération conjonctive est gagnée de vitesse par la pullulation bacillaire; la zone fibroïde encore embryonnaire se laisse imprégner par les parasites dont la sécrétion toxique paralyse son développement. Alors plus ou moins rapidement, la caséification s'empare du centre des nodules, puis des groupes nodulaires tout entiers; les masses caséeuses se ramollissent, s'ouvrent dans les bronches restées perméables ; le pus caséeux, chargé de bacilles, est déversé dans l'arbre bronchique, et le contage ainsi mobilisé se transporte au loin. Dans les efforts de toux une partie des exsudats bacillifères sont projetés dans des lobules pulmonaires encore sains et disséminent ainsi les lésions ; le reste est rejeté au dehors sous forme de crachats ; mais, chemin faisant, ils souillent la muqueuse laryngo-trachéale, celle du pharynx, et sont susceptibles d'y développer des greffes tuberculeuses secondaires. L'abondance et la virulence des crachats va en augmentant à mesure que la caséification pulmonaire fait des progrès, que le parenchyme se creuse de cavernes plus nombreuses et plus étendues.

Certains malades ne peuvent ou ne savent cracher : les produits d'expectoration avalés passent dans l'*estomac* que sa sécrétion acide protège jusqu'à un certain point ; mais le suc gastrique ne détruit pas les bacilles, surtout lorsqu'ils sont enrobés dans des crachats muco-purulents ; arrivés dans l'*intestin*, les germes pathogènes se fixent dans les rainures des valvules conniventes, au niveau du cæcum, dans les diverticules du côlon, et en tous ces points leur germination développe des ulcères tuberculeux, suivis de lymphangite des chylifères et d'engorgement des ganglions mésentériques.

Du poumon, les leucocytes chargés de bacilles

gagnent rapidement les *ganglions trachéo-bron-chiques;* l'adénopathie du médiastin manque rarement dans la tuberculose vulgaire ; elle est surtout fréquente chez les enfants dont le système lymphatique est particulièrement irritable et s'enflamme facilement ; chez eux les lésions pulmonaires peuvent être insignifiantes, les lésions ganglionnaires, au contraire, très prononcées (phtisie bronchique).

La *plèvre* peut être touchée par voisinage à la suite d'une lésion des ganglions ou de la couche corticale du poumon : il en résulte une pleurésie qui souvent paraît primitive et qui tantôt reste sèche, tantôt se complique d'un épanchement séro-fibrineux ou même purulent. La pleurésie tuberculeuse guérit presque toujours et parfois elle demeure isolée, ce qui fait douter de sa nature ; mais d'ordinaire elle est suivie à plus ou moins longue échéance du développement de la tuberculose pulmonaire. — Plus rarement la rupture d'un alvéole tuberculeux sous-pleural ou l'ulcération d'une petite caverne superficielle déterminent la pénétration de l'air dans la plèvre, la formation d'un pneumo-thorax qui peut être suivi d'épanchement liquide ; selon les conditions dans lesquelles a eu lieu l'effraction pleurale, avec ou sans pénétration de pus ou d'impuretés venant du dehors, cet épanchement restera séreux ou deviendra purulent, sera même le siège d'altérations septiques plus ou moins rapides par infection surajoutée d'origine bronchique.

Ce sont là des épisodes qui font le plus souvent défaut : dans la majorité des cas, la tuberculose qui a débuté par le poumon reste localisée au poumon ; elle poursuit plus ou moins rapidement sa marche extensive, favorisée par les poussées de congestion pulmonaire, de broncho-pneumonie, très fréquentes au cours de la phtisie.

Même à une période avancée, les lésions peuvent s'arrêter : spontanément, ou sous l'influence d'un traitement approprié, les cavités pulmonaires se détergent, se cicatrisent ; un tissu scléreux rétractile envahit le parenchyme infiltré et le transforme en un bloc fibroïde dense où s'incrustent des particules charbonneuses et des sels calcaires.

Beaucoup plus fréquemment, la caséification, l'ulcération, continuent à s'étendre progressivement ou par poussées successives : des micro-organismes variés se développent dans le pus qui remplit les excavations pulmonaires, et viennent aider le bacille spécifique dans son action destructive. Ainsi le malade finit par succomber sous l'influence combinée du rétrécissement du champ de l'hématose, de la consomption tuberculeuse, et des phénomènes d'auto-intoxication qui résultent de la résorption partielle du contenu des cavernes.

Un incident imprévu peut hâter la mort : parfois un rameau de l'artère pulmonaire, inclus dans la paroi d'une caverne, est atteint par le processus ulcératif, ses tuniques externe et moyenne se détruisent successivement ; l'endartère sans soutien se laisse dilater et il se forme un anévrisme saillant dans la caverne ; tôt ou tard il se rompt et une hémorrhagie foudroyante inondant les voies bronchiques détermine une prompte asphyxie (Rasmussen, Damaschino).

Ou bien c'est une veine périphérique qui est oblitérée par thrombose à la faveur de la cachexie, et dont le caillot se détachant va constituer une embolie pulmonaire mortelle (Duguet).

La tuberculose par *ingestion* peut succéder, nous l'avons vu, à la déglutition des crachats chez les phtisiques ; elle est alors secondaire comme date et comme importance. Primitive, elle ne s'observe guère que chez les enfants, à la suite de l'alimentation par du lait tuberculeux. Les bacilles tantôt se fixent au niveau des plaques de Peyer et provoquent un léger degré de catarrhe de l'intestin ; tantôt passent directement dans les chylifères (Dobroklowski) et vont infecter les ganglions mésentériques, déterminant ainsi la maladie particulière qu'on nomme le carreau.

Le péritoine en pareil cas reste rarement

indemne ; il peut s'infecter par voisinage lorsque les ulcérations tuberculeuses de l'intestin se propagent à la séreuse ; plus souvent il est pris d'emblée comme la plèvre, et la péritonite tuberculeuse constitue, au moins en apparence, la première et la seule manifestation bacillaire. Elle affecte tantôt la forme fibro-ascitique, tantôt la forme ulcéreuse ou plutòt fibrino-purulente ; dans le premier cas, elle se propage presque toujours aux plèvres par l'intermédiaire des puits lymphatiques du diaphragme. La pleurésie gauche est l'accompagnement presque obligé de l'ascite tuberculeuse (Godelier). Cette forme peut se terminer par résorption et guérison avec ou sans adhérences ; il n'en est pas de même de la forme suppurée, qui est presque toujours mortelle, sauf le cas d'enkystement spontané du pus et d'évacuation du contenu de l'abcès au dehors.

La tuberculose par *inoculation cutanée* ou muqueuse est peut-être celle qui permet le mieux de suivre les étapes de l'infection et d'apprécier les analogies qui rapprochent la maladie bacillaire de la morve, de la lèpre et de la syphilis. Elle débute par une lésion locale, ulcération tuberculeuse, papillome tuberculeux analogue au chancre d'inoculation observé expérimentalement chez le cobaye ; au bout de quelques semaines se dessine une traînée de lymphangite suivie d'adénopathie suppurée des ganglions correspondants. Les abcès ganglionnaires ont tous les caractères des abcès froids : leur développement est lent, torpide, leurs parois sont épaisses, le pus est séreux, mêlé de grumeaux caséiformes ; l'ouverture reste fistuleuse et persiste indéfiniment ; parfois un lupus de la peau se développe autour de l'orifice.

Les choses peuvent en rester là, ou bien les organes internes sont pris à leur tour. Dans le cas assez fréquent où l'infection a son point de départ dans une lésion du nez, de la gorge, de la paupière, les ganglions cervicaux sont atteints d'abord, puis ceux du médiastin, puis le poumon et la plèvre ; entre temps les méninges peuvent être envahies (peut-être par pénétration directe des bacilles à travers la lame criblée de l'ethmoïde).

Chez certains sujets, notamment chez ceux (fréquemment issus de parents tuberculeux) qui offrent les attributs de ce qu'on est convenu d'appeler le tempérament lymphatique, la pénétration d'un petit nombre de germes peut n'être suivie d'aucun accident immédiat ; on observe seulement un peu de tuméfaction et d'induration des ganglions accessibles au palper (micro-polyadénie de Legroux). En dehors d'une grande susceptibilité de la peau et des muqueuses, d'une prédisposition marquée au coryza, à la bronchite, au catarrhe intestinal, d'une certaine mollesse des tissus, et de notables irrégularités dans la croissance, ces individus offrent l'aspect de la santé.

Cependant les bacilles existent dans leurs organes et y peuvent sommeiller pendant de longues années sans donner signe de vie. Un beau jour, un traumatisme insignifiant est suivi d'une réaction prolongée et torpide qui offre tous les caractères d'une affection tuberculeuse : c'est ainsi qu'on voit un abcès fongueux succéder à une simple contusion, une arthrite tuberculeuse du genou, une coxalgie, se développer à la suite d'une entorse légère, enfin un mal de Pott se manifester sans autre cause occasionnelle qu'une chute sans gravité apparente.

Dans la majorité des cas ces tuberculoses restent locales et se terminent par la guérison ; faut-il admettre avec Arloing que dans ces cas il s'agit d'un bacille à virulence atténuée ? Ou n'est-il pas plus rationnel de penser qu'un germe peu abondant disséminé dans un organisme dont les moyens de défense sont imparfaits, est resté vivant alors que chez tout autre sujet il eût été promptement détruit ? Il est impossible de répondre à cette question, d'autant plus qu'on sait, depuis les recherches de Pizzini, que chez beaucoup d'individus exempts de toute lésion tuberculeuse les ganglions bronchiques, sains en apparence, renferment des bacilles vivants, à virulence normale, susceptibles de provoquer par leur inoculation aux cobayes une tuberculose absolument régulière.

Du reste, pas plus les cas de bacillose locale atténuée, de scrofulo-tuberculose comme on disait naguère, que ceux de phtisie commune, ne sont exempts du danger de la *généralisation* qui se produit lorsque par un mécanisme quelconque les bacilles viennent à pénétrer dans le torrent circulatoire.

Cette redoutable éventualité avait été signalée il y a déjà longtemps par Buhl, qui avait déclaré que la tuberculose miliaire aiguë dérive constamment d'un foyer caséeux préexistant. Elle peut succéder, selon Ponfick, à l'infiltration tuberculeuse du canal thoracique, permettant la migration des bacilles à travers ce conduit jusque dans la veine sous-clavière gauche. Mais beaucoup plus souvent, elle résulte de l'*effraction* d'un foyer tuberculeux à travers la paroi d'un *vaisseau sanguin*.

Les veines pulmonaires (Weigert), les veines périphériques (Weichselbaum, Hanau), l'aorte même (Dittrich) peuvent être le point de départ de l'infection sanguine. Un ganglion caséeux accolé à la paroi du vaisseau est l'origine ordinaire de la lésion : il y a périvascularite, puis phlébite ou artérite tuberculeuse et formation d'un bourgeon polypoïde infiltré de bacilles qui finit par se désagréger sous l'influence du courant sanguin ; — les microbes entraînés dans le torrent circulatoire sont englobés par les leucocytes, mais ceux-ci impuissants à les détruire vont s'échouer dans le réseau capillaire des poumons et de tous les autres organes, où ils constituent d'innombrables embolies, point de départ d'autant de granulations miliaires ; le malade présente avec des lésions congestives du poumon, du foie, des reins, des méninges, les symptômes d'une toxémie aiguë à laquelle il succombe d'ordinaire en peu de temps.

La tuberculose miliaire aiguë est en somme assez rare ; plus souvent la maladie conserve du commencement à la fin une allure chronique et sa gravité semble en rapport avec l'étendue des lésions, surtout des lésions pulmonaires. Mais à côté des altérations directes qui résultent de la néoplasie fibro-caséeuse, le bacille en détermine d'autres plus subtiles qui ne sont pas limitées aux organes tuberculeux. Par leur action lente sur le sang, sur la nutrition en général, les toxines bactériennes modifient peu à peu l'organisme qu'elles imprègnent, lui communiquent des modalités biologiques nouvelles qui non seulement persistent pendant toute la vie du malade, mais se transmettent à sa descendance.

Voilà la véritable *hérédité tuberculeuse*, celle

qui se traduit non par la transmission du germe morbide, mais par la perpétuité de certaines insuffisances fonctionnelles, de certaines tares organiques qui se reproduisent à la seconde ou à la troisième génération et qui sont le reflet des déviations nutritives infligées par la tuberculose au père, au grand-père ou à l'aïeul.

Le coup d'œil rapide et forcément incomplet que nous venons de jeter sur la pathologie de la tuberculose, va nous guider dans l'étude de sa thérapeutique. Il nous permet d'envisager les diverses faces du problème et de pressentir par quelles voies on en peut aborder la solution.

L'organisme humain jouit, nous l'avons vu, d'un certain degré d'immunité vis-à-vis du bacille de Koch : il se laisse moins facilement envahir que celui du cobaye et d'autres animaux. Une fois introduit, le parasite ne se développe pas librement : il y a lutte entre lui et les éléments anatomiques, et dans cette lutte il est fréquemment vaincu. Pour faire pencher la balance dans un sens ou dans l'autre, le premier rôle appartient aux conditions d'hygiène générale qui tantôt accroissent la résistance de l'organisme humain, et tantôt la diminuent. Si le bacille gagne du terrain, c'est à la faveur des réactions hyperhémiantes, inflammatoires et dégénératives provoquées par les toxines qu'il sécrète. Les lésions locales qui en résultent ne sont pas seulement une cause d'affaiblissement pour le malade ; elles constituent des foyers dans lesquels le germe destructeur se conserve, se reproduit et se prépare à infecter l'économie tout entière.

Chacun de ces faits suscite un objectif thérapeutique spécial, soit que le médecin s'attache à renforcer l'immunité naturelle, ou bien à détruire directement le bacille introduit dans l'économie, soit qu'il consacre ses efforts à accroître par l'hygiène les forces défensives de l'organisme, à combattre les réactions fonctionnelles déterminées par le parasite dans les tissus, ou à faire disparaître les lésions qui sont le résultat de son action locale. — L'art du clinicien consiste à combiner ces divers moyens d'action selon chaque cas particulier sans perdre de vue la seconde partie de sa tâche, qui est de s'opposer par une prophylaxie rationnelle à la diffusion d'une maladie plus facile à prévenir qu'à guérir.

Dans une première série de chapitres nous passerons en revue les moyens d'action que la science met à la disposition du médecin :

essais d'immunisation ;

médication antibacillaire ;

hygiène thérapeutique ;

traitement symptomatique ;

enfin *thérapeutique locale.*

Après l'analyse, la synthèse : nous appliquerons les données ainsi acquises à chacun des principales formes cliniques de la maladie :

tuberculose miliaire aiguë ;

phtisie caséeuse à marche rapide ;

phtisie pulmonaire chronique ;

tuberculoses locales ou atténuées.

Une dernière partie sera consacrée à la prophylaxie de la tuberculose envisagée dans ses diverses applications :

d'abord à l'*individu* et plus spécialement au sujet entaché de prédisposition héréditaire ;

puis au *cercle familial* obligé de vivre dans le voisinage intime d'un tuberculeux ;

enfin aux divers *groupements sociaux*, agglomérations urbaines, ateliers, bureaux, casernes, hôpitaux ; nous terminerons ce dernier chapitre par une courte étude sur l'hospitalisation des tuberculeux.

PREMIÈRE PARTIE

MÉTHODES ET AGENTS THÉRAPEUTIQUES

CHAPITRE PREMIER

Essais d'immunisation.

La découverte du bacille pathogène de la tuberculose, venue si peu de temps après les beaux travaux de Pasteur et de son école sur la vaccination et l'immunité dans les maladies infectieuses, devait naturellement faire espérer qu'on pourrait découvrir un moyen de rendre l'organisme humain réfractaire à la tuberculose, d'en faire en un mot un mauvais terrain de culture pour le bacille de Koch.

La solution du problème a été cherchée avec ardeur dans plusieurs directions différentes, et bien que les résultats obtenus soient jusqu'ici négatifs ou du moins très incertains, il est impossible de ne pas mentionner tout au moins les plus intéressantes de ces tentatives, qui peut-être finiront par conduire au succès.

Trois méthodes principales ont été expérimentées

dans le but d'obtenir l'immunité ou la guérison de la tuberculose :

l'injection d'un *virus atténué* ou affaibli ;

l'injection des *produits solubles* des *cultures* bacillaires ;

l'injection du *sang* ou du *sérum d'animaux réfractaires* ou *artificiellement immunisés*.

§ 1ᵉʳ. — ACTION DES VIRUS ATTÉNUÉS

Selon la remarque de Straus, nous ne possédons pas de virus tuberculeux atténué dans le vrai sens du mot, c'est-à-dire fixé à l'état de *race* moins virulente que l'espèce originaire. La scrofulo-tuberculose de l'homme, considérée par Arloing comme une variété atténuée, se montre, quand on l'injecte aux animaux en proportion équivalente, tout aussi virulente que la tuberculose ordinaire.

Gosselin en 1887 a vainement essayé d'atténuer le virus tuberculeux en le faisant passer par l'organisme d'animaux difficilement inoculables ; la virulence originelle reparaît dès que le bacille se retrouve sur un terrain propice.

On est donc obligé dans la pratique de se servir de virus simplement affaiblis par diverses influences physiques ou chimiques (chaleur, dessiccation, vieillissement, action des antiseptiques).

Falk, dès 1883, avait tenté d'obtenir un virus affaibli en exposant des fragments de poumon tuberculeux à un commencement de putréfaction. Inoculés à des cobayes, ces produits déterminaient un simple abcès caséeux spécifique (comme le prouvaient les résultats positifs de l'inoculation de son contenu à un animal sain), mais purement localisé et guérissant spontanément sans généralisation. L'animal rétabli de l'inoculation supposée préventive était de nouveau inoculé avec du virus tuberculeux frais ; mais, loin d'observer une immunité quelconque, on assistait alors à une infection plus grave et plus généralisée que chez les cobayes neufs.

Grancher et Ledoux-Lebard ont expérimenté sur le lapin dont la réceptivité est moindre que celle du cobaye ; ils se sont servis du bacille aviaire. Des doses très faibles (de 1 à 90 *cent millièmes* de milligramme) de culture pesée à l'état sec et délayée dans un volume donné d'eau stérilisée ont été injectées successivement à intervalles de huit jours dans la veine de l'oreille de plusieurs lapins. Ces animaux inoculés ensuite à la dose d'un millième de milligramme en même temps que des lapins neufs ont succombé aussi rapidement que ceux-ci.

Dans une autre série d'expériences faites avec Hippolyte Martin, Grancher a essayé chez le lapin l'inoculation intraveineuse de cultures aviaires affaiblies à des degrés divers par le vieillissement ; il débutait par une culture vieille de quatre ou cinq ans, pour arriver successivement à des cultures de plus en plus virulentes. Parmi les animaux ainsi traités, la plupart ont présenté une survie fort longue. Inoculés ensuite avec le virus frais d'une culture de quinze jours, ils ont résisté beaucoup plus longtemps que les lapins témoins, mais ont fini par mourir, les uns avec des tuberculoses locales ressemblant à la scrofule de l'homme, les autres avec de la paraplégie ou des lésions dégénératives des reins sans tubercules véritables et qui paraissaient dues à une action toxique (analogue à celle du virus de la scarlatine ou de la diphtérie). — Quant à ceux des lapins vaccinés par le bacille aviaire qu'on a inoculés avec une culture virulente de tuberculose humaine, ils sont morts aussi vite et avec des lésions aussi accusées que les lapins non vaccinés.

Héricourt et Charles Richet ont pratiqué sur des chiens l'inoculation intraveineuse du bacille aviaire, qui n'est pas pathogène pour l'espèce canine. Soumis ensuite à l'injection dans la saphène d'une culture virulente de tuberculose humaine, ces animaux auraient résisté, tandis que deux chiens inoculés de la même manière, sans vaccination préventive, ont succombé très rapidement.

Ces résultats très encourageants ont malheureusement été contestés par Straus, qui a répété les mêmes expériences et qui a vu mourir régulièrement tous les animaux.

En somme, les tentatives de vaccination n'ont abouti jusqu'ici à aucun résultat positif, et il est même permis de se demander si cette voie peut conduire au but cherché. En effet, la tuberculose ne crée pas l'immunité chez les sujets qu'elle atteint ; elle est facilement réinoculable : les preuves cliniques et expérimentales de ce fait abondent. Marfan a bien cherché à démontrer, par des observations recueillies à l'hôpital Saint-Louis, que les malades qui présentent une cicatrice de lupus *guéri* sont, dans une certaine mesure, réfractaires à la phtisie pulmonaire. Mais ce fait, à le supposer exact, ne prouverait pas que les tuberculoses locales ont une action vaccinante : il serait plus simple d'admettre qu'un organisme qui triomphe définitivement d'une localisation tuberculeuse (même bénigne) est un organisme à réceptivité faible ou pour mieux dire anormalement résistant.

§ 2. — ACTION DES PRODUITS SOLUBLES
DES CULTURES BACILLAIRES.
TUBERCULINE

En présence des succès obtenus par la méthode pastorienne des injections antirabiques, il était rationnel d'essayer l'action des produits bacillaires comme moyen d'immunisation prophylactique ou curative.

Dès 1889, Daremberg inoculait sous la peau des lapins des cultures de tuberculose dans le bouillon glycériné stérilisées à 115°. Ces lapins, inoculés ensuite avec une culture vivante, présentèrent une survie très notable par rapport aux lapins neufs.

L'année suivante, Héricourt et Charles Richet, après avoir vacciné quatre lapins avec des cultures stérilisées et du bacille aviaire, leur inoculèrent, ainsi qu'à vingt lapins témoins, une culture très virulente du même bacille : sur les vingt témoins, seize moururent de tuberculose généralisée ; sur les quatre vaccinés, trois demeurèrent bien portants.

Courmont et Dor ont obtenu des résultats analogues.

Beaucoup plus retentissante a été la tentative faite par le célèbre bactériologiste allemand Koch, le même auquel est due la découverte du bacille de la tuberculose.

Koch, en 1890, eut l'idée d'expérimenter chez le cobaye l'injection sous-cutanée d'un produit extrait des cultures pures de tuberculose humaine.

Un fragment de culture ordinaire sur sérum est ensemencé dans le bouillon de veau, additionné de 1 p. 100 de peptone et de 5 p. 100 de glycérine, et mis l'étuve en ballon plat à la température de 38°. Au bout de huit semaines, la culture est à maturité et forme une cuticule épaisse dont les fragments plongent dans le liquide. On évapore le bouillon au bain-marie jusqu'à réduction au dixième, ce qui tue les bacilles ; on filtre si l'on veut (Koch).

La liqueur ainsi obtenue renferme de 45 à 50 p. 100 de glycérine ; elle contient la substance active, la toxine bacillaire, associée aux sels minéraux et aux matières colorantes : c'est la lymphe de Koch ou tuberculine brute (1).

Pour s'en servir, on la dilue dans 100 fois son volume d'eau phéniquée à 0,5 p. 100, et la solution titrée ainsi obtenue est injectée sous la peau des sujets en expérience à l'aide d'une seringue de Pravaz stérilisée.

L'injection de tuberculine chez le cobaye sain produit une simple réaction locale caractérisée par un abcès ; chez le cobaye tuberculeux elle détermine une réaction générale fébrile, violente, et parfois mortelle ; à dose moindre, l'accès de fièvre est plus court et suivi d'une amélioration de l'état antérieur ; en répétant les injections à doses croissantes, on obtient progressivement la tolérance et quelquefois l'animal finit par guérir. Si alors on le sacrifie on trouve sur la rate, le foie et les poumons des cicatrices d'origine manifestement tuberculeuse (Kitasato).

---

(1) Pour obtenir la tuberculine purifiée, on mélange la lymphe de Koch avec une fois et demie son volume d'alcool absolu ; le précipité floconneux ainsi produit est repris trois ou quatre fois par l'alcool à 60° et forme une masse neigeuse qui, desséchée à 100°, fournit une poudre d'un blanc grisâtre ; c'est la tuberculine purifiée. Elle est soluble dans l'eau, surtout après alcalinisation légère par le carbonate de soude ; elle est quarante fois plus active que la tuberculine brute ; mais ses propriétés ne sont pas sensiblement différentes.

Encouragé par ces résultats, et aussi, il faut bien le dire, poussé par l'impatience du monde civilisé qui attendait de lui une grande découverte, Koch expérimenta son remède d'abord sur lui-même, puis sur une série de malades, les uns tuberculeux, les autres atteints d'affections diverses. Les effets primaires furent les mêmes que chez le cobaye.

Chez l'homme sain ou chez le malade non tuberculeux, la dose de 1 centigramme de tuberculine brute (1 centimètre cube de la solution au centième) ne détermine qu'une réaction nulle ou insignifiante : à peine un peu de courbature et de brisement des membres, et une élévation passagère de la température à 38 ou 38,5.

Chez le tuberculeux au contraire, l'injection est suivie au bout de six à sept heures d'un frisson violent avec température de 40 ou 41° et même davantage ; en même temps lassitude extrême, délire et parfois coma ; souvent d'autres accidents révélant un grave empoisonnement du sang (albuminurie, hémoglobinurie, ictère, exanthème morbilliforme, etc.) ; ces phénomènes très variables dans leur intensité et leur durée peuvent exceptionnellement provoquer la mort du malade, mais le plus souvent ils se calment au bout de six à trente-six heures sans laisser d'autre trace qu'une extrême fatigue accompagnée d'amaigrissement et de dépression nerveuse.

Ce n'est pas tout : la réaction générale est précédée ou accompagnée d'une réaction locale au niveau des tissus tuberculeux. Cette réaction est facile à suivre chez les malades atteints d'une tuberculose externe telle que le lupus ; quelques heures après l'injection, parfois même avant le frisson, on voit la surface du lupus rougir, se tuméfier, présenter des points bruns

et des eschares. Les foyers isolés sont limités par
une zone blanchâtre qu'entoure une auréole d'un
rouge vif. Après la défervescence, la tuméfaction diminue puis disparaît en l'espace de quelques jours ;
la surface lupique se couvre de croûtes qui tombent
au bout de deux à trois semaines en laissant une
cicatrice lisse et rouge.

La même réaction se manifeste au niveau des tubercules pulmonaires par l'aggravation des troubles
fonctionnels : toux, dyspnée, expectoration ; quelquefois il y a des hémoptysies. En même temps les
signes d'auscultation, matité, souffle tubaire, râles
crépitants et sous-crépitants, augmentent d'intensité
et d'étendue. L'apparition constante de ces phénomènes au niveau de foyers tuberculeux absolument
latents jusqu'alors, fait de l'injection de tuberculine
un réactif d'une incroyable sensibilité.

D'après Koch et ses premiers disciples Fraentzel et
Lévy, la répétition des injections provoque une tolérance croissante qui permet d'élever les doses ; la
réaction générale va s'atténuant progressivement, sa
disparition complète révèle que la guérison est obtenue. Quant aux réactions locales elles aboutissent
à la nécrose des tissus tuberculeux, nécrose qui est
suivie d'élimination dans les tuberculoses externes, de
résorption et de sclérose dans les tuberculoses viscérales: les bacilles ne sont pas directement influencés,
mais privés de leur milieu nutritif ils languissent et
meurent.

Telle était la théorie ; malheureusement les faits
observés de plus près en Allemagne et dans les autres
pays, n'ont pas tardé à lui donner un démenti cruel
et à ruiner toutes les espérances que la découverte
de Koch, imprudemment escomptée, avait fait naître.

Virchow le premier, d'après les résultats de l'autopsie de trente phtisiques traités par la tuberculine, fit voir que l'on constatait des signes d'irritation inflammatoire intense autour des parties malades, avec dilatation vasculaire excessive et infiltration embryonnaire abondante, notamment au voisinage des ulcérations et dans les ganglions correspondants. Les poumons offraient des zones étendues d'hépatisation tantôt catarrhale et phlegmoneuse, tantôt caséeuse, peu semblables à ce qu'on voit d'ordinaire. Dans plusieurs cas on constatait des tubercules submiliaires évidemment récents dans la plèvre, le péricarde, le péritoine. En revanche sur d'autres points on voyait de gros tubercules qui semblaient n'avoir éprouvé aucune modification. Le célèbre anatomiste insistait sur deux périls du traitement : la perforation des organes creux, tels que l'intestin, la cavité pleurale, par suite de l'élimination rapide des foyers ulcérés ; la rétention dans le poumon des masses nécrobiosées, incapables d'être évacuées au dehors et susceptibles de donner lieu à des phénomènes de rétention ou de résorption très dangereux.

Fürbringer, presque en même temps, montrait que chez les phtisiques traités par la tuberculine la proportion des cas de pneumonie caséeuse étendue et de tuberculose miliaire aiguë est très au-dessus de la moyenne. Il n'hésitait donc pas à déconseiller le traitement de Koch pour la tuberculose pulmonaire et à le réserver aux tuberculoses externes.

D'autre part, en France, la commission des médecins de l'hôpital Saint-Louis, après une longue série d'expériences, a conclu par l'organe de Besnier et Hallopeau, ses rapporteurs :

« Que la tuberculine agit en déterminant une hypérémie et une inflammation péri-tuberculeuse qui peut être suivie de nécrobiose, de suppuration, de dégénérescence graisseuse ou de passage à l'état fibreux des tubercules ; que cette action se fait sentir même sur des tubercules anciens et absolument latents ; qu'elle est irrégulière, insidieuse, et impossible à maîtriser ; qu'elle peut en mobilisant les leucocytes et donnant un coup de fouet à la circulation autour des tubercules, produire la résorption et la diffusion des bacilles et déterminer ainsi soit une granulie généralisée, soit dans le cas particulier de la phtisie pulmonaire, une broncho-pneumonie bacillaire aiguë diffuse ; que, chez beaucoup de sujets à éléments cellulaires peu résistants, elle atteint non seulement les tissus tuberculeux mais les tissus sains, et notamment les grands parenchymes glandulaires, déterminant des toxémies variées et graves suivies d'albuminurie, d'hémoglobinurie, d'ictère, etc., et souvent mortelles ; que, d'autre part, les tubercules à certains degrés de développement (très anciens ou très récents) et peu vasculaires, peuvent fort bien échapper à toute réaction locale ; enfin, que ce traitement infidèle et dangereux doit être absolument rejeté. »

Ces conclusions ont été adoptées par la grande majorité des médecins. C'est en vain que Pribram et Kaatzer, se basant sur quelques résultats en apparence favorables, ont essayé de plaider les circonstances atténuantes ; en vain que Kitasato a tenté de confirmer les premières assertions de Koch, par une nouvelle série d'expériences sur le cobaye : l'arrêt de proscription qui a frappé la tuberculine paraît sans appel.

Mais si au point de vue clinique cette tentative a

été un échec, il est certain qu'au point de vue de la pathologie expérimentale, elle a été féconde en résultats.

Les injections de tuberculine ont montré pour la première fois l'incroyable puissance de certaines substances, produits de la vie cellulaire, dont une dose infiniment petite (*un six-millionnième* du poids du corps) suffit à impressionner violemment le système nerveux et à déterminer des réactions pyrétogènes d'une intensité irrésistible.

Elles ont permis d'étudier certains modes d'action des toxines bactériennes, de ces poisons du sang et des éléments organiques qui déforment et détruisent les hématies, coagulent le protoplasma des leucocytes, et déterminent dans les parenchymes sécréteurs des altérations aussi subtiles que profondes.

Si nous ajoutons que la lymphe de Koch fournit à la police sanitaire un moyen sûr de diagnostiquer la tuberculose bovine dans les cas où aucun signe extérieur ne la révèle, on conviendra que la découverte du grand bactériologiste berlinois ne mérite ni le dédain, ni l'oubli.

§ 3. — ACTION DU SANG ET DU SÉRUM D'ANIMAUX RÉFRACTAIRES OU IMMUNISÉS. — SÉROTHÉRAPIE

Cette méthode est celle qui, à en juger par ses résultats dans d'autres maladies, autorise les plus sérieuses espérances.

Héricourt et Richet semblent avoir eu les premiers l'idée qu'en injectant ou transfusant dans l'organisme humain le sang de certaines espèces animales naturellement réfractaires, on obtiendrait l'état réfractaire également chez le sujet traité.

Ils injectèrent à des lapins du sang de chien dans le péritoine et parvinrent à retarder ainsi chez ces rongeurs l'évolution de la tuberculose aviaire.

Bertin et Picq ont pratiqué sur le lapin la transfusion intra-veineuse du sang de la chèvre, animal relativement réfractaire à la tuberculose. Alors que les lapins neufs inoculés par la voie péritonéale mouraient de tuberculose en cinquante ou soixante jours, les lapins inoculés de même, puis transfusés avec 5 centimètres cubes de sang de chèvre, sont restés indemnes : les auteurs croyaient pouvoir en conclure que le sang de chèvre détermine un état bactéricide qui permet à l'organisme de se défendre contre le bacille tuberculeux.

Lépine a tenté de pratiquer chez l'homme des injections interstitielles de sang de chèvre. Il injectait avec de grandes précautions antiseptiques environ 80 grammes de sang dans la région fessière. Mais ce procédé avait le grave inconvénient de déterminer un empâtement dur et douloureux sans tendance à la résolution.

Il a essayé ensuite du sérum recueilli aseptiquement et injecté lentement sous la peau de l'abdomen à la même dose de 80 grammes.

Dans une troisième série d'expériences il a pratiqué, également chez l'homme, des injections intraveineuses de 80 à 100 grammes du même sérum de chèvre. Il n'a vu d'autres accidents que des urticaires sans importance.

Bernheim plus téméraire aurait pratiqué chez l'homme la transfusion du *sang de chèvre en nature :* à plusieurs reprises il aurait fait passer dans les veines de ses malades, environ 100 à 120 grammes de sang de chèvre dans l'espace d'une minute. Il affirme ne pas avoir eu d'accidents ; il aurait même guéri par ce procédé sept tuberculeux au 1er et au 2e degré, sans compter deux chloro-anémiques. — Cette pratique périlleuse n'a pas trouvé d'imitateurs.

Héricourt et Richet ont remplacé les injections de sang qui sont difficiles et dangereuses par des injections de sérum qu'ils ont expérimentées en grand sur les tuberculeux. Le sérum de sang de chien, recueilli dans des récipients stérilisés, et ne datant pas de plus de huit jours, a été administré en injections sous-cutanées de 2 centimètres cubes environ, répétées tous les deux jours. Ces injections ne provoquent aucune réaction locale, mais seulement une exacerbation de la fièvre chez les malades qui en ont déjà·

Cinquante tuberculeux ont été traités ainsi : les résultats, négatifs chez les malades du 3e degré, sont incontestables chez ceux dont la phtisie n'a pas dépassé le second stade ; il y a retour de l'embonpoint et des forces, disparition des sueurs ; mais localement on ne constate aucune modification et les bacilles persistent dans les crachats.

Feulard qui a expérimenté ce traitement considère son influence sur le processus tuberculeux comme fort douteuse, mais il se loue de son action tonique et reconstituante.

Pinard est du même avis ; il a employé les injections de sérum de chien avec beaucoup de succès à la dose quotidienne de 1 ou 2 centimètres cubes chez les enfants nés de mère tuberculeuse ou atteints de faiblesse congénitale et pesant moins de 2 kilogrammes à leur naissance. L'action bienfaisante est très rapide et se caractérise par une excitation manifeste de la nutrition ; les injections de sérum sont un puissant auxiliaire de la couveuse et du gavage.

A l'époque où ces recherches ont été faites, on croyait que le chien ainsi que la chèvre étaient réfractaires à la tuberculose, mais Chantemesse et Le Dantec ont montré depuis que le chien prend très facilement la tuberculose de l'homme et Siegen et Eichhorn ont fait la même démonstration pour la chèvre : il est donc difficile de croire à l'action bactéricide de leur sérum.

Sous l'influence des travaux de Behring, les recherches ont pris une direction un peu différente : on a songé à essayer l'action curative du sérum des animaux artificiellement immunisés. Il y a plusieurs espèces ou du moins plusieurs races de bacilles tuberculeux, et la réceptivité pour chacune d'elles varie selon les espèces animales. On a donc tenté de se servir, soit du bacille aviaire, soit du bacille humain, pour procurer à des animaux bien choisis l'immunité artificielle : le sérum des animaux ainsi immunisés devant servir à rendre l'organisme humain réfractaire. C'est le plan suivi avec succès par Behring et son école pour le traitement du tétanos, de la diphtérie et de l'érysipèle.

Héricourt et Richet ont injecté le bacille aviaire aux chiens et ont tenté d'immuniser le lapin par transfusion du sérum des animaux ainsi vaccinés. Trois lapins transfusés ont été ensuite inoculés avec le virus aviaire frais ainsi que trois lapins neufs ; les premiers sont restés en bonne santé et ont même augmenté de poids ; des trois témoins deux sont morts.

D'autre part, Dieulafoy aurait obtenu chez l'homme un cas de guérison, au moyen d'injections sous-cut anées pratiquées avec le sérum d'un chien immunisé par le bacille aviaire.

Babes, qui a expérimenté le même sérum à la dose quotidienne de 3 à 6 centimètres cubes, dit avoir constaté des améliorations considérables.

Ces résultats sont loin d'être décisifs ; ils ont d'ailleurs été contestés par Straus et par Bouchard. Il y a lieu de poursuivre les recherches et notamment d'instituer en grand des expériences sur le modèle de celles qui ont donné à Roux de si brillants résultats dans la diphtérie : injecter la toxine tuberculeuse (autrement dit la tuberculine) à des animaux sains par doses très faibles et lentement croissantes jusqu'à immunisation, puis recueillir le sérum des animaux ainsi traités et en étudier l'action préventive et curative sur diverses espèces, puis sur l'homme.

Si défavorables que soient les conditions dans une maladie à évolution lente et à récidives indéfinies, telle que la tuberculose, peut-être arrivera-t-on par cette voie au but cherché (1).

(1) Ces lignes étaient écrites quand M. le professeur Maragliano (de Gênes) a fait le 12 août 1895, au congrès de médecine interne de Bordeaux, une communication sur la *sérothérapie spécifique dans la tuberculose pulmonaire.* — Il s'est servi du sérum des chiens, des ânes et des chevaux, préalablement immunisés avec « des substances fort toxiques extraites de cultures de tuberculose humaine et capables de tuer des cobayes en deux ou trois jours ». — Le sérum ainsi obtenu ne présenterait, à la dose thérapeutique de 1 à 2 centimètres cubes, aucune influence pyrétogène ; il ne produit pas de modifications des urines ; il détermine, en revanche, une augmentation souvent très marquée des leucocytes, et un effet bienfaisant sur la nutrition générale.

Sur 83 tuberculeux aux divers stades de la maladie, traités par des injections sous-cutanées de 1 ou 2 centimètres cubes tous les deux jours (et soumis en même temps au traitement hygiénique et diététique en usage à l'hôpital de Gênes), l'auteur a obtenu 61 améliorations, dont quelques-unes allant presque jusqu'à la guérison, surtout chez les malades atteints de tuberculose chronique au premier degré.

M. Maragliano n'ayant pas jugé à propos de faire connaître le mode de préparation de son remède, il n'y a pas lieu de s'étendre davantage sur ces résultats, impossibles à contrôler jusqu'ici, et qui, d'ailleurs, ne diffèrent pas notablement de ceux obtenus par Héricourt et Ch. Richet avec du sérum de chien non vacciné. (Voy. plus haut page 43.)

CHAPITRE II

Médication antibacillaire.

En attendant qu'on ait réussi à réaliser l'immunité contre la tuberculose, il est rationnel de chercher s'il n'existe pas quelque agent médicamenteux capable de tuer le microbe pathogène dans l'organisme, quelque parasiticide spécifique ayant sur le bacille de Koch la même action que le mercure sur le germe de la syphilis.

Une telle recherche n'a rien de déraisonnable ; à ceux qui, à priori, déclarent qu'on ne peut tuer le bacille sans tuer en même temps le malade, on est en droit d'objecter l'expérience bien connue de l'*Aspergillus niger*, champignon vivace, d'une organisation relativement élevée, qu'une trace impondérable d'argent suffit à arrêter dans son développement, à stériliser, pour ainsi dire, comme l'a montré ingénieusement Raulin.

Plusieurs auteurs, notamment Pilatte et Villemin, ont essayé comparativement l'action de diverses substances chimiques sur le bacille tuberculeux, et ont dressé le tableau des doses de chacun de ces corps qu'il faut ajouter à une culture pour en arrêter le développement. Ces tableaux ne peuvent être reproduits ici ; qu'il nous suffise de dire qu'on n'a

jusqu'ici découvert aucune substance ayant le caractère d'un *spécifique*, c'est-à-dire exerçant sur le
bacille tuberculeux une influence élective et spéciale.
Mais il en existe un certain nombre qui, en vertu de
leur action antiseptique générale, sont capables, à
dose assez faible, d'empêcher le développement des
cultures *in vitro*.

Il n'en faut pas conclure que ces substances intro-
duites dans l'organisme vivant à doses correspon-
dantes anéantiront sûrement le bacille dans le poumon,
dans les ganglions et dans les autres organes. Pour un
microbe pathogène qui n'est pas un saprophyte spontané, les cultures de laboratoire constituent des
milieux factices ; les conditions dans lesquelles il y
végète sont précaires et peuvent être aisément trou-
blées ; d'autre part, dans la masse homogène du
bouillon ou de la gélose nutritive, il est facile d'in-
corporer le parasiticide en proportions régulières.
— Les choses se passent autrement quand on fait
pénétrer le médicament réputé anti-bacillaire dans
l'organisme vivant : le bacille protégé par les tissus
qu'il infiltre, préservé en outre dans une large
mesure par la zone d'oblitération vasculaire qu'il
crée autour de lui, n'est que difficilement accessible
à une action médicamenteuse, même énergique.
Aussi, l'efficacité des substances dites antibacillaires,
est-elle beaucoup moins grande qu'on ne le croirait
volontiers d'après les données du laboratoire.

Mais, d'un autre côté, on ne doit pas oublier que
l'action pathogène du bacille de Koch est surtout
indirecte et s'exerce par l'intermédiaire des toxines
qu'il sécrète. Un agent médicamenteux, capable de
neutraliser ces toxines, peut donc rendre de grands
services alors même qu'il ne tuerait pas les bacilles.

En outre, ces derniers sont rarement seuls à l'œuvre :
au niveau du poumon surtout, ils sont aidés dans
leur œuvre destructive par d'autres microbes moins
résistants ; les parasiticides, en empêchant ceux-ci de
croître, exercent une influence fort utile dont le clinicien attentif peut tirer parti.

La médication antibacillaire peut être appliquée
par des voies diverses dont chacune a ses avantages
et ses inconvénients.

L'*inhalation* étant le mode ordinaire d'introduction du bacille tuberculeux, on a été tenté de faire
pénétrer les parasiticides par la même voie. Mais l'espoir d'atteindre directement le germe morbide par
les voies aériennes semble peu fondé : le bacille, profondément logé dans les parois bronchiques, enrobé
d'ailleurs par une épaisse couche de muco-pus, est
presque inattaquable. De plus, un mélange gazeux
assez actif pour influencer ce bacille, risque d'irriter
fortement les bronches et de provoquer l'hypérémie,
si dangereuse dans le poumon tuberculeux.

Toutefois l'inhalation peut être un procédé com-
mode pour faire pénétrer en solution très étendue des
substances actives qui, résorbées par la muqueuse
bronchique, sont capables de passer dans le sang et
d'agir sur le bacille par l'intermédiaire des liquides
qui imprègnent les tissus.

D'autre part, quand les bronches sont enflammées,
ce qui est presque toujours le cas dans la phtisie
pulmonaire, la pénétration de vapeurs chaudes et
humides chargées ou non de principes médicamenteux, a sur la muqueuse bronchique une influence
sédative très marquée.

L'*ingestion* est le mode d'administration le plus

simple et le plus facilement accepté. La plupart des substances antiseptiques ayant mauvais goût, il convient de les enfermer dans des capsules dont l'enveloppe n'est attaquée que peu à peu dans l'estomac ; on peut encore les étendre d'eau ou de lait. L'intolérance gastrique, lorsqu'elle se produit, est une contre-indication absolue, en raison de l'importance capitale qu'il y a à ne pas compromettre l'alimentation. En pareil cas, on pourra recourir à la voie rectale très employée dans ces dernières années, d'abord pour les antiseptiques gazeux (Bergeon), et plus récemment pour la créosote.

Dans certains cas exceptionnels, on a recours à l'*absorption par la peau*, obtenue à l'aide d'onctions et de frictions médicamenteuses : le gaïacol, l'iode, peuvent être introduits par cette voie en quantité appréciable, mais ce procédé est infidèle, ne permet aucun dosage. Dans nombre de cas, l'irritabilité des téguments le rend inapplicable.

Beaucoup plus sûre et beaucoup plus efficace est la méthode de l'introduction directe dans la circulation lymphatique par *injections sous-cutanées*. Cette méthode a pris un grand développement depuis que l'adoption d'excipients non irritants, tels que l'huile stérilisée, la vaseline liquide, a permis d'éviter toute réaction douloureuse ou inflammatoire. Elle constitue le meilleur moyen de faire pénétrer, sans fatigue pour les voies digestives, une quantité déterminée de substance active dans l'organisme.

Plus puissante encore est la méthode des *injections intra-veineuses*, avec laquelle les cliniciens commencent à se familiariser, grâce aux progrès de la chimie pharmaceutique et de l'outillage expérimental : elle doit toutefois être réservée à certains cas spéciaux.

Quant aux *injections intra-pulmonaires* employées par quelques auteurs (Fernet, Rosenbusch), pour mettre le parasiticide en contact direct avec les bacilles, elles rentrent dans la série des moyens locaux dont il sera question dans un autre chapitre.

Les substances tour à tour employées comme parasiticides sont extrèmement variées, et il faudrait des volumes pour analyser même brièvement les innombrables travaux consacrés à leur étude. Nous nous bornerons à mentionner les agents dont l'utilité a été confirmée par des expériences sérieuses et qui méritent de rester dans la thérapeutique.

§ 1. — CRÉOSOTE ET SES DÉRIVÉS

La *créosote de hêtre* est de tous les antibacillaires essayés contre la tuberculose celui dont l'efficacité est le mieux démontrée.

Préconisée dès 1877 par Bouchard et Gimbert à titre de médicament tonique et anticatarrhal dans la phtisie, la crésote a été expérimentée en Allemagne par Huysman, Fräentzel, Lublinski et surtout par Sommerbrodt, aux travaux duquel est due en partie la large place qu'elle occupe aujourd'hui dans la thérapeutique.

La créosote est un produit mal défini, mélange de gaïacol, de créosol et de crésylol, en proportions variables. Il convient de prescrire la créosote officinale ou créosote de hêtre qui ne contient pas d'acide phénique, tandis que la créosote extraite de la houille en renferme toujours une certaine proportion.

On l'administre en général par la voie gastrique sous forme de vin médicamenteux :

> Créosote de hêtre . . . .　　2 grammes
> Cognac vieux. . . . .　　40　—
> Vin de Banyuls. . . . .　200　—

1 cuillerée à bouche renferme environ 15 centigrammes de créosote.

Aux malades qui ne supportent pas le vin on peut conseiller la formule suivante, due à Kaatzer :

> Créosote de hêtre . . . .　　2 grammes
> Alcool à 90°. . . . .　　30　—
> Teinture de gentiane ⎫ ââ . . . . . .　　10　—
> Extrait de café. . . ⎭
> Eau distillée . . . .　100　—

Par cuillerées à entremets dans du lait.

Le goût très accentué du médicament est souvent un obstacle, mais les malades s'y font en général assez vite ; on peut d'ailleurs, à l'exemple de Sommerbrodt, administrer la créosote sous forme capsulaire, associée au baume de Tolu ou au goudron végétal.

Une préparation très usitée, surtout pour les enfants, est l'huile de foie de morue créosotée qui contient d'ordinaire 10 centigrammes de créosote par cuillerée à bouche. Cette huile créosotée peut aussi être mise en capsules gélatineuses.

Il convient de commencer par de petites doses afin d'éprouver la tolérance du malade : de 15 centigrammes par jour au début on monte peu à peu jusqu'à 50, 75 centigrammes et même davantage.

Dans les formes torpides de la tuberculose, chez les malades atteints de lésions pulmonaires à marche lente, sans tendance à la consomption, la médication créosotée fait merveille : elle détermine une diminution marquée du catarrhe bronchique et de l'expectoration qui en est le résultat ; en même temps elle réveille l'appétit et stimule les fonctions digestives ; le malade reprend de l'embonpoint et des forces ; quelquefois, sous l'influence du relèvement de l'état général, on voit les lésions locales s'arrêter et même rétrocéder dans une certaine mesure.

A l'appui de ces résultats, Guttmann a constaté expérimentalement que la créosote introduite à la dose de *un deux-millième* dans une culture de bacilles tuberculeux, en empêchait le développement.

Ces expériences ont inspiré à quelques médecins l'espoir d'arriver à détruire le bacille dans l'organisme par l'introduction de la créosote à dose équivalente. Dans ce but Gimbert d'abord, puis Burlureaux, ont préconisé les injections sous-cutanées d'huile créosotée à haute dose.

L'appareil de Burlureaux et Guerder se compose d'un flacon gradué à trois tubulures, à demi-rempli d'huile créosotée au 15ᵉ, soigneusement stérilisée, et dans lequel on fait pénétrer de l'air filtré au moyen d'une pompe foulante ; cet air, dont la pression peut être mesurée à l'aide d'un manomètre, comprime le liquide qui s'écoule lentement par le tube inférieur, à la dose maxima de 20 grammes par heure. L'huile créosotée est parfaitement tolérée par les tissus ; Burlureaux en a injecté à ses malades juqu'à 50 et même 200 grammes par jour, ce qui correspond à des doses de 3 gr. 30 à 13 grammes de créosote. Un malade ainsi traité aurait reçu jusqu'à 4 kil. 200 d'huile créosotée ; un autre en a reçu 1,130 grammes sans accidents ; l'huile injectée se résorbe facilement sans aucune réaction inflammatoire.

Ce traitement, selon Gimbert qui le pratique à peu

près dans les mêmes conditions, serait très efficace au premier et au second degré de la tuberculose pulmonaire chronique simple ; mais il ne réussit que rarement à la période des cavernes, et il échoue constamment dans la cachexie.

Son principal inconvénient, qui en restreint beaucoup l'emploi, est sa longueur ; il faut, selon Gimbert, pratiquer de 30 à 200 injections renfermant chacune de 30 centigrammes à 4 grammes de créosote, selon l'âge et les réactions du sujet.

Ces injections ne sont pas toujours inoffensives : Besnier a vu dans un cas se produire dès le début de l'opération une rougeur vive de la face avec quintes de toux suivies de dyspnée et d'état syncopal ; bientôt après, congestion pulmonaire et broncho-pneumonie qui a mis dix jours à se dissiper. — Dans un autre cas, le malade a accusé une douleur rétro-sternale vive, a été pris d'une toux quinteuse avec expectoration spumeuse abondante ; au bout de cinq à six jours tout est rentré dans l'ordre ; mais après cette alerte vive on n'a pas eu envie de recommencer les injections (1).

(1) Rosenbusch a proposé de pratiquer directement dans le poumon des phtisiques des injections interstitielles d'huile créosotée à 5 p. 100. L'injection est faite à l'aide d'une longue aiguille de Pravaz, introduite tantôt sous la clavicule dans le deuxième espace intercostal, tantôt dans la fosse susépineuse. Selon l'auteur, elle ne détermine presque jamais d'hémoptysie ; elle est seulement suivie d'une légère élévation de la température pendant quelques heures. On constate au point injecté des râles humides qui ne tardent guère à disparaître. L'injection est répétée tous les trois ou quatre jours et bientôt la toux, les crachats diminuent rapidement ; la dyspnée et les sueurs disparaissent. Il suffirait parfois de cinq ou six injections pour amener un changemen notable dans l'état du phtisique.

Cette méthode a trouvé jusqu'ici peu d'imitateurs. Il en

Pour éviter ces difficultés, Revillet a proposé d'administrer la créosote par la voie rectale ; il prescrit chaque jour un lavement contenant de 3 à 4 grammes de créosote émulsionnée dans un mélange d'huile d'amandes douces et de mucilage de gomme adragante.

Sa formule est la suivante :

Eau.	200 grammes.
Créosote pure de goudron de hêtre .	2 à 4 —
Huile d'amandes douces.	25 —
Jaune d'œuf.	N° 1

On commence par faire dissoudre la créosote dans l'huile qu'on émulsionne ensuite avec le jaune d'œuf ; on ajoute avant de verser l'eau quelques centigrammes de gomme adragante.

Le lavement est pris au moment du coucher et en général bien toléré. Presque aussitôt après l'introduction le malade perçoit la saveur de la créosote dans la bouche ; bientôt il y a des sueurs profuses, parfois du frisson ; on constate un abaissement de la température de 1 à 2°, avec ralentissement du pouls et de la respiration ; les urines prennent une coloration noirâtre due à l'élimination rapide du médicament par les reins sous forme de créososulfate de potasse.

Par ce traitement plusieurs malades ont pris en cinq mois de 5 à 600 grammes de créosote : des lésions pulmonaires avancées ont été enrayées et notablement modifiées.

est de même de celle de Dor, qui injecte chaque jour dans la trachée des tuberculeux 4 centimètres cubes d'huile créosotée, soit 20 centigrammes de créosote. Ce traitement produirait une amélioration marquée des principaux symptômes, et notamment de l'expectoration, mais, de l'aveu même de l'auteur, les signes physiques ne sont guère modifiés.

Audéoud, Chabaud, d'autres encore, ont répété ces expériences ; ils ont montré que l'introduction de fortes doses du médicament par la voie rectale n'offre aucune difficulté et ne produit que des phénomènes d'irritation locale insignifiants.

Mais quel que soit le mode d'administration, la créosote, surtout à haute dose, est loin de convenir à tous les tuberculeux : chez certains phtisiques à muqueuse bronchique irritable, elle exaspère la toux et provoque facilement l'hémoptysie ; chez d'autres, elle agit à la façon d'un poison des centres nerveux, déprimant le pouls, la respiration, provoquant des abaissements brusques de la température, suivis de réascensions également soudaines qui fatiguent beaucoup les malades ; enfin en s'éliminant par les urines qu'elle colore en noir, elle contribue à altérer le filtre rénal, particulièrement susceptible comme on le sait, dans les phases avancées de la tuberculose. — Burlureaux, l'un des plus chauds partisans du traitement créosoté, a fini par convenir que la polyurie, les urines noires, l'état soporeux, les sueurs excessives survenant à la suite d'une injection sous-cutanée de créosote à haute dose sont d'un mauvais pronostic, surtout quand le frisson vient s'y joindre. Aussi conseille-t-il, vu la sensibilité très variable des sujets, d'individualiser le traitement et de commencer toujours par des doses faibles.

La créosote, nous l'avons dit, n'est pas un corps pur : sa composition est sujette à varier, et c'est à son impureté que beaucoup d'observateurs ont imputé les accidents qu'elle produit (Fraentzel). Plusieurs auteurs, pour remédier à ce grave inconvénient, ont eu l'idée de lui substituer le gaïacol, l'une des substances qui entrent dans sa composition.

Le *gaïacol*, ainsi nommé parce qu'il a été extrait
en 1840 par Sainte-Claire Deville de la résine de
gaïac, est l'éther méthylique de la pyrocatéchine. Il
se présente à l'état pur sous la forme de cristaux
rhomboédriques blancs, durs, fusibles à 28°,5 ; il bout
à 205° ; sa densité à 15° est de 1,143 ; à peu près inso-
luble dans l'eau, il est soluble dans l'alcool, l'huile,
la glycérine anhydre (Gilbert et Maurat).

Sahli l'a employé aux mêmes doses que la créosote
et par la voie gastrique : après chaque repas les
malades prennent dans un verre d'eau une cuillerée
à bouche ou davantage de la solution suivante :

Gaïacol.	2	grammes.
Alcool à 90°	20	—
Eau distillée	180	—

Cette potion doit être contenue dans un flacon noir,
car les solutions de gaïacol, comme celles de créosote,
se décomposent à la lumière en donnant lieu à un
précipité de substances résineuses.

Gilbert et Maurat proposent d'administrer le
gaïacol en solution huileuse à 10 p. 100 dans des capsules contenant chacune 20 centigrammes du principe actif.

Weill et Diamantberger pratiquent des injections
sous-cutanées de gaïacol, associé par parties égales
avec l'huile d'amandes douces stérilisée à 120°. Ces
injections à la dose de 1 à 8 centimètres cubes par
jour ne provoquent aucune réaction locale ; les effets
observés sont très analogues à ceux de la créosote :
dans la phtisie au début le gaïacol calme des quintes
de toux, facilite l'expectoration ; l'abondance des
crachats, d'abord accrue, diminue bientôt ; en même
temps l'appétit et l'état général se relèvent. Il est

parfois mal supporté et provoque alors des vomissements ou de la diarrhée ; les phénomènes d'intolérance se manifestent surtout chez les tuberculeux
fébricitants ou très débilités.

Sciolla, en 1893, a montré que le gaïacol étendu
en badigeonnages sur la peau est absorbé d'une
façon très rapide et détermine les mêmes effets
qu'administré par la bouche : il se produit un abaissement remarquable de la température sans cyanose.

Le médicament est éliminé sous forme d'éther
gaïaco-sulfurique dont les premières traces apparaissent dans l'urine une heure après le badigeonnage.
Il s'agit bien d'une absorption cutanée (Lannois), et
non, comme on l'avait cru d'abord, d'un phénomène
réflexe. Nous verrons plus loin qu'on a cherché à
tirer parti de l'action antithermique des badigeonnages de gaïacol pour combattre la fièvre des tuberculeux : mais la violence et le peu de régularité de
cette action la rendent dangereuse, surtout chez les
tuberculeux avancés.

Le *carbonate de gaïacol* a été recommandé par
Seifert et Hœlscher en 1891 : c'est un corps cristal-
lisé, chimiquement pur, et de composition fixe. Il
est inodore, insipide, et n'irrite pas les muqueuses :
ces auteurs l'ont administré à des doses croissantes
de 50 centigrammes à 6 grammes par jour à plus
de soixante phtisiques ; il est parfaitement toléré.

On obtient d'abord et surtout le réveil de l'appétit,
l'augmentation du poids du corps et l'amélioration
de l'état général ; peu à peu la toux diminue, l'expectoration devient plus facile, moins abondante, et
change d'aspect ; il y a atténuation correspondante
des signes physiques.

Seifert et Hœlscher croient que le gaïacol, s'il n'agit

p as directement sur les bacilles, a du moins pour effet de neutraliser les toxines bacillaires en s'unissant aux corps albuminoïdes du sang.

Le *carbonate de créosote* ou *créosotal*, mis en avant par Chaumier de Tours, par Brissonnet, par de Grazia et Casaretti, paraît se rapprocher beaucoup du carbonate de gaïacol dont il n'a pas la pureté. On l'obtient en faisant passer un courant d'acide chloro-carbonique dans une solution de créosote de hêtre sodée. D'une couleur ambrée, presque inodore, d'une saveur douce, huileuse, le créosotal peut être absorbé sans malaise et sans trouble des fonctions digestives, à la dose de 10 à 20 grammes par jour. Il exerce un effet thérapeutique à peu près aussi énergique que celui de la créosote, dont il n'a pas les propriétés irritantes.

Le *styracol* ou éther cinnamique du gaïacol, re-commandé par Haas, est encore trop peu connu pour mériter autre chose qu'une simple mention.

§ 2. — SUBSTANCES AROMATIQUES.
BAUMES ET ESSENCES

Depuis l'antiquité les propriétés antiputrides des aromates sont connues, et on sait avec quel succès les Egyptiens les employaient à la conservation des corps. Il n'est donc pas surprenant qu'on ait songé à les utiliser comme antiparasitaires quand la science moderne eut démontré la nature microbienne de beaucoup de maladies.

Jalan de la Croix, en 1881, a démontré l'action antiseptique des essences de thym, de moutarde et d'eucalyptus ; Chamberland a fait voir en 1888 que la plupart des essences volatiles entravent le développement *in vitro* de la bactéridie charbonneuse.

Cadéac et Albin Meunier, en 1889, ont vu que les essences de cannelle et de girofle détruisaient la vitalité des bacilles de la fièvre typhoïde et de la morve.

De son côté Freudenreich a trouvé que pour empêcher le développement des bacilles de Koch dans un tube de culture convenablement ensemencé, il suffit d'y ajouter 20 gouttes d'essence d'eucalyptus, de thym, de menthe, de romarin, de cannelle, de Wintergreen, etc. — De nombreuses tentatives ont eu lieu pour transporter ces résultats sur le terrain clinique, d'autant plus que la plupart des substances balsamiques et aromatiques s'éliminant par le poumon, on était en droit d'espérer qu'elles agiraient d'autant plus efficacement sur les bacilles presque toujours cantonnés dans cet organe.

Il y a déjà longtemps que l'*acide phénique* a été préconisé par Déclat qui l'employait dissous dans la glycérine en injections sous-cutanées. A son exemple, Léon Petit et Filleau ont expérimenté le même médicament; après avoir essayé diverses solutions, ils se sont arrêtés à la suivante :

```
Eau distillée. . . . . . . . . . . . .   95 grammes.
Glycérine neutre . .  . . . . . . .    5     —
Acide phénique neigeux. . . . . . 1 à 2     —
```

Ils pratiquaient tous les deux jours, avec des précautions antiseptiques minutieuses une injection de 5 centimètres cubes de ce liquide dans la région fessière, au niveau de la zone aplatie située en arrière du grand trochanter.

Ley s'est servi comme excipient de l'huile d'arachides qui dissout 5 à 10 p. 100 d'acide phénique ; ce dernier, même sous cette forme concentrée, est bien supporté par les tissus.

La plupart des auteurs qui ont essayé ces injections n'ont obtenu que des résultats négatifs (Schnitz, Dujardin-Beaumetz).

En Angleterre, Burnet-Yeo, Williams, Heron, font usage des inhalations d'acide phénique en solution étendue. Ils disent en retirer d'excellents effets : diminution de la toux, retour de l'appétit et du sommeil, abaissement de la température, enfin amélioration des signes physiques. — Ces résultats n'ont rien de spécial et nous les retrouverons avec beaucoup d'autres médicaments.

L'*eucalyptol* a été employé par Roussel (de Genève) en inhalations et en injections sous-cutanées. Il s'est servi de la solution suivante :

```
Eucalyptol  . . . . . . . . . . .  10 grammes.
Huile de vaseline stérilisée . . .  30     —
```

Il injectait tous les jours 1 ou 2 centimètres cubes (soit 0,25 ou 0,50 d'eucalyptol). Il assure avoir constaté avec ce traitement la disparition des bacilles au bout de deux à trois mois. Mais Bouveret et Péchadre n'ont pu obtenir les mêmes résultats ; selon eux l'eucalyptol n'a d'autre effet que de modifier l'expectoration et d'en diminuer la quantité. En effet, Villemin a montré qu'il n'avait qu'une action faible sur les cultures du bacille tuberculeux ; s'il modifie favorablement les produits de sécrétion des cavernes c'est probablement grâce à son action sur les bactéries pyogènes et sur les nombreux saprophytes qui se développent dans les voies respiratoires des phtisiques (Ball).

Rosenberg a préconisé le *menthol* ou camphre de

menthe extrait de l'essence de menthe poivrée du Japon ; ce médicament paraît présenter une réelle valeur thérapeutique ; administré à l'intérieur à la dose de 10 à 15 centigrammes par jour, il produit, selon l'auteur, une amélioration marquée de tous les symptômes.

C'est surtout comme moyen local que le menthol a pris une grande place dans le traitement des affections tuberculeuses des premières voies respiratoires. Lubet Barbon et Martin l'emploient en inhalations. Les cristaux de menthol fusibles à 38° se vaporisent à 45° ; on les place dans un flacon à deux tubulures dont l'une est munie d'un tube de caoutchouc avec embout. Au moment de pratiquer l'inhalation le flacon est plongé à demi dans un vase plein d'eau chaude et aussitôt les vapeurs se dégagent ; on ne fait pas plus de 5 ou 6 inspirations par séance. — Les mêmes auteurs, après Green et Reichert, ont pratiqué des injections intra-trachéales de menthol, en solution huileuse à 10 p. 100. Mais ces pratiques, très utiles contre la fétidité des sécrétions, n'ont que peu d'effet sur le processus tuberculeux.

Le *thymol*, expérimenté par Berlioz et par Spillmann, est moins usité ; cependant Onimus a beaucoup vanté les vaporisations d'essence de thym pratiquées avec la lampe à mousse de platine incandescente. Ces vaporisations sont surtout indiquées dans les phases avancées de la maladie quand les crachats répandent une mauvaise odeur.

C'est dans le même ordre d'idées que Daremberg fait évaporer dans la chambre des phtisiques de l'eau contenant quelques gouttes d'essence de cannelle.

Les inhalations d'*essence de térébenthine* sont

aussi fréquemment conseillées, de même que l'évaporation lente du coaltar ou goudron de houille mais ce ne sont plus là des parasiticides : ce sont de simples modificateurs de la muqueuse des bronches, et il sera plus à propos d'en parler au chapitre du *Traitement symptomatique* (voy. page 142).

Il faut ranger dans la même classe le *benjoin* et l'acide benzoïque conseillés par Rokitanski d'Iéna. Le benzoate de soude à la dose de 4 grammes chez l'enfant, de 6 à 8 grammes chez l'adulte, lui aurait donné de bons résultats dans les formes catarrhales de la tuberculose. L'intolérance de l'estomac, il faut bien le dire, est souvent un obstacle à l'emploi de doses aussi élevées.

Enfin une mention particulière doit être accordée aux importants travaux de Landerer sur l'action thérapeutique du *baume du Pérou* et de son principe actif, l'acide cinnamique.

Après avoir observé les bons résultats de l'emploi local du baume du Pérou dans vingt-deux cas d'adénite tuberculeuse et dans soixante-quatorze cas de tuberculose des os et des articulations, Landerer a expérimenté l'effet de cette substance en injections intra-veineuses chez le lapin tuberculeux. Il a constaté la disparition des bacilles et un commencement d'enkystement et de calcification des foyers tuberculeux, autrement dit un ensemble de phénomènes rappelant ceux de la guérison spontanée.

Chez l'homme il s'est servi d'une émulsion d'une partie de baume du Pérou dans l'huile d'amandes douces et la solution de gomme arabique (aâ 8 parties). Il mélange 5 à 10 gouttes de cette émulsion avec un volume double de solution de chlorure de sodium à 0,7 p. 100, légèrement alcalinisée par la soude, puis il filtre et injecte ce mélange dans la veine du bras.

Sur 8 malades traités en 1888, il compte deux phtisies avec cavernes, enrayées dans leur marche, deux autres améliorées au point de permettre la reprise du travail ; une tuberculose intestinale très améliorée, enfin trois phtisies commençantes du sommet guéries.

Opitz, en 1889, a proposé d'employer le baume du Pérou en injections sous-cutanées d'après la formule suivante :

> Gomme arabique
> Eau distillée } ââ. . . . . 1 gramme.
>
> *F. s. a.* solution.
>
> Ajouter :
>
> Baume du Pérou pur . . . . 2 grammes
> Solution de chlorure de sodium à 0,75 p. 100. 2   —
>
> Emulsionner.
> Ajouter q. s. de la solution chlorurée sodique pour obtenir 10 centimètres cubes d'émulsion. Neutraliser par le carbonate de soude. Stériliser à 110°.

On injecte l'émulsion dans le premier ou dans le deuxième espace intercostal avec toutes les précautions antiseptiques. L'injection est peu douloureuse et sans grands inconvénients locaux. L'auteur se loue beaucoup des résultats obtenus.

Dans un second travail (1892) Landerer est revenu à la charge, insistant sur l'innocuité des injections intraveineuses de baume du Pérou pratiquées selon sa méthode. Sur plus de deux cents injections chez l'homme, sans compter un millier au moins chez le lapin, il n'a jamais vu aucun accident sérieux : à peine un peu d'oppression passagère chez certains individus.

L'année suivante, il substituait au baume du Pérou

l'*acide cinnamique*, son principe actif. D'après ses expériences l'injection intra veineuse de ce corps chimique et de ses sels exercerait sur les globules blancs une forte action chimiotactique positive : les cellules éosinophiles et surtout les leucocytes polynucléaires sont augmentés de nombre. La leucocytose débute une heure et demie ou deux heures après l'injection et peut atteindre huit fois le chiffre normal ; elle offre son maximum vers la troisième heure et cesse au bout de vingt-quatre heures. Elle est moins forte, bien qu'appréciable, quand l'injection a été faite sous la peau ou dans les muscles. Le nombre des globules rouges et leur teneur en hémoglobine ne sont pas modifiés même si on répète souvent les injections. Dans le poumon des lapins ainsi traités une riche accumulation de leucocytes se produit autour des foyers tuberculeux ; puis se développe une néoformation conjonctive qui pénètre peu à peu la granulation, détruit les bacilles et transforme le tubercule en une véritable cicatrice.

Contrairement à la tuberculine, l'acide cinnamique est facile à doser, ne provoque aucun accident et ne détruit pas les globules rouges. Le liquide d'injection se formule ainsi :

Acide cinnamique . . . .   5 grammes.

Emulsionnez dans

Huile d'olive   10   —
Jaune d'œuf. . . . .   N° 1.

Ajoutez :

Solution chlorurée sodique à 0,75 p. 100. Q. s. pour 100 gr.

On alcalinise légèrement avec quelques gouttes de solution de carbonate de soude et on injecte de 4 à

8 gouttes tous les jours ou tous les deux jours dans une des veines du bras (1).

Après l'injection on observe quelquefois un court frisson, mais le plus souvent il ne se produit rien ; pas de réaction fébrile. Les bons effets commencent à se faire sentir seulement au bout de trois ou quatre semaines : l'expectoration change de couleur, devient plus muqueuse, puis disparaît ; les sueurs cessent et l'appétit se réveille. Sur 18 phtisiques non hospitalisés pris au hasard, Landerer a obtenu par ce traitement 9 guérisons, 6 améliorations et 3 morts dont 2 par hémoptysie ; mais il se refuse à rendre les injections responsables de cet accident, car chez 3 malades les hémoptysies qui existaient auparavant ont disparu pendant le traitement.

Un dernier mémoire paru en 1894 confirme entièrement ces conclusions et les appuie sur une nouvelle et plus importante statistique :

sur 33 cas de tuberculose chronique sans cavernes, 31 guérisons, 2 morts ;

sur 22 cas de phtisie avec cavernes sans fièvre, 14 guérisons, 2 morts, 6 cas perdus de vue ;

sur 8 cas de phtisie avec grandes cavernes et fièvre continue, 2 améliorations, 6 morts ;

sur 15 cas de tuberculose aiguë, 3 guérisons, 4 améliorations, 8 morts.

Il faut souhaiter que de nouvelles recherches viennent bientôt confirmer ces résultats, trop brillants pour n'être pas soumis à un sérieux contrôle.

______

(1) A cette formule Landerer a substitué en dernier lieu une simple solution de cinnamate de soude à 5 p. 100 ; le produit employé doit être absolument incolore.

§ 3. — TANNIN

Ce médicament a été préconisé en 1863 par Woillez, qui lui attribuait à la fois une action très favorable sur l'état général des tuberculeux et une influence marquée sur l'état local. Dans tous les cas, sauf dans la phtisie aiguë, le tannin lui avait paru ralentir et même arrêter le processus de ramollissement tuberculeux du poumon, et exercer sur le parenchyme hypérémié une influence décongestionnante. Mais ses observations avaient eu peu d'écho et la médication tannique n'était guère entrée dans la pratique médicale, jusqu'au moment où un important travail de Raymond et Arthaud est venu lui donner la base expérimentale qui lui manquait et démontrer la réelle efficacité du tannin comme antibacillaire dans la tuberculose.

Raymond et Arthaud ont commencé par vérifier le fait découvert par Gohier et Boulay, que l'alimentation tannique a la propriété de rendre imputrescibles les tissus de l'animal en expérience. Trois lapins reçurent un gramme de tannin mélangé à leur nourriture quotidienne. Au bout d'un mois de ce régime qui semblait parfaitement accepté par eux, ils furent sacrifiés ; suspendus dans un endroit chaud et humide, leurs cadavres ne se putréfièrent pas.

Dans une seconde série d'expériences, six lapins tannisés ont été inoculés avec une tuberculose aiguë, en même temps que trois lapins témoins : ces derniers sont morts dans les trois mois, au contraire les lapins tannisés sont restés bien portants ; inoculés une seconde fois, ils ont subi victorieusement cette seconde épreuve, pendant que d'autres lapins, non soumis à l'alimentation tannique, mouraient des suites de cette deuxième inoculation.

Raymond et Arthaud ont ensuite expérimenté sur l'homme l'action thérapeutique du tannin, et ont constaté, tant chez l'enfant que chez l'adulte, des effets aussi prompts que favorables. Viti de Marco, Hérard, Daremberg, Cuffer, ont confirmé ces résultats qui permettent de compter le tannin au nombre des meilleurs agents de la thérapeutique antibacillaire.

Pour être efficace, la médication tannique doit être pratiquée à forte dose. C'est là un des écueils de ce traitement, car il fatigue l'estomac et exige, pour être supporté, une certaine tolérance de l'organisme.

Arthaud prescrit le tannin à l'alcool, en solution dans la glycérine, selon la formule suivante :

Tannin à l'alcool	20 grammes.
Alcool à 90°.	50 —
Glycérine.	150 —
Vin de Banyuls.	800 —

Un verre à bordeaux à la fin de chaque repas (ce qui fait 4 grammes par jour).

Pour les enfants, la formule est moins concentrée :

Tannin à l'alcool	5 grammes.
Glycérine.	30 —
Vin de Banyuls	Q. s. pour un litre.

Un verre à bordeaux à chaque repas.

On peut aussi l'administrer en solution iodo-tannique :

Teinture d'iode.	5 grammes.
Tannin	30 —
Alcool	50 —
Glycérine.	200 —

Une cuillerée à bouche avant chaque repas dans un peu de vin.

Le tannin convient surtout aux enfants scrofuleux,
aux adultes menacés d'un ramollissement pulmonaire
à marche torpide. Il réussit moins dans les formes
aiguës, mais devra toujours être essayé, car il donne
parfois des succès inespérés.

§ 4. — SOUFRE ET COMPOSÉS SULFUREUX

Les vapeurs sulfureuses passaient déjà, du temps
des Romains, pour être efficaces dans les maladies de
poitrine, et Galien conseillait aux phtisiques de
séjourner dans le voisinage du Vésuve et de respirer
fréquemment les vapeurs sulfureuses qui s'élevaient
incessamment du sol.

De nos jours, les eaux minérales sulfureuses étaient,
depuis Pidoux, couramment recommandées dans le
traitement de certaines formes de la tuberculose,
mais c'est seulement en 1883 qu'on a pour la première fois attribué aux dérivés du soufre une action
parasiticide sur le bacille de Koch.

Cette hypothèse est due à Kircher, qui, ayant
dirigé pendant quarante ans, en Amérique, un établissement industriel dans lequel se dégageaient
d'abondantes vapeurs d'acide sulfureux, observa que
les ouvriers qui travaillaient exposés aux émanations
de ce gaz, n'étaient jamais atteints de tuberculose,
d'où il concluait que les émanations en question pouvaient bien guérir la tuberculose préexistante.

Cette assertion a été confirmée à l'étranger par
Rombro, de Renzi, Popoff et Cullimore, en France
par Sollaud (de Cherbourg), et surtout par Auriol
(de Bellegarde), qui a observé que plusieurs phtisiques, occupés dans une usine au grillage des vieux
chiffons préalablement trempés dans l'acide sulfu-

rique, n'éprouvaient qu'au début quelques quintes
de toux et un peu d'oppression et que ces phénomènes disparaissaient au bout de quelques jours
pour faire place à un sentiment de bien-être.

Le même auteur a traité méthodiquement par ce
moyen un certain nombre de malades vainement
soignés auparavant par d'autres procédés, et il a
obtenu les résultats suivants.

Sur 70 tuberculeux avérés (bacilles dans les crachats et inoculation positive aux cobayes), 30 dont
les lésions étaient encore peu avancées, ont guéri
(cessation de la fièvre et des sueurs nocturnes, réap-
parition de l'appétit et de l'embonpoint, diminution
puis disparition des bacilles ; suppression des râles
humides, persistance de la matité et du silence respiratoire indiquant la transformation fibreuse des
foyers caséeux) ; 20 autres ont été améliorés, mais
ont manqué de persévérance et ont abandonné le
traitement avant guérison ; enfin les 20 derniers,
atteints de tuberculose généralisée, ont succombé.

Auriol dit avoir réussi par le même moyen à guérir
des cobayes préalablement rendus tuberculeux par
inhalation de crachats desséchés. Ils ont cessé de
maigrir et ont repris leurs forces. Ceux qu'on a sacrifiés longtemps après présentaient d'anciens foyers de
caséification transformés en tissu fibreux ou tout au
moins enkystés.

Ces résultats ont été contrôlés à nouveau par Balbaud (de Cherbourg) sur un certain nombre de tuberculeux apyrétiques qu'il a fait séjourner six heures
par jour dans l'atmosphère sulfureuse d'une chambre
où l'on avait fait brûler 5 à 20 grammes de soufre par
mètre cube. Il a noté surtout les différences de la
réaction selon les malades : chez certains il se pro-

duit un catarrhe oculo-nasal et bronchique très
persistant ; chez d'autres, ce phénomène est peu
marqué et transitoire et on voit rapidement l'expectoration se modifier, devenir plus fluide et moins
abondante ; la toux diminue, le sommeil revient ainsi
que l'appétit, les sueurs cessent et le poids du corps
augmente rapidement. Quelques malades sont sortis
de l'hôpital au bout de six semaines, ne présentant
plus ni toux, ni expectoration ; d'autres avaient encore
des bacilles en quantité très notable dans leurs crachats après quatre mois d'inhalations sulfureuses.

Les malades atteints d'hémoptysie peuvent selon
Balbaud être soumis impunément aux inhalations
d'acide sulfureux ; les crachements de sang cessent ou
deviennent moins abondants.

Dujardin-Beaumetz a vérifié ce dernier fait ; il a
constaté également chez ses malades des modifications de la toux et des crachats, mais il ne paraît pas
avoir obtenu de guérisons définitives.

Ley a établi par des expériences que l'homme supporte difficilement une proportion de un six-mil-
lième d'acide sulfureux dans l'air qu'il respire ; la
dose thérapeutique est de un dix-millième seulement ; on l'obtient en faisant brûler dans une
chambre bien close une quantité de 6 grammes de
soufre par mètre cube et par jour ; cette quantité
peut être réduite à 5 grammes et même à 3 grammes
au bout de trois jours quand les murs sont saturés.

On se sert des bougies sulfureuses de Deschiens
qui brûlent facilement à l'air libre ; pour laisser au
gaz le temps de se diffuser, on attend douze heures
avant d'introduire les malades dans la chambre
d'inhalation ; les malades y séjournent pendant le
jour mais ne doivent jamais y coucher.

L'*hydrogène sulfuré*, très prôné, lui aussi, comme antibacillaire, a été employé en inhalations par Hiller, de Renzi, Szerlecki, Cantani, Niepce d'Allevard; ce dernier a prétendu démontrer que l'hydrogène sulfuré tue les bacilles et que le succès des eaux d'Allevard est en partie dû à cette propriété. Il assure qu'un tuberculeux au deuxième degré a été guéri par des inhalations d'hydrogène sulfuré pur pratiquées quatre fois par jour pendant un quart d'heure, en faisant dégager de l'acide sulfurique dans la proportion de 3 p. 1000 de l'atmosphère (?) Après vingt-sept jours d'inhalation les crachats de ce tuberculeux ne renfermaient que de rares bacilles dont l'inoculation aux cobayes ne produisait pas la tuberculose.

Bergeon, en 1886, a eu l'idée d'administrer l'hydrogène sulfuré en lavements mêlé à l'acide carbonique. Il s'appuyait sur l'expérience de Claude Bernard qui a démontré dès 1857 que l'hydrogène sulfuré introduit dans le rectum d'un animal, est absorbé avec une grande rapidité et porté par les veines jusque dans le poumon par lequel il s'exhale au bout de quelques instants. De là est née la méthode des lavements gazeux qui a joui un moment d'une grande vogue.

L'acide carbonique produit dans un flacon gazogène par l'action de l'acide sulfurique à 20 p. 100 sur le bicarbonate de soude, est projeté à l'aide d'une poire en caoutchouc dans un flacon barboteur à demi rempli d'une eau sulfureuse naturelle, telle que l'eau Bonne ou l'eau de Cauterets, et communiquant lui-même avec le rectum par un tube de caoutchouc armé d'une canule. On a soin de faire déshabiller le malade ou du moins de supprimer tout lien abdomi-

nal. L'injection est poussée lentement et on s'arrête
quand on sent une résistance. La dose est de 3 à
4 litres de gaz matin et soir; les lavements doivent
être donnés avant les repas ou trois heures après,
sans quoi il se produit facilement des vomissements.

La méthode de Bergeon parut d'abord réussir :
Chantemesse, Cornil, Dujardin-Beaumetz, de la Roche,
Renault, Hamon, publièrent des résultats favorables ;
ils obtenaient l'atténuation de la toux et de l'expectoration, l'abaissement de la température, la cessation des sueurs. A l'étranger, Bruen, Fraentzel, Hays,
ont confirmé ces résultats. Mais tous ont constaté la
persistance des bacilles. Statz, sur 10 phtisiques, a
obtenu six améliorations caractérisées par la diminution de la toux et des crachats, la disparition des
sueurs nocturnes, l'atténuation de la matité et des
râles et une augmentation de poids de 1 à 5 kilogrammes ; mais pas une fois les bacilles n'ont
diminué.

Trudeau s'est d'ailleurs assuré expérimentalement
que l'action microbicide du gaz carbonique sulfhy-
driqué sur le bacille de Koch est à peu près négative :
une culture pure de bacilles dans laquelle il a fait
barboter 8 litres de ce gaz a pu être ensuite ensemen-
cée et inoculée avec un plein succès.

Si on peut attribuer quelque action parasiticide à
l'acide sulfhydrique, ce n'est pas, comme l'ont montré Fraentzel et Collon, sur le bacille de Koch qu'elle
s'exerce, mais bien sur les infections surajoutées.
Répétés quotidiennement, ces lavements désinfectent
à la longue les matières accumulées dans les bronches
ou les cavernes : ils empêchent ou modèrent l'infection chronique du sang chez les phtisiques.

Mais comme l'a remarqué Méneau, ces lavements

sont fort désagréables et beaucoup de malades, notamment les femmes, refusent de s'y soumettre ; de plus, ils suppriment l'appétit et compromettent les forces ; en somme ils ne valent pas la peine qu'ils coûtent.

Les *eaux sulfureuses naturelles* sont assez employées dans certaines formes de tuberculose ; mais leur usage est forcément restreint à cause de leur action irritante sur l'arbre bronchique et des hémoptysies qu'elles provoquent parfois. A l'exception de Niepce, personne n'ose plus soutenir qu'elles soient parasiticides. Elles n'agissent guère qu'en activan la circulation glandulaire dans la muqueuse bronchique et en modifiant les phénomènes de catarrhe qui accompagnent et aggravent les lésions tuberculeuses du poumon. Nous n'en dirons donc rien ici, nous réservant d'en parler au chapitre du traitement symptomatique (voy. p. 144).

§ 5. — IODE ET IODOFORME

L'*iode* est au nombre des antiseptiques qui à dose maniable empêchent la culture du bacille tuberculeux *in vitro*.

Villemin a trouvé que l'eau iodée à un dix-sept millième rendait les cultures stériles. Malheureusement, l'iode et ses dérivés ont sur les voies bronchiques une action élective qui se traduit par une hyperhémie intense et une vaso-dilatation très dangereuse chez des malades toujours menacés d'hémoptysie.

Aussi a-t-on abandonné avec raison les inhalations de vapeurs d'iode pur, autrefois employées par Piorry et plusieurs autres médecins.

Noël Guéneau de Mussy a conseillé la *teinture d'iode* administrée à l'intérieur à la dose de 4 ou 5 gouttes matin et soir dans de l'eau de riz.

Hérard, Cornil et Hanot conseillent d'associer l'iode à l'extrait de feuilles de noyer, selon la formule suivante :

```
Iode. . . . . . . . . . . . .   0,015 milligrammes.
Extrait de noyer . . . . . . .   0,20  centigrammes.
Pour une pilule.
```

En prendre deux à six par jour au moment des repas.

L'*iodure de potassium* aurait, au dire de certains auteurs, quelquefois réussi dans les formes aiguës de la tuberculose, et notamment dans la méningite ; mais ces succès douteux sont contre-balancés par des échecs trop certains toutes les fois qu'on administre ce médicament à des sujets dont les poumons renferment des tubercules crus, infiltrés ou ulcérés. — L'iodure de potassium est seulement indiqué dans la phtisie pulmonaire compliquée d'emphysème et d'asthme et encore faut-il en user avec prudence, ne pas dépasser la dose d'un gramme par jour et faire de fréquentes interruptions afin d'éviter les accidents d'iodisme.

L'*iodure de fer* donne d'excellents résultats dans les formes torpides, locales ou atténuées de la bacillose, dans les tuberculoses ganglionnaires ou ostéo-articulaires. Il paraît agir plutôt sur l'état général des malades (qui sont ordinairement anémiques et scrofuleux) que sur le bacille tuberculeux lui-même.

L'*iodoforme*, essayé dès 1863 par Righini, doit sa réputation dans le traitement de la tuberculose aux travaux de Semmola. Cet auteur a administré l'iodoforme à la dose de 5 à 50 centigrammes par vingt-quatre heures, fractionnée en 5 ou 10 pilules. Il a obtenu la diminution parfois très rapide de la toux et de l'expectoration, la disparition graduelle de la fièvre, et l'amélioration de l'état général, en même temps que des modifications favorables dans les lésions pulmonaires.

Chiamarelli, Rummo, Sormani, ont confirmé ces résultats. Dreschfeld a observé en outre que l'iodoforme semble arrêter les hémoptysies de la période congestive, et cette action hémostatique a été constatée à nouveau par Chauvin et Jorissenne.

Pour remédier à l'odeur répugnante que l'iodoforme laisse après lui, Marfan propose de l'associer à la coumarine :

Iodoforme . . . . 1 gramme.
Coumarine . . . . 0,10 centigrammes.
Extrait de laitue . . . . Q. s.
Pour 20 pilules.

Plusieurs auteurs ont prescrit l'iodoforme en inhalations, soit pur, soit associé à d'autres substances médicamenteuses.

Davezac (de Bordeaux) a proposé la formule suivante :

Iodoforme pulvérisé . . . . 1 gr. 50
Essence de térébenthine . . . . 30 grammes.
Huile d'arachide . . . . 150 —
Essence de bergamote. . . . . } ââ 2 — 50
Acide thymique. . . . . }

Il se sert d'un simple flacon à deux tubulures analogue à celui de Constantin Paul, et dans lequel le malade, en aspirant, fait barboter l'air à travers la couche liquide.

On a aussi préconisé l'iodoforme en injections sous-cutanées. Semmola, un des promoteurs les plus convaincus de cette méthode, assure avoir obtenu de très bons résultats avec des injections quotidiennes de 2 centigrammes d'iodoforme. Il leur associait le sérum de sang de chien réputé immunisant.

Picot a pratiqué des injections sous-cutanées de 1 à 3 centimètres cubes d'huile ou de vaseline liquide stérilisée, renfermant par centimètre cube 1 centigramme d'iodoforme et 5 centigrammes de gaïacol. Il aurait obtenu par ces injections pratiquées quotidiennement, d'excellents résultats chez 33 malades : relèvement de l'état général, diminution de la toux et de l'expectoration, diminution des bacilles et augmentation du poids du corps.

Nadaud remplace l'iodoforme par l'aristol ou bi-iodo-thymol en solution au 1/100 dans l'huile d'amandes douces stérilisée ; il en injecte 1 à 3 centimètres cubes par jour et aurait eu 12 guérisons sur 23 cas ; mais les malades n'ont pas été observés assez longtemps pour qu'on puisse être sûr de ces résultats.

En Suède, Nilsson a vu, en 1885, un cas de méningite tuberculeuse guérir à la suite de frictions avec une pommade à l'iodoforme à 10 p. 100, sur le cuir chevelu préalablement rasé et recouvert ensuite d'une casquette imperméable. La rigidité du tronc, les convulsions, ont diminué d'intensité au bout de vingt-quatre heures de traitement, et la guérison s'est effectuée peu à peu. Comme preuve de l'absorption réelle de l'iodoforme, Nilsson signale l'injection très vive des conjonctives, le coryza intense avec rougeur et tuméfaction de la lèvre supérieure, la toux irritative et quinteuse, enfin l'odeur iodoformée de l'haleine, qui a persisté environ huit jours après la cessation des frictions.

Warfwinge a relaté 5 cas semblables, mais il n'est

pas certain qu'il ait eu affaire à de véritables méningites tuberculeuses.

Comment agit l'iodoforme ? A en croire Baumgarten et Kunze, avec des bacilles tuberculeux mélangés à 30 ou 40 fois leur poids d'iodoforme, on provoquerait chez le lapin et le cobaye une tuberculose aussi intense et aussi rapide que par la même dose de bacilles non iodoformés.

En revanche Stschegoleff, dans un travail du laboratoire de Straus, affirme, d'après ses expériences, que l'iodoforme exerce *in vitro* une action antiseptique directe sur les cultures de la tuberculose humaine et aviaire : un contact de quarante-huit heures lui suffirait pour amener la mort d'une culture de bacille humain ; d'autre part, introduit dans l'organisme avec des bacilles vivants, il diminuerait leur virulence sans s'opposer à leur développement.

L'action antibacillaire de l'iodoforme est du reste démontrée par les résultats très remarquables qu'il fournit dans le traitement local des tuberculoses externes.

Bruns, un des premiers, a traité 54 cas d'abcès froids par l'injection du mélange suivant :

Glycérine. . ⎫ āā. . . . . 45 grammes.
Alcool à 90°. ⎭
Iodoforme 10   —

Sur ces 54 cas, il en a guéri 40, dont quelques-uns renfermaient un demi-litre de pus. Chez quelques malades, après une première injection, l'abcès a été ouvert et la paroi extirpée. L'examen histologique a fait voir que les tubercules avaient cessé de croître et que les bacilles étaient morts.

Mikulicz, en 1890, a produit une statistique de

86 cas d'abcès tuberculeux traités par l'émulsion de glycérine iodoformée après ponction aspiratrice. La plupart ont guéri avec une seule injection ; quelques-uns en ont exigé deux ou davantage ; onze fois seulement le pus s'est fait jour au point de ponction et s'est évacué mélangé à l'émulsion médicamenteuse.

Verneuil et ses élèves ont obtenu des résultats analogues par l'emploi de l'éther iodoformé, à 5 ou à 10 p. 100, injecté directement dans les cavités d'abcès, les fistules ou les clapiers purulents.

§ 6. — AUTRES AGENTS RÉPUTÉS ANTIBACILLAIRES

A côté des médications que nous venons de passer en revue et qui ont résisté à l'épreuve du temps, il en est une foule d'autres qui, après un moment de vogue, sont plus ou moins complètement tombées dans l'oubli, soit parce que les succès d'abord enregistrés ont fait place à des revers, soit plus simplement parce que d'autres méthodes nouvelles sont venues détourner l'attention publique.

Nous mentionnerons brièvement, parmi cette foule d'agents thérapeutiques, ceux en petit nombre qui ont conservé de chauds partisans et qu'il peut être utile d'expérimenter encore.

Les inhalations d'*acide fluorhydrique* déjà essayées sans grand succès en 1863 par Charcot et Bouchard, ont été expérimentées à nouveau par Seiler en 1885 sur la remarque empirique souvent faite, que les ouvriers employés aux ateliers de gravure sur verre ne devenaient pas phtisiques ou guérissaient quand ils l'étaient auparavant.

Dans une chambre hermétiquement close, Seiler injectait par mètre cube 10 litres d'air saturé de vapeurs par barbotage dans un flacon à demi rempli d'acide fluorhydrique au tiers. Garcin porta la dose à 30 litres : cet air était renouvelé tous les quarts d'heure, le malade restait une heure dans la cabine.

L'acide fluorhydrique a donné d'abord des résultats merveilleux. Garcin dans son premier travail annonçait que sur 100 tuberculeux il avait obtenu 35 guérisons et 41 améliorations.

Moreau et Cochez en France, Gager en Allemagne, Raimondi en Italie, produisaient des statistiques presque aussi favorables.

Mais cet engouement a peu duré ; dès l'année 1888 Grancher et Chautard montraient que l'action antibacillaire de l'acide fluorhydrique est faible, que ses vapeurs n'empêchent pas le développement de la tuberculose expérimentale chez le lapin, et que même *in vitro* une culture pure est difficilement détruite par un contact prolongé avec cet agent. Hérard, Cornil et Hanot, bien que très favorables en principe à la méthode, étaient obligés de reconnaître que les inhalations fluorhydriques agissent plutôt sur les troubles fonctionnels (anorexie, toux, vomissements, sueurs, etc.) que sur les lésions tuberculeuses elles-mêmes.

Ampugnani et Sciolla ont essayé de nouvelles expériences en forçant la dose du remède et en introduisant dans la cabine d'inhalation 35 à 210 litres d'air saturé par mètre cube. Ils espéraient obtenir ainsi une véritable imprégnation de l'organisme, et en effet, après trois séances quotidiennes d'un quart d'heure seulement, on pouvait retrouver l'acide fluorhydrique dans les urines du malade.

Mais ces inhalations intensives ne donnaient de bons résultats que dans la minorité des cas, chez les sujets qui ne présentaient ni lésions ulcéreuses étendues, ni tendance congestive trop accusée ; chez les autres, non seulement elles ne produisaient aucune amélioration, mais elles provoquaient des phénomènes d'intolérance ; aussi ont-elles été promptement abandonnées.

L'*acide picrique* a eu, en 1887, un moment de faveur : Hue et Bruère avaient cru remarquer qu'un ouvrier phtisique employé à la fabrication de ce corps avait éprouvé en fort peu de temps une notable amélioration de son état sans aucune médication. Ils en prirent texte pour soumettre plusieurs malades à l'inhalation de vapeur d'eau saturée d'acide picrique à 5 ou 6 p. 100. Les inhalations peuvent être faites sans autre appareil qu'une lampe à alcool et un écran ; elles n'ont d'autres inconvénients qu'une saveur amère et la propriété de teindre les objets en jaune. Elles ont donné aux auteurs de très bons résultats dans les quatre premiers cas qu'ils ont traités, mais pas une guérison complète.

Il en faut dire autant de l'*acide cyanhydrique*, essayé en 1890 par Koritschoner, toujours sous le prétexte d'une prétendue immunité à la phtisie présentée par les ouvriers qui travaillent au milieu des vapeurs de ce corps. Une trentaine de malades ont été soumis à deux séjours quotidiens de deux heures dans une chambre contenant par mètre cube 25 milligrammes d'acide cyanhydrique. La toux a paru diminuer, le poids a augmenté (sans doute parce que les malades étaient copieusement nourris pendant l'expérience) mais la maladie a continué son cours.

Il ne s'est trouvé personne jusqu'ici pour reprendre ces expériences. A la vérité l'acide cyanhydrique paraît n'être pas sans danger, car mis en contact avec les globules sanguins, il forme comme l'oxyde de carbone une combinaison stable avec l'hémoglobine qui devient alors incapable de fixer l'oxygène ; il expose donc les malades à l'asphyxie lente.

Récemment Labbé et Oudin ont préconisé les inhalations d'*air ozonisé*. Ces auteurs faisaient séjourner leurs malades dans une atmosphère contenant un dix-millième environ d'ozone. Dans tous les cas ainsi traités, au nombre de 38, ils ont observé une amélioration durable ou temporaire, caractérisée par le retour de l'appétit, la disparition des sueurs, de la diarrhée et des vomissements, et la récupération des forces ; la toux et l'expectoration se sont rapidement amendées. En résumé, sur 38 tuberculeux, 7 au premier degré et 6 au deuxième auraient guéri ; 16 au deuxième et 3 au troisième sont améliorés ; 6 ont succombé aux progrès de la cachexie.

Ces résultats sont assurément satisfaisants, mais il paraît difficile de les attribuer à l'action de l'ozone qui, à petite dose, n'a aucune action anti-bacillaire, et à forte dose, est un poison des globules sanguins. Ici comme dans tant d'autres expériences, il est probable que les malades en observation étaient bien nourris, maintenus au repos dans de bonnes conditions d'air et de logement, et que l'hygiène thérapeutique seule aurait donné les mêmes effets.

Pour montrer à quels abus de raisonnement peut mener la poursuite d'une idée théorique, nous citerons encore les tentatives faites pour traiter la tuberculose (et plus spécialement la phtisie pulmonaire) par l'*acide carbonique*. — Weber, en 1889, a proposé sérieusement d'administrer aux tuberculeux l'acide chlorhydrique dilué, suivi d'une cuillerée de bicarbo-

nate de soude, de façon à provoquer le dégagement
de l'acide carbonique dans l'estomac. Pour justifier
ce traitement il s'appuie sur l'immunité des chaufourniers, immunité qu'il attribue à l'abondance de
l'acide carbonique dans l'air qu'ils respirent ; sur
l'arrêt de la tuberculose pendant la grossesse (la
mère recevant continuellement de l'acide carbonique
du corps de son enfant) ; sur l'immunité relative des
cardiaques et des emphysémateux attribuée à la
stase veineuse sub-asphyxique ; enfin sur les bons
résultats des lavements d'acide carbonique préconisés
par Bergeon.

Cette fameuse immunité des chaufourniers, constatée à Lengerich par Halter et autrement interpré-
tée, a donné prétexte à d'autres traitements encore.
Halter, en 1888, expliquait l'immunité en question
par la sécheresse relative de l'air inspiré et par sa
température élevée (40 à 70°) d'où une série de
conséquences physiologiques : absence de micro-organismes ; raréfaction notable de l'air ; augmentation
de la température du corps ; accélération considérable du pouls et de la respiration, de la sécrétion
cutanée et de la nutrition générale.

Partant de ces observations, Halter proposait
théoriquement de faire séjourner les malades deux
fois par jour pendant un quart d'heure ou une demi-
heure dans une étuve sèche chauffée de 41 à 55°,
selon la résistance individuelle. En même temps il
recommandait des inhalations d'air sec pratiquées, si
possible, dans l'étuve même à une température de
120° à 190° et renouvelées plusieurs fois par jour.

Weigert, adoptant ces idées, institua sous son nom
un traitement qui consistait à faire pratiquer deux
ou trois fois par jour pendant une demi-heure à

deux heures une inhalation d'*air chauffé* d'abord à 100°, puis graduellement jusqu'à 250°. Par ce traitement, disait-il, la dyspnée cesse, la toux et l'expectoration d'abord plus abondantes diminuent rapidement ; l'appétit augmente, les forces reviennent, l'envahissement du poumon s'arrête, les signes de bronchite disparaissent, les cavernes se cicatrisent. Il attribuait ces résultats à l'action parasiticide de l'air chaud, le bacille tuberculeux ne pouvant, comme l'a montré Koch, se développer au-dessus de 41°.

Mais ceux qui ont expérimenté ce traitement, entre autres Mœser, ont vu plusieurs cas de brûlures de la luette et des piliers du voile du palais, parfois même un peu d'œdème laryngé à la suite des inhalations ainsi pratiquées.

Quant à élever la température de l'air à l'intérieur du poumon, Mosso et Rondelli ont montré que les conditions physiques s'y opposent. En effet, l'air chauffé à 200° qui traverse un diaphragme de gaze humide, se refroidit immédiatement et tombe à 24 ou 25°. La muqueuse des premières voies paraît jouer le même rôle : à un chien trachéotomisé on place dans le larynx un thermomètre ; on fait inhaler par les naseaux de l'air à 160° ; la température laryngée est de 39°.3, pendant que la température rectale est de 39 ; d'autre part, la température de l'air inhalé ne fait pas varier la quantité de vapeur d'eau exhalée, donc l'air chaud inhalé perd rapidement son calorique pour s'équilibrer avec la température du corps. Ces inhalations n'élèvent qu'à 38°,4 la température du sang du poumon chez le chien : or pour arrêter le développement des bacilles, il faudrait une température de 42° ; ces injections ne peuvent donc pas être bacillicides.

Sehrwald par ses expériences a confirmé les conclusions des physiologistes italiens.

D'autre part, Mœser a fait voir que les inhalations en question, indifférentes dans les phases initiales de la maladie, sont très nuisibles dans les phases avancées et doivent par conséquent êtré abandonnées (1).

Le même verdict doit être appliqué au traitement par les *sels mercuriels* qu'une fausse assimilation de la tuberculose avec la syphilis fait reprendre de temps en temps.

C'est ainsi que Hall en 1889 aurait guéri 8 malades par le traitement mixte à la dose journalière de 1 à 2 milligrammes de mercure et de 12 à 30 milligrammes d'iodure de potassium. Martell, en Autriche, a vanté presque en même temps le traitement de la phtisie par le *calomel* en inhalations : selon lui, ce sel se transformerait au contact des sécrétions bronchiques en bichloro-albuminate de mercure, sel très peu soluble qui favoriserait la résorption des infiltrations tuberculeuses, mais serait incapable de provoquer ni des accidents locaux par irritation, ni des accidents généraux par absorption trop rapide.

Il aurait vu par ce moyen la fièvre et la dyspnée disparaître, les sueurs cesser, et le fonctionnement de l'estomac se rétablir.

Il suffit d'avoir été témoin des difficultés qu'on éprouve à pratiquer le traitement spécifique chez les

(1) Disons cependant que, de l'aveu même des adversaires de cette méthode, l'air chaud semble efficace dans la phtisie laryngée ; Mœser a vu de vastes ulcères tuberculeux du larynx, qui avaient résisté au menthol et à l'acide lactique, se cicatriser assez rapidement sous l'influence de l'air chaud, qui sans doute agit comme caustique ou modificateur local.

syphilitiques atteints en même temps de tuberculose, pour n'avoir aucune envie de reprendre ces expériences.

Un dernier traitement dont nous devons dire quelques mots, ne fût-ce que pour mettre le lecteur en garde contre toute tentative du même genre, c'est le traitement de Liebreich par le *cantharidate de potasse*.

En 1891, à la suite des discussions soulevées par la découverte de la lymphe de Koch, Liebreich, s'inspirant des propriétés bactéricides récemment reconnues au sérum sanguin et partant de ce fait que la cantharidine à dose faible détermine de la part des capillaires du poumon comme de ceux du rein une exsudation séreuse d'autant plus forte que ces capillaires ont été préalablement plus irrités, Liebreich, disons-nous, proposa de pratiquer aux phtisiques des injections sous-cutanées avec la solution suivante :

Cantharidine pure . . . . 0,20 centigrammes.
Potasse caustique. 0,40   —
Eau distillée. 20   grammes.

Chauffer au bain-marie et, quand la solution est limpide, ajouter assez d'eau pour remplir un litre.

Injecter X à XX gouttes tous les deux jours.

Ce traitement fut accepté avec beaucoup d'empressement par plusieurs médecins et, comme il arrive si souvent quand on essaye un médicament nouveau, les premiers résultats furent favorables.

Heyman, ayant traité par ce procédé dix-sept malades atteints de tuberculose laryngée, déclare qu'après trois ou quatre injections la voix devient plus claire, la toux diminue, les crachats sont plus limpides ; ce traitement longtemps suivi guérirait même les ulcérations tuberculeuses.

B. Fraenkel a traité quinze malades dont plusieurs tuberculeux avancés : il y a eu amélioration de l'état général, retour de la voix, diminution de l'infiltration laryngée, guérison partielle ou totale des ulcérations ; les bacilles perdent leur aptitude à fixer les matières colorantes.

Voilà des résultats encourageants, mais bientôt la note change.

Landgraf voit se produire de l'œdème des cordes vocales, qui deviennent pâles et translucides ; l'expectoration augmente, mais on ne constate aucune tendance à la guérison.

Sokolowski signale divers accidents : chez un malade, après la troisième injection, frisson violent, fièvre atteignant 41°, sueurs profuses et faiblesse extrême ; chez d'autres, perte absolue de l'appétit, tendance au collapsus ; dans plusieurs cas, infiltration laryngée et symptômes d'œdème de la glotte, tantôt fugace, tantôt persistant ; un malade a succombé à une néphrite diffuse, auparavant latente, comme l'a montré l'autopsie, mais à laquelle la cantharidine a donné un coup de fouet. En faveur du remède il ne cite que deux cas d'amélioration subjective sans modification des signes physiques, probablement imputables à l'auto-suggestion.

Cornil, Forlanini, Germonig sont d'accord pour signaler des hématuries, des albuminuries transitoires ou permanentes ; dans plusieurs cas ils ont noté à l'autopsie des congestions péri-tuberculeuses très intenses analogues à celles résultant de l'emploi de la tuberculine. — Leurs expériences sont plus que suffisantes pour démontrer que les injections de can-

tharidate de potasse ne guérissent pas la tuberculose,
qu'elles l'aggravent, au contraire, en déterminant
des accidents périlleux et facilement mortels ; par
conséquent, ces injections, en dépit des efforts tentés
récemment pour les remettre en honneur, doivent
être absolument et définitivement rejetées.

CHAPITRE III

Hygiène thérapeutique.

Si l'immunisation n'est pas sortie jusqu'ici du domaine des laboratoires, si la destruction des bacilles dans l'organisme est trop souvent impossible, en revanche la méthode qui consiste à *fortifier* le malade, par l'alimentation, l'hygiène générale et le bon air, à accroître sa résistance organique et à le mettre ainsi en état de triompher de son ennemi, cette méthode, disons-nous, est d'une application relativement aisée et donne, lorsqu'elle est employée avec persévérance, de très remarquables résultats.

Nous étudierons successivement au cours de ce chapitre :

1° l'alimentation des tuberculeux ;

2° l'hygiène corporelle, celle du vêtement et de l'habitation ;

3° l'influence de l'air et l'emploi thérapeutique de l'aération continue dans la phtisie ;

4° enfin les cures climatériques, qui ne sont pas accessibles à tous les tuberculeux, mais qui rendent de grands services comme moyen adjuvant aux malades aisés.

§ 1. — ALIMENTATION

C'est presque une naïveté de dire que le tuberculeux ne peut guérir s'il n'est convenablement nourri. En effet, d'une part l'alimentation insuffisante et de qualité défectueuse est une des causes prédisposantes les plus efficaces de l'infection bacillaire ; d'autre part il est d'observation journalière que beaucoup de tuberculeux, surtout les héréditaires, ont un mauvais estomac, manquent d'appétit et digèrent mal. La dyspepsie figure parmi les symptômes précoces de la tuberculisation et joue le rôle le plus fâcheux dans son développement.

Il importe donc de bien choisir les aliments au point de vue de leur utilisation par l'organisme, et de tenir compte dans les prescriptions diététiques de la nécessité de ménager l'estomac du tuberculeux, de ne pas le blaser par des aliments trop uniformes, de ne pas le révolter en lui imposant une tâche au-dessus de ses forces.

Une remarque importante doit trouver place ici : les tuberculeux, avant d'être considérés comme tels, doivent être envisagés au point de vue de leur tempérament propre, que la maladie parasitaire en se développant peut masquer dans une certaine mesure, mais qu'elle ne fait jamais disparaître.

Un goutteux, un hépatique, un dyspeptique, un hémorroïdaire, en devenant tuberculeux ne cessent pas d'être ce qu'ils étaient auparavant ; le vice de nutrition dont ils souffraient est presque toujours la cause indirecte de la pénétration du bacille ; c'est la brèche qui lui a permis d'entrer dans la place et de s'y établir. Il est donc de toute nécessité, quand on entreprend le traitement hygiénique et diététique d'un tuberculeux, de rechercher par l'analyse attentive de son état fonctionnel et de ses antécédents morbides, à quel tempérament pathologique il appartient, afin de régler son régime en conséquence.

Mais nous n'avons pas à examiner ici ces cas particuliers, dont l'étude viendra tout naturellement à propos des formes cliniques de la tuberculose. Bornons-nous pour le moment à passer en revue les divers aliments conseillés aux tuberculeux ; nous dirons ensuite quelques mots de la suralimentation préconisée par le professeur Debove et par d'autres auteurs comme méthode de traitement de la phtisie pulmonaire.

La *viande* est l'aliment le plus nécessaire aux tuberculeux : les citadins qui y sont habitués de tout temps ne peuvent s'en passer, et les campagnards qui s'en passaient à l'état de santé en ont d'autant plus besoin quand ils sont malades ; chez eux l'alimentation carnée a une valeur reconstituante que rien ne remplace.

On conseille surtout la viande de boucherie (bœuf ou mouton grillé ou rôti), qui est à la fois la plus nourrissante et la plus facile à digérer ; mais si l'appétit du malade est bon et son estomac solide, il y a tout avantage à le laisser varier son alimentation, prendre des viandes blanches, des ragoûts, du poisson, des huîtres ; on déconseillera seulement, d'une façon générale, le gibier, les conserves et les salaisons, aliments irritants, parfois toxiques, dont la digestibilité laisse souvent à désirer.

La *viande crue*, râpée et passée au tamis, rend parfois de grands services aux malades dyspeptiques atteints de diarrhée ainsi qu'aux enfants qui souffrent d'un catarrhe tuberculeux de l'intestin. On la prescrit à la dose de 60 à 200 grammes par jour, soit en nature dans du bouillon tiède, soit en boulettes roulées dans la farine ; on peut encore la donner comme le faisait Trousseau mélangée à de la gelée de coings ou de groseilles (conserves de Damas). On aura soin d'employer la viande du mouton de préférence à celle du bœuf qui peut communiquer le tænia.

Les malades affaiblis, ceux à qui la viande crue cause une répugnance insurmontable, enfin ceux qui sont soumis à la suralimentation ou au gavage artificiel, peuvent recourir à la *poudre de viande* fraîchement préparée (Debove). Cet aliment, qu'on peut prendre à volonté dans le bouillon, le lait, le chocolat, est en général accepté sans difficulté tout d'abord, mais les malades s'en fatiguent vite et il faut souvent varier le mode d'administration.

Hérard, Cornil et Hanot conseillent de mélanger deux grandes cuillerées de poudre de viande avec trois cuillerées à bouche de sirop de punch et d'ajouter une quantité de lait suffisante pour donner au mélange une consistance très liquide. C'est une sorte de grog à la poudre de viande.

Quel que soit le procédé adopté, une surveillance attentive est nécessaire, car la poudre de viande s'altère vite et contient souvent des ptomaïnes ou d'autres produits toxiques capables de provoquer la diarrhée et de favoriser l'apparition du muguet buccal.

Une *peptone* soigneusement préparée avec de la viande de bœuf de première qualité offre plus de garanties de pureté que la poudre de bifteck et n'est pas sensiblement plus coûteuse. Les malades la prennent dans le lait ou dans le bouillon : 50 ou

60 grammes de peptone sont à peu près l'équivalent de 200 grammes de viande (1).

Une erreur commune consiste à croire qu'on peut remplacer la viande par du jus de viande préparé à la presse, ou par du bouillon concentré, obtenu par décoction de la viande au bain-marie dans la marmite américaine. Il faut biens avoir que ces liquides, qui renferment la plus grande partie des extractifs et des sels de la viande, ne contiennent presque pas de matières albuminoïdes ; à petite dose ils peuvent stimuler l'appétit, mais leur valeur alimentaire est très faible et pris en quantité notable ils peuvent être toxiques.

Les *œufs*, qui constituent un aliment presque aussi tonique, presque aussi nourrissant que la viande, sont une précieuse ressource pour les tuberculeux : ceux qui sont dyspeptiques prendront les œufs peu cuits, à la coque ou dans du lait ; on aura soin qu'ils soient aussi frais que possible.

Pour les malades en état de manger et de digérer, les *féculents* riches en azote et en phosphate de chaux (haricots, pois, lentilles en purée) et les pâtes non fermentées telles que le macaroni et les nouilles, doi-

(1) Pour les tuberculeux atteints de phtisie laryngée et incapables de manger, Daremberg recommande les lavements de peptones qu'on peut préparer soi-même selon la formule d'Henninger : prendre 400 grammes de viande hachée de veau ou de bœuf sans graisse ; la mettre dans deux litres d'eau additionnés de deux centimètres cubes d'acide chlorhydrique pur du commerce et de 2 grammes de pepsine très active ; faire digérer à 45° pendant vingt-quatre heures, filtrer, neutraliser par une solution de carbonate de soude, concentrer à 100° de façon à réduire le liquide à 1 litre et filtrer de nouveau ; on ajoute à ce lavement 50 grammes de sucre ; pour qu'il soit gardé on a soin d'introduire auparavant dans l'intestin 4 ou 5 gouttes de laudanum délayées dans un peu d'eau.

vent entrer tous les jours dans l'alimentation, à l'un des repas au moins. Ils ont le double avantage de remplacer le pain qui remplit trop l'estomac et de rendre inutiles les aliments sucrés dont les tuberculeux se fatiguent vite.

Les *aliments gras* sont peut-être encore plus nécessaires ; malheureusement beaucoup de malades atteints d'atonie digestive ne les supportent pas et sont obligés de s'en priver. Le beurre très frais, l'huile d'olives sont parmi ces aliments les mieux tolérés ; il y faut joindre l'huile de foie de morue, qui est en même temps qu'un médicament précieux un aliment de premier ordre ; la répugnance qu'elle cause au début est facilement vaincue par l'habitude, et beaucoup de malades après bien des plaintes finissent par prendre leur huile presque avec plaisir.

Le *lait*, aliment complet par excellence, convient surtout aux fébricitants qui ne peuvent absorber que des liquides : Brehmer à Gœrbersdorf alimente les phtisiques qui ont de la fièvre en leur donnant chaque jour 4 litres de lait, par seizième (60 grammes) tous les quarts d'heure. Le régime lacté est aussi indiqué pendant et après les hémoptysies.

En dehors de ces cas, il ne convient guère : comme régime exclusif il est débilitant, et mêlé aux autres aliments, il coupe souvent l'appétit ; on se borne à en donner une tasse le matin et une dans l'après-midi.

Le lait de vache doit toujours être pris bouilli ou tout au moins stérilisé, car il peut contenir, entre autres impuretés, des bacilles de la tuberculose bovine, très virulente pour l'espèce humaine.

Quand le goût du lait déplaît, on peut le modifier par l'addition d'un peu de kirsch, d'eau-de-vie ou d'eau de laurier-cerise. Quand il provoque de la pesanteur d'estomac et des renvois acides, on le coupe d'un tiers d'eau de Vichy ou on y ajoute deux grammes de bicarbonate de soude par litre. S'il détermine de la diarrhée, ce qui est rare, on le mélange avec un dixième de son volume d'eau de chaux.

Le lait de chèvre, en raison de son goût très spécial, est quelquefois accepté par des malades qui ont une répugnance invincible pour le lait de vache; il convient assez bien aux cas d'atonie intestinale et de diarrhée dyspeptique sans lésions tuberculeuses de l'intestin.

Le lait d'ânesse est plus léger que tous les autres ; il se rapproche du lait de femme par la laxité du coagulum qu'il forme dans l'estomac : beaucoup de malades s'en trouvent à merveille, mais son prix élevé ne permet guère de le recommander comme aliment habituel.

A la suite des laits naturels frais il faut placer les *laits fermentés* qui conviennent mieux à certains malades dyspeptiques ou difficiles.

Le *koumyss* est un liquide alcoolique et gazeux qu'on obtient dans les steppes de l'Asie centrale par l'addition à du lait frais de jument d'une petite quantité de lait aigre. Le koumyss qui a fermenté seulement vingt-quatre heures renferme 1 p. 100 d'alcool; le koumyss vieux de deux ou trois jours en renferme 2 à 3 p. 100 ; de plus la moitié de la caséine du lait a subi un commencement de peptonisation qui la rend beaucoup plus assimilable.

Le *képhir* est très analogue au koumyss ; les montagnards du Caucase le fabriquent en ajoutant au lait de vache un ferment particulier (*dispora caucasica* de Kern) qui a la propriété de dédoubler la lactose en alcool et en acide carbonique.

Cette levure se présente sous la forme de petits grains blanchâtres irréguliers ; il en faut une cuille-rée à bouche pour provoquer la fermentation d'un demi-litre de lait. Si elle est sèche, on a soin de la faire gonfler dans l'eau avant de la mélanger au lait.

Le koumyss et le képhir sont des boissons chères et il est difficile de s'en procurer partout. A l'exemple de Schnepp, Dujardin-Beaumetz et son élève Des-chiens ont montré qu'on pouvait facilement pré-parer une boisson offrant les mêmes propriétés en se servant d'un ferment dit *levure haute de grains*, ou plus simplement de levure de bière. Nous don-nons ici la formule de préparation :

```
Levure. . . . . . . . . . . . . . . .   4 grammes
Sucre en poudre. . . . . . . . . . . .  10     —
Eau distillée . . . . . . . . . . . .  10     —
```

Dissoudre en agitant avec une baguette.

Verser la solution dans une bouteille forte de la capacité d'un litre, qu'on remplit presque entièrement avec du lait de vache ; agiter fortement ; boucher, ficeler et coucher la bou-teille dans un local à 15°.

Au bout de quarante-huit heures on a obtenu un liquide homogène, de saveur légèrement aigrelette, et moussant comme du vin de Champagne ; ce pro-duit a reçu le nom de *galazyme*.

Les laits fermentés sont un objet de dégoût pour beaucoup de malades, mais d'autres les prennent volontiers à la dose de plusieurs verres et même de plusieurs bouteilles par jour. A dose modérée, ils excitent l'appétit, régularisent les selles, provoquent la diurèse et exercent une très heureuse influence au double point de vue du relèvement des forces et du retour de l'embonpoint. A dose forte ils produisent une excitation circulatoire et nerveuse qui peut aller jusqu'à l'ivresse.

C'est dans les périodes initiales de la tuberculose et surtout dans les formes torpides que le koumyss et ses succédanés peuvent rendre de grands services; ils sont moins souvent applicables dans les cas avancés où les troubles dyspeptiques sont sous la dépendance de la fièvre et de l'auto-intoxication.

Les Allemands emploient beaucoup le *petit-lait* obtenu par égouttage du caillé destiné à la fabrication des fromages. Le petit-lait, comparé assez justement à une eau minérale, est du lait moins la caséine et le beurre, c'est-à-dire un mélange d'eau, de lactose et de divers sels (chlorure de sodium, sulfate de soude, phosphate de chaux, carbonate de chaux) ; à tort ou à raison, ces sels en composés organiques passent pour beaucoup plus assimilables que dans les eaux minérales.

Les principales stations où on pratique la cure de petit-lait sont Ischl près Salzbourg, Méran dans le Tyrol méridional, Heiden et Interlaken en Suisse. On boit tantôt le petit-lait de vache, tantôt celui de chèvre ou celui de brebis ; ce dernier est considéré comme le meilleur.

Le petit-lait aigrit très vite, aussi doit-on le boire aussi frais que possible. Il se prend par verres dans la matinée, soit pur, soit coupé d'eau de Giesshübler (analogue à l'eau de Vals); la dose de trois verres par jour est en général suffisante. Le traitement se complète par un régime spécial composé de viandes grasses, de légumes verts, de compotes de fruits. Le malade fait des promenades réglées et se lève de bonne heure.

Le petit-lait a des propriétés laxatives assez prononcées ; il est tempérant et calmant, avec cela diurétique. Il convient surtout aux tuberculeux arthritiques, obèses, disposés aux hémoptysies, aux fluxions hémorroïdaires, à la congestion du foie et des reins.

Les cures de *raisin* sont aussi très usitées dans l'Europe centrale. Elles se rapprochent des cures de petit-lait et répondent à peu près aux mêmes indications. En général les malades consomment chaque jour 1 ou 2 kilogrammes de raisin qu'ils vont cueillir eux-mêmes le matin dans la vigne ; quelques-uns vont jusqu'à 3 et même 4 kilogrammes. Les cures de raisin se font surtout dans les vallées du Tyrol méridional et notamment à Méran ; on les pratique également en Suisse.

Curchod (de Vevey) attribue de grands avantages à la cure de raisin dans la période pré-tuberculeuse. Il croit que même à la phase de ramollissement elle est très utile par son action sédative et calmante sur la circulation et l'innervation. Plus encore que la cure lactée elle détermine une diurèse énergique. Elle est particulièrement indiquée chez les malades sujets aux congestions péri-tuberculeuses et à l'hémoptysie.

L'usage de l'*alcool* a été souvent recommandé dans l'alimentation des tuberculeux : les uns en font un médicament d'épargne (Germain Sée), les autres lui attribuent le pouvoir de favoriser la sclérose des tissus envahis par le bacille (Jaccoud).

Ici comme partout il faut distinguer les cas et ne pas généraliser : que l'alcool soit utile, nécessaire même, aux tuberculeux de la classe pauvre, tombés malades par surmenage et habitués à chercher dans les liqueurs fortes une stimulation qui leur est indispensable, nous le voulons bien ; que l'alcool à dose modérée puisse être utile à certains tuberculeux débilités, sans appétit, minés par la fièvre, nous le concédons encore ; mais pour les femmes, pour les sujets nerveux, pour les estomacs susceptibles, l'alcool est un poison véritable qu'il faut éviter avec soin.

Chez les malades originaires de nos climats, le *vin* est bien préférable : il est moins irritant pour les voies digestives, il réchauffe et stimule doucement ; coupé d'eau, il étanche la soif et ne laisse pas après lui la saveur âcre de l'alcool.

On conseillera le vin de Bordeaux, rouge ou blanc, de préférence au vin de Bourgogne trop excitant, et aux vins du Midi, trop souvent alcoolisés.

Pour les malades qui ne supportent pas le vin, la *bière* sera recommandée, surtout le stout qui est une bière brune très nourrissante, ou l'extrait de malt qui a des propriétés analogues. On peut couper la bière d'un tiers d'eau de Vichy.

Nous ne parlerons pas du *cidre*, trop froid et trop aigre en général, pour être conseillé à des malades ; pourtant dans le nord-ouest de la France, un cidre fabriqué avec soin, sans addition d'eau, avec des pommes bien mûres, et mis en bouteilles au mois de mai de façon à favoriser la fermentation gazeuse, constitue une boisson agréable, légèrement stimulante, et dont beaucoup d'estomacs s'accommodent parfaitement.

Les *toniques excitants*, tels que le thé et le café, sont en général contre-indiqués chez les tuberculeux, dont la circulation générale n'est que trop active et qui sont presque toujours disposés à l'insomnie. Il est à peine besoin d'ajouter que les *liqueurs fortes* doivent être interdites : l'absinthe surtout, par l'intoxication lente du système nerveux qu'elle détermine, favorise le développement de la tuberculose dans ses formes les plus graves (Lancereaux).

Gavage et suralimentation. — Il ne suffit pas toujours d'offrir aux tuberculeux des aliments variés et appropriés aux indications de l'hygiène. Beaucoup de ces malades ont une anorexie, un dégoût de la nourriture que rien ne peut vaincre; ne mangeant pas ils s'affaiblissent rapidement, maigrissent et n'offrent aucune résistance aux progrès de l'infection.

C'est pour cette catégorie de malades que le professeur Debove a institué le procédé du gavage ou alimentation artificielle. Il est parti de cette idée, dont les faits ont démontré la justesse, qu'à l'état pathologique l'appétit et les facultés digestives sont souvent en désaccord et qu'un malade peut très bien n'avoir pas envie de manger et cependant être capable de digérer les aliments introduits dans son estomac.

Chez les tuberculeux atteints d'anorexie, Debove introduit dans l'œsophage une sonde rigide, par laquelle il fait pénétrer trois fois par jour une bouillie alimentaire composée de poudre de viande et d'œufs crus délayés dans du lait; en général, ce mélange est parfaitement supporté et on peut élever facilement la dose, jusqu'à faire prendre par jour 6 à 10 œufs, 4 à 500 grammes de poudre de viande et 3 litres de lait.

Sous l'influence de cette suralimentation le poids du corps augmente rapidement, les sueurs diminuent, le taux de la nutrition se relève et l'état général s'améliore d'une manière souvent très frappante.

Dujardin-Beaumetz, Broca et Wims, Peipert, ont répété les expériences de Debove; ils n'ont pas tardé à abandonner le gavage, la sonde œsophagienne étant pour la plupart des malades un supplice qui détruit absolument l'effet du traitement ; mais la suralimentation proprement dite leur a donné d'excellents résultats : avec des doses de 200 à 500 grammes de poudre de viande par jour, Peipert a obtenu chez 12 malades sur 14 une augmentation notable de poids (allant de 2 ^{kg}, 500 jusqu'à 11 kilogrammes), une diminution marquée de la toux et de l'expectoration et le relèvement des forces et de l'état général.

Kourloff a pu constater que chez les malades ainsi traités la quantité d'azote assimilée est triplée ; l'augmentation du poids peut atteindre 400 grammes par jour et la température tend à baisser ; mais les lésions pulmonaires sont relativement peu modifiées.

La suralimentation n'est applicable qu'à un petit nombre de cas et trop souvent le dégoût des malades oblige à l'abandonner ; mais la tentative de Debove a eu l'avantage de montrer que le tuberculeux ne mange jamais trop, pourvu qu'il digère ce qu'il mange.

Dans les cas ordinaires, c'est-à-dire dans les formes chroniques et apyrétiques de la maladie, le tuberculeux doit s'astreindre à consommer chaque jour une quantité déterminée d'aliments. Le régime moyen tel que l'a établi Daremberg, après des observations prolongées, est le suivant : viande brute 600 grammes ; pain, 350 grammes ; 2 œufs ; beurre ou matières grasses analogues, 80 grammes ; pommes de terre, 100 grammes ; riz, macaroni, maïs, pois, haricots, lentilles, 300 grammes ; bière, 1 litre ; lait, 1 demi-litre ; cognac, 20 grammes. On peut ajouter à cette ration du fromage et des fruits.

Le malade fera en général quatre repas par jour :

le matin une tasse de lait et un œuf ; à midi, repas
de viande, légumes, beurre, fromage et dessert ; à
quatre heures, une tasse de lait et un œuf ; à sept
heures, même repas qu'à midi. Le plus fort repas doit
être celui de midi ; le repas du soir sera plus léger ;
s'il y a des flatulences dans la soirée, mieux vaut
supprimer la collation de quatre heures.

En cas de fièvre, l'alimentation doit se composer
exclusivement de lait, de gelées, d'œufs, de viande
crue pulpée et d'un peu d'alcool.

§ 2. — HYGIÈNE CORPORELLE

Bien alimenter ne suffit pas ; il faut encore placer l'organisme dans des conditions aussi favorables
que possible à la nutrition régulière, et mettre l'innervation en état de lutter contre les causes incessantes d'affaiblissement qui assaillent le tuberculeux.

Pour arriver à ce résultat, le premier soin à prendre
est de faire fonctionner convenablement la peau,
cette vaste surface nerveuse, comme dit Bouchard,
qui a tant de liens directs et indirects avec les
organes internes.

De tout temps, on a reconnu l'avantage des frictions générales qui régularisent la circulation,
endurcissent le malade contre le froid et modèrent
par surcroît l'excitabilité nerveuse.

Les *frictions sèches*, exécutées avec une flanelle
ou mieux encore avec le gant de crin chaque matin
après le lever, sont applicables à tous les malades à
l'exception des fébricitants.

Quand le tuberculeux y est habitué, on les remplace par des *lotions stimulantes* faites avec un

gant de molleton de laine imbibé d'eau de mélisse, d'eau de Cologne, de vinaigre aromatique, de baume de Fioravanti.

Puis viennent les *ablutions générales* d'eau froide faites chaque jour rapidement et suivies d'une friction énergique. Chez quelques sujets particulièrement sensibles au froid on fera ces ablutions en deux reprises : d'abord le segment inférieur du corps, puis le segment supérieur, de façon à ne pas exposer toute l'étendue de l'épiderme à la fois au rayonnement atmosphérique.

Les *douches* proprement dites sont plus dangereuses et doivent être réservées à certains cas choisis avec soin : encore faut-il procéder graduellement et prudemment. Smolenski, d'après une longue pratique aux établissements d'Ernsdorf et de Gleichenberg, conseille de faire d'abord chaque matin immédiatement après le lever un enveloppement dans le drap mouillé à 25° ; quand le malade s'est aguerri et que l'état général s'est amélioré, on peut, selon lui, essayer les douches en pluie locales ou générales, à la température de 12 à 15° centigrades pendant une durée de cinq à quinze secondes.

On choisira soigneusement les cas et on évitera de retirer trop de calorique sous peine de voir la réaction manquer ou devenir insuffisante.

Smolenski a vu par ce traitement disparaître les élévations vespérales de la température et les poussées de catarrhe bronchique. Il dit n'avoir jamais observé d'hémoptysies à la suite de l'hydrothérapie ainsi conduite, bien que plusieurs de ses malades en eussent eu auparavant. — Ceci n'est pas toujours vrai ; nous avons soigné longtemps une malade atteinte de tuberculose chronique à marche lente, en même temps que d'une affection utérine pour laquelle un spécialiste avait cru devoir ordonner l'hydrothérapie. A plusieurs reprises les douches administrées dans un des meilleurs établissements de Paris ont été suivies d'hémoptysie, en relation évidente avec l'excitation circulatoire qui accompagnait la réaction.

La question du *vêtement* est trop négligée par la plupart des médecins. Le tuberculeux, presque toujours très sensible aux moindres changements de température, a besoin d'être efficacement protégé contre le froid ; mais comme il transpire avec une facilité extrême, il doit éviter les vêtements imperméables ou trop lourds qui provoquent la sueur et exposent ainsi au refroidissement.

On prescrira des vêtements chauds, mais légers, des tissus lâches qui retiennent la chaleur sans mettre obstacle à l'évaporation. Le malade portera constamment de la flanelle sur la peau, été comme hiver, l'été surtout, car c'est en été qu'on transpire et le moindre courant d'air sur le dos, sur les bras moites de sueur, peut être la cause d'une poussée de bronchite ou de congestion pulmonaire, parfois d'un rhumatisme ou d'une névralgie intercostale.

La prudence interdit aux tuberculeux de sortir, quel que soit le temps, sans emporter avec eux un paletot, un châle, de quoi se couvrir promptement en cas d'abaissement de la température. Cette précaution est surtout nécessaire dans les stations du Midi où le soleil est ardent et l'ombre souvent glaciale.

L'*habitation* doit réunir certaines conditions d'hygiène indispensables. Il faut que la chambre à coucher, suffisamment vaste, soit facile à ventiler, chauffée par une cheminée, de façon à y entretenir une circulation d'air constante. Elle sera autant que possible exposée au midi, de telle sorte que le soleil puisse y pénétrer et accomplir son œuvre d'assainissement. La température intérieure ne dépassera pas 16° centigrades.

Le lit, bas et sans rideaux, sera composé d'un seul matelas de crin, et d'un oreiller également en crin ; on remplacera les lits de plume et les édredons (qui font transpirer) par plusieurs couvertures ou châles superposés laissant entre eux un matelas d'air, et pouvant être abaissés ou relevés au cours de la nuit selon le besoin.

Chaque jour la chambre à coucher sera ventilée largement, la literie retournée et exposée à la fenêtre ouverte.

L'*exercice musculaire* redouté par les uns, prôné avec excès par les autres, doit être pratiqué avec discernement et prudence et réglé selon chaque cas en particulier : pour les malades à tempérament peu excitable, à réactions nerveuses modérées, qui n'ont ni fièvre ni lésions viscérales étendues, l'entraînement par l'exercice est presque aussi utile que l'entraînement par l'eau froide.

La *marche à pied* sur terrain plat, à l'abri du vent et de la poussière (en forêt par exemple), est de tous les exercices le plus sain et le plus inoffensif. Mais on évitera les courses trop prolongées et fatigantes ; le mieux est de faire chaque jour deux promenades, une le matin et une l'après-midi, d'une heure ou d'une heure et demie au plus chacune.

L'*équitation* a été conseillée par Peter qui insiste sur l'excellence de la gymnastique respiratoire à laquelle se livre l'homme à cheval, au trot ou au galop : tous les muscles sont mis en action, le thorax

se dilate avec énergie et l'air comprimé par le cava-
lier dans sa course pénètre jusqu'au fond des alvéoles
les plus reculées. Cet exercice peut être salutaire aux
sujets simplement prédisposés, aux scrofuleux, aux
malades atteints d'une lésion externe et peu grave ;
il doit être interdit aux phtisiques chez lesquels il
réveille la fièvre et qu'il expose d'ailleurs aux dangers d'une hémoptysie ou d'un pneumothorax.

L'homme à cheval n'est pas toujours maître de
modérer son allure; la *bicyclette* n'a pas cet inconvénient : pratiquée avec mesure, elle peut rendre des
services aux jeunes gens atteints de tuberculose atonique et surtout aux goutteux, aux obèses, à ceux
qui souffrent d'une lenteur exagérée des échanges
nutritifs. Mais le côté sportif doit être soigneusement évité : nous avons vu l'an dernier un jeune
homme chez lequel une course folle à bicyclette a
provoqué l'apparition d'une hémoptysie, première
manifestation d'une tuberculose pulmonaire aujour-
d'hui en évolution évidente.

Pour les tuberculeux qui ne craignent ni le soleil
ni l'humidité, et il faut avouer que c'est le petit
nombre, l'exercice de la *rame* offre certains avantages ; il permet de développer progressivement les
muscles thoraciques, presque toujours insuffisants ou
atrophiés ; il peut être gradué à volonté selon les
forces, et n'expose pas autant que les autres genres de
sport à l'abus toujours si dangereux chez des malades.

Dans la maison, quand l'inclémence du temps ou
l'irritabilité bronchique oblige à y rester, quelques
exercices gymnastiques peuvent être conseillés, par
exemple ceux qu'on pratique avec des haltères d'un
poids raisonnable, ne dépassant pas 5 kilogrammes,
ou encore avec l'appareil à ressorts en boudin connu

sous le nom de l'Opposant. Par un usage modéré de ces agrès, le malade arrive sans fatigue au résultat cherché, c'est-à-dire à faire fonctionner ses muscles thoraciques et à dilater au maximum ses alvéoles pulmonaires.

Les exercices de *gymnastique respiratoire* pratiqués sans appareils offrent aussi certains avantages, surtout aux malades qui ont eu une ou plusieurs pleurésies ; mais l'aérothérapie proprement dite doit être interdite dès qu'il existe une lésion pulmonaire si minime qu'elle soit. Il en est de même de l'*escrime* et de la *boxe* très utiles aux prédisposés, aux lymphatiques, aux scrofuleux, mais très dangereuses chez des malades dont les vaisseaux pulmonaires ne sont pas d'une solidité à toute épreuve.

L'organisation de la vie doit être tout entière combinée en vue du maintien, et si possible, du rétablissement de la santé. Le tuberculeux qui veut guérir doit savoir se priver de beaucoup de choses. Le travail (surtout le travail de bureau) lui est interdit ; rien de plus mauvais que les occupations qui, en engageant la responsabilité, surexcitent le cerveau, développent la nervosité, compromettent l'appétit et le sommeil. La nutrition de l'homme de bureau se réduit, ses combustions interstitielles se ralentissent ; le sang afflue vers la tête et les extrémités se glacent ; dans ces conditions, le refroidissement est inévitable, même sans quitter la pièce bien chauffée où l'on travaille.

Sur 20,000 employés de chemin de fer, 15,000 travaillant au dehors, ont donné en six ans un total de 4 décès par tuberculose ; les 5,000 autres, occupés dans les bureaux, ont fourni pendant ce temps 103 décès par la même maladie (Mascarel).

Les veilles, les réunions nombreuses, le théâtre, le jeu surtout, doivent être évités : le jeu qui fait battre le cœur, venir la sueur aux tempes, le jeu qui coupe l'appétit et tue le sommeil, est funeste aux tuberculeux ; une soirée à la table de jeu a souvent réduit à néant le résultat de six mois de soins et d'efforts.

Le tabac, est-il besoin de l'ajouter, n'est pas moins nuisible. En dehors même de son action délétère sur des lésions pulmonaires déjà existantes, il développe les granulations du pharynx et du larynx et crée ces pharyngites glanduleuses chroniques, point d'appel si fréquent pour le bacille tuberculeux.

Non seulement le malade ne fumera pas, mais il ne fréquentera ni café, ni salle de billard, ni aucun lieu où l'on fume.

Enfin il sera très réservé sur le chapitre des relations sexuelles ; il se souviendra que de toutes les excitations, l'excitation génésique est pour lui la plus dangereuse. En cas d'hémoptysie, une continence absolue est de toute nécessité.

Aux femmes tuberculeuses, la grossesse est interdite, non seulement parce que l'enfant qui naîtra d'elles sera entaché d'une prédisposition difficile à vaincre, mais parce que la grossesse donne à l'évolution de la maladie un coup de fouet, et change aisément une phtisie chronique en phtisie galopante.

§ 3. — AÉRATION. — CURE A L'AIR LIBRE ET AU REPOS

Naguère encore, sous le prétexte spécieux que le tuberculeux se refroidit facilement, on le maintenait dans une atmosphère strictement confinée. Quelles que fussent la forme ou la période de sa maladie, ni porte ni fenêtre ne devaient s'ouvrir dans sa chambre. Dans les pays du Nord, où la rigueur de la température impose le chauffage par les poêles, le malheureux malade n'avait même pas la ventilation insensible qui résulte du tirage d'une cheminée ; il était condamné à respirer toujours l'air souillé par lui-même et par son entourage.

Peter a fait un hideux mais véridique tableau de la chambre du phtisique riche, encombrée de tapis et de rideaux, inaccessible à l'air comme à la lumière et empoisonnée par l'odeur de la transpiration, des crachats et des déjections du malade.

Aujourd'hui, sous l'influence de Bennet, de Peter, de Daremberg, un heureux revirement s'est produit. On s'est rendu compte que le tuberculeux est affamé d'oxygène parce qu'il est anémique et aussi parce que le champ de son hématose est réduit du fait des lésions pulmonaires. On a compris qu'il a besoin d'un air pur et fréquemment renouvelé, ne contenant ni poussières irritantes, ni microbes agents des infections secondaires, ni poisons volatils qui engendrent la dyspepsie, entretiennent la fièvre et intoxiquent le système nerveux.

On a reconnu qu'en dehors de toute considération de climat, plus le tuberculeux respire l'air pur, plus son organisme est apte à se défendre, et plus par conséquent il a chance de guérir, à condition, bien entendu, qu'il soit placé à l'abri des refroidissements et que l'aération en rafraîchissant ses bronches, ne glace pas ses extrémités.

De ces notions est sortie la cure méthodique dite *cure à l'air libre et au repos* dont les principes posés par Brehmer, par Bennet, par Dettweiler, ont été magistralement développés par Daremberg.

Le problème à résoudre est le suivant : habituer le malade à respirer un air pur et constamment renouvelé *quelle que soit la température;* rendre possible le séjour prolongé en plein air même dans la mauvaise saison, en abritant efficacement le malade contre le froid, le vent, la poussière et le soleil; réduire au minimum la dépense des forces et pour cela imposer le repos et même le décubitus horizontal, de façon à ne rien perdre du travail réparateur qui s'accomplit dans l'organisme à la faveur de cette hygiène rationnelle.

La cure à l'air et au repos peut être appliquée à tous les malades ; mais un certain acclimatement est nécessaire, qui exige de la part du médecin beaucoup de tact, de la part du malade et de son entourage beaucoup de confiance et de docilité.

On commencera par habituer le malade à respirer l'air frais du matin et à faire ouvrir sa fenêtre avant de quitter son lit ; on referme pendant les lotions et la toilette, puis le malade, si le temps le permet, va s'étendre au dehors, dans une large guérite d'osier capitonnée et dépourvue de siège, où il se place sur une chaise longue, les jambes et les pieds bien enveloppés dans des couvertures ; il y reste une grande partie de la journée en changeant de temps en temps l'orientation de sa guérite, de façon à se tenir à l'abri du soleil aussi bien que du vent. Si le temps est pluvieux ou trop froid, le malade rentre chez lui et s'étend devant la fenêtre ouverte jusqu'au coucher du soleil, à condition toutefois qu'aucun courant d'air ne puisse l'atteindre; en cas de grande humidité seulement il ferme la fenêtre sans rien changer du reste à ses habitudes.

Vient ensuite l'aération nocturne : le malade étant bien couvert dans son lit, les épaules protégées par un châle de laine, on se borne tout d'abord à ouvrir la porte sur une pièce voisine bien ventilée ; au bout de quelques jours on entr'ouvre la fenêtre de la chambre à coucher, en tenant fermés les rideaux et les volets, puis on relève les rideaux et on se contente de l'abri des persiennes.

Dans les stations du Midi, on peut, même en hiver, supprimer rideaux et persiennes et se borner à abriter le lit du malade par un paravent ; les recherches de Bennet et de Nicaise ont prouvé que dans ces conditions la température ne s'abaisse pas de plus de *trois degrés* au-dessous du niveau qu'elle conserverait dans la chambre fermée hermétiquement (1). Dans les pays plus froids on est tenu à plus de précautions et il est nécessaire d'entretenir du feu pendant la nuit ; on aura soin que le lit du malade soit en dehors du courant de ventilation qui s'établit de la fenêtre à la cheminée.

Dans la plupart des cas les effets de cette aération permanente sont surprenants : des phtisiques qui ne mangeaient plus, toussaient incessamment, avaient la fièvre vespérale, de l'insomnie et des sueurs nocturnes, voient, dans l'espace de quelques semaines, parfois de quelques jours, leur appétit renaître, leur sommeil reprendre sa régularité, leur température redevenir normale. Le teint s'améliore, l'amaigrissement s'arrête, et l'espoir renaît avec les forces.

(1) Cela n'est vrai que pour les chambres exposées au midi, bien abritées contre le vent, et qui ont reçu toute la journée les rayons du soleil ; il n'en serait pas de même dans une chambre orientée au levant ou au nord, ou donnant sur une cour, ou formant l'angle de deux rues.

La cure à l'air libre et au repos peut être réalisée partout ; à Paris même, dans les hôpitaux éloignés du centre, quelques médecins l'ont organisée avec succès. Mais ce n'est là qu'un pis-aller : en effet, l'atmosphère des villes n'est jamais pure, elle est infestée de germes de toute sorte ; l'air y est sali par la poussière du charbon, par les détritus organiques provenant des tapis secoués, des vêtements battus, des ordures ménagères et des déjections des animaux.

A la ville, le tuberculeux ne peut pas vivre à sa guise ; il ne peut sortir qu'à certaines heures qui ne sont pas toujours les plus favorables ; enfin, il a rarement un jardin à sa disposition.

Mieux vaut cent fois résider à la campagne, au milieu des saines émanations des champs et des bois ; là le malade respire un air exempt de germes, là il peut, sans gêne, passer la plus grande partie de son temps en plein air ; là enfin il a le calme, le repos physique et moral indispensable à sa guérison.

Faut-il aller plus loin ? transplanter le tuberculeux dans un pays lointain, dans un climat spécial et tout différent de celui qui l'a vu naître ? Cette question sera examinée dans le paragraphe suivant.

§ 4. — CURES CLIMATÉRIQUES

Longtemps on a cru qu'il existait des climats indemnes de tuberculose et qu'il suffisait d'y envoyer les phtisiques pour les mettre en état de guérir. Après avoir vainement cherché l'immunité sur les côtes de Provence et le littoral méditerranéen, on a voulu la trouver dans les pays froids du nord de l'Europe, puis au sommet des montagnes et même dans les steppes de l'Asie centrale.

Aujourd'hui on sait que la tuberculose peut se développer partout, sous toutes les latitudes, lorsque le bacille tuberculeux, apporté fortuitement, se trouve en présence d'un sujet dont la résistance organique est faible. Les indigènes de la Terre de Feu, naguère indemnes de tuberculose, sont décimés par la phtisie, depuis que les missionnaires et les marchands, en leur apprenant l'usage des vêtements et celui des liqueurs fortes, ont affaibli chez ces sauvages l'énergie vitale qu'ils devaient à leur rude climat.

Mais s'il faut admettre que nul pays n'est à l'abri de la tuberculose, il est cependant permis de croire que certains climats, plus favorables que d'autres à l'organisme du tuberculeux, peuvent le mettre en état de lutter contre la maladie avec moins de désavantage.

C'est à étudier et à reconnaître ces lieux privilégiés que s'emploie l'effort des climatologistes. Mais nulle tâche n'est plus difficile, à cause du nombre des éléments dont se compose ce qu'on nomme un climat : température, variations barométriques et électriques, hygrométricité, exposition, vents régnants, altitude, sol, végétation, sans compter les accidents météorologiques *saisonniers*, qui faussent le résultat des observations, quand celles-ci ne portent pas sur une longue série d'années.

Les difficultés augmentent encore lorsqu'on veut appliquer à la clinique les données ainsi recueillies, et se rendre compte du mode d'action des divers éléments climatériques sur l'ensemble des malades ou sur certaines catégories d'entre eux.

Si on se place à un point de vue général, on peut dire que les idées dominantes qui dirigent les méde cins dans le choix d'une station à l'usage des tuberculeux sont au nombre de deux principales.

La première, l'idée classique, celle qui se présente inconsciemment à l'esprit dès qu'il est question de faire voyager un phtisique, c'est la recherche d'un *pays sans hiver*, où le malade sera soustrait à l'influence des intempéries, où il pourra vivre en plein air sans avoir à redouter le mauvais temps et les refroidissements qu'on lui attribue, où il jouira en un mot d'un printemps perpétuel.

Les stations qui réalisent ou sont supposées réaliser cet idéal, sont naturellement situées au Midi ; de plus elles sont presque toutes plus ou moins voisines de la mer, ce qui n'a rien de surprenant, car le climat maritime est partout remarquable par sa stabilité, par la faible amplitude de ses oscillations météorologiques, comparées à celles des climats continentaux. En ces localités, l'influence climatérique est purement négative puisqu'elle se borne à soustraire le malade aux conditions hygiéniques mauvaises qui le menacent dans sa résidence habituelle. C'est accessoirement que l'air *marin*, respiré sur la plage même, est recherché pour son action tonique et résolutive dans la scrofulo-tuberculose.

La seconde idée, toute moderne, et dont le professeur Jaccoud est dans notre pays le plus éminent représentant, part de ce principe que la tuberculose se développe de préférence dans les milieux à atmosphère dense, humide et chargée de microorganismes, que par conséquent placer les malades dans un air pur, sec et fortement raréfié, c'est les mettre dans des conditions hygiéniques opposées à celles qui ont favorisé chez eux l'invasion bacillaire, c'est provoquer de la part des organes respiratoires une réaction curative et salutaire.

Les *stations d'altitude* répondent à cette théorie ; elles sont situées à une hauteur variable sur les montagnes, et par conséquent en pays froid ; la cure par le froid, l'acclimatement rigoureux, comme dit Jaccoud, marche de pair avec le traitement par l'altitude.

Nous étudierons successivement les ressources de ces deux cures climatériques si distinctes, et nous tâcherons de dégager leurs indications et leurs contre-indications.

Stations méridionales. — Elles se divisent en deux groupes, ou familles naturelles, si l'on peut ainsi parler, dont chacune présente un ensemble de caractères assez facile à déterminer.

La côte de Provence ët celle de la Ligurie (la Riviera comme on l'appelait jadis) sont à la fois les plus anciennement connus des séjours d'hiver, et ceux qui jouissent encore aujourd'hui de la plus grande réputation.

Cette région, et surtout la partie qui s'étend depuis Toulon jusqu'à Bordighera, offre, selon la remarque d'Onimus, un climat factice, dû à la protection des montagnes très rapprochées de la côte, qu'elles abritent contre les vents froids du Nord, et à la libre exposition sur la mer qui laisse arriver les vents chauds du Midi.

Les caractères sont presque partout :

La sécheresse et la transparence de l'air ; la rareté des nuages sur le ciel ; l'intensité (par conséquent) de la radiation solaire même en hiver ; l'élévation relative des moyennes thermométriques ; le voisinage d'une mer splendide ; un cadre de végétation d'une richesse extraordinaire.

Mais ces privilèges sont rachetés par de sérieux inconvénients, qu'il est impossible de méconnaître. Les mêmes causes qui favorisent la radiation solaire accroissent l'intensité du rayonnement nocturne vers les hautes couches atmosphériques : aussi des nuits froides succèdent fréquemment à des journées chaudes et le contraste est d'autant plus pénible qu'il est plus accentué. De plus, les plages méditerranéennes sont battues par des vents violents : le mistral ou vent du nord-ouest qui descend des montagnes et le vent d'est qui vient du golfe de Gênes. Le premier, rude et glacial, soulève des flots de poussière, rend l'air sec et irritant ; le second, moins froid mais presque aussi pénible, apporte des orages, de la pluie et surtout des dépressions barométriques très dangereuses pour les tuberculeux, qu'elles prédisposent à l'hémoptysie.

Les diverses stations du littoral ne varient guère que par la façon plus ou moins imparfaite dont elles se défendent contre le mistral et le vent d'est.

Nice a tous les inconvénients des grandes villes ; elle est percée de rues droites, immenses, dans lesquelles le vent s'engouffre à son aise ; en outre, la gorge du Paillon, à l'issue de laquelle s'élève un des principaux quartiers, forme un couloir naturel balayé par la bise froide des montagnes. Seuls les coteaux voisins, tels que Carabacel et Cimiès, offrent quelques bons abris.

Menton est très abrité ; le mistral s'y fait peu sentir ; la température y est douce et uniforme ; mais il y règne en novembre surtout des vents de sud-ouest chauds et lourds qui énervent les malades.

Cannes est certainement de toutes les localités de la côte celle qui offre aux malades la plus grande somme d'avantages : air pur, magnifique végétation, promenades étendues et bien aménagées, vue délicieuse. Les quartiers des Vallergues à l'ouest et de la Californie à l'est, sont les mieux abrités ; il faut éviter la grande route d'Antibes et celle de Fréjus où le moindre vent soulève des flots de poussière ; en outre les rues voisines du port laissent encore à désirer au point de vue de l'assainissement.

Le Cannet, faubourg de Cannes à 3 kilomètres dans l'intérieur des terres, offre un refuge aux phtisiques rhumatisants, et aux tempéraments très excitables qui ne peuvent supporter le voisinage de la mer.

Dans le même ordre d'idées on peut recommander la petite ville de *Grasse*, située à 20 kilomètres environ de la côte, au pied des montagnes, et bien protégée contre les vents du nord.

Hyères, au point le plus méridional de la Provence, auprès des îles du même nom, a une température moyenne plus élevée que celle de Cannes, de Nice et de Menton ; la végétation y est luxuriante, presque tropicale ; mais le mistral y souffle avec une violence dangereuse pour les malades, surtout aux mois de février et de mars.

Beaulieu, Monaco, Monte-Carlo, seraient plus recommandables si la mode n'en avait fait avant tout des lieux de plaisir. Le tuberculeux, obligé, s'il veut guérir, de compter sans cesse avec ses forces, ne trouve pas là le milieu calme et les exemples sévères dont il a besoin pour se maintenir dans la règle qui lui est tracée.

7.

San Remo sur la partie italienne de la Riviera présente de grandes analogies avec Menton; *Bordighera*, un peu moins protégée, offre aussi de bonnes installations d'hiver.

Quant aux autres stations qu'on a vantées tour à tour, Antibes, le cap d'Antibes, Saint-Raphaël, Valescure, Tamaris, Bandos, etc., on ne peut les recommander aux tuberculeux. Ces localités, situées en des points où les montagnes sont plus éloignées de la plage, ne jouissent pas, ou ne jouissent qu'imparfaitement, du climat artificiel que Menton et Cannes doivent à leur situation en espalier. Leur climat est celui de la Provence, avec sa rudesse et ses brusques variations; elles peuvent fournir d'agréables séjours aux gens qui sont seulement anémiques et fatigués, mais ce ne sont pas des stations pour les malades.

Cannes et Menton même ne conviennent pas à tous les tuberculeux. On y peut envoyer les scrofuleux, les lymphatiques, les malades atteints d'une lésion locale et externe ; parmi les pulmonaires, ceux dont la maladie est torpide, à forme apyrétique, ceux qui sont peu nerveux et dont l'irritabilité bronchique est modérée, ceux en un mot qui ne redoutent pas un certain degré d'excitation physiologique et en ont même besoin.

On se gardera de conseiller le séjour de la Riviera aux malades excitables, à ceux qui ont facilement la fièvre, qui sont sujets aux congestions pulmonaires et aux hémoptysies, qui sont atteints en un mot de cette forme éréthique de la tuberculose si fréquente chez les peuples de race latine.

Si bien choisis que soient les cas, le séjour dans le midi provençal exige des précautions minutieuses et incessantes. Le malade ne doit pas sortir avant neuf heures du matin à cause du vent, ni entre onze heures et une heure, à cause du soleil souvent trop ardent ; il doit rentrer définitivement à quatre heures ; à ce moment l'action de la chaleur solaire cesse brusquement et un rayonnement intense se fait vers les couches supérieures de l'atmosphère, amenant le refroidissement rapide de la température et une condensation de vapeur d'eau qui se traduit par une humidité fort dangereuse.

Ce n'est pas tout : il faut avoir une bonne chambre, exposée au soleil, parquetée et non carrelée, pourvue d'une cheminée qui chauffe bien et qui ne fume pas (chose rare dans le midi provençal où sous prétexte qu'il ne fait jamais froid on gèle consciencieusement presque partout).

Il faudrait avoir en outre un jardin à sa disposition, afin de pouvoir faire sa cure au grand air sans être obligé de s'abriter des rayons du soleil et de se garer de la poussière des chemins, que le moindre vent soulève en épais nuages.

Enfin, si l'on veut retirer de sérieux avantages d'un hiver passé dans le midi provençal, on doit se garder d'écourter la saison, comme le font beaucoup de personnes, par économie ou pour tout autre motif. Il faut arriver à Cannes ou à Menton le 1ᵉʳ novembre au plus tard et y rester jusqu'à la fin d'avril, de façon à éviter les brusques changements climatériques, aussi bien au départ qu'au retour.

D'autre part, selon la très judicieuse remarque d'Onimus, il faut, dès qu'on arrive dans le Midi, modifier son régime alimentaire, prendre des repas moins copieux, surtout celui du soir, manger peu de viande, boire peu de vin, renoncer entièrement aux stimulants et aux épices, sous peine d'être pris de troubles digestifs, d'insomnie et d'excitation nerveuse prédisposant à la fièvre et à l'hémoptysie.

On le voit, la cure climatérique sur le littoral de la Méditerranée, très tentante au premier abord, est en réalité hérissée de difficultés et de périls. Elle ne convient qu'aux malades riches, qui peuvent se procurer tout le confort désirable ; pour ceux-là même l'hygiène y est plus difficile et plus compliquée qu'ailleurs, les risques d'accidents y sont plus nombreux et moins aisés à éviter.

Un second groupe de stations est celui qui occupe la zone atlantique de la France méridionale, entre Arcachon et Pau. Si cette région ne possède pas les grands attraits du midi méditerranéen, elle n'en a pas non plus les inconvénients. Le climat de la zone atlantique offre les caractères suivants :

Air tempéré, humide et calme ; ciel fréquemment pluvieux, surtout en automne ; absence de rayonnement nocturne et constance remarquable de la température nycthémérale ; moyenne thermique plus élevée que celle des pays situés à la même latitude dans l'intérieur des terres.

Ces caractères, comme l'a fait remarquer récemment Lalesque dans une consciencieuse étude, sont ceux du climat marin, opposés à ceux du climat continental dont le littoral de la Provence offre les traits principaux, en dépit du voisinage du lac méditerranéen. Un tel contraste dans les conditions météorologiques doit nécessairement se retrouver dans les effets thérapeutiques, et, en effet, autant le climat méditerranéen est excitant, autant celui du littoral atlantique est sédatif.

Pau, la plus célèbre des stations de ce groupe, jouit d'un climat très égal ; le vent, ce grand ennemi des tuberculeux, comme le dit si bien Daremberg, n'y règne presque jamais. Il y pleut beaucoup pendant l'automne, et le commencement de l'hiver, mais le printemps y est beau et plus doux que partout ailleurs ; du reste la pluie s'écoule vite et l'atmosphère est si tempérée et si calme que les malades peuvent sortir dès qu'elle a cessé. Les phtisiques nerveux se trouvent bien sous ce ciel voilé ; les accidents congestifs, les hémoptysies sont rares à Pau ; en revanche certains malades y perdent l'appétit.

Dax est encore plus mou, plus sédatif ; l'air y est complètement saturé d'humidité ; l'énorme nappe d'eau thermale que le sol recouvre et qui jaillit de tous côtés en sources chaudes y entretient une température remarquablement élevée et uniforme.

Arcachon, avec son terrain sablonneux, sec et perméable, sa forêt de pins un peu triste, son air calme et sans vent, constitue un séjour de campagne où la cure d'air n'offre aucune difficulté.

Tout ce groupe de stations convient aux tuberculeux éréthiques, à ceux dont les bronches irritables, la circulation trop active et le système nerveux toujours en éveil, redoutent la moindre excitation extérieure, à ceux que le vent énerve et empêche de dormir, que la poussière fait tousser, à qui un rayon de soleil trop ardent donne un accès de fièvre ou une hémoptysie. Sans exercer d'influence curative bien manifeste, l'air calme de Pau et d'Arcachon met ces malades dans l'état neutre qui leur est le plus favorable et permet au traitement hygiénique et médicamenteux d'exercer son influence, sans avoir à compter avec des réactions imprévues.

Beaucoup d'autres stations méridionales ont été recommandées pour les tuberculeux ; toutes, sauf les variations résultant de la latitude, se rapprochent de l'un ou de l'autre des deux types que nous venons d'étudier.

En Espagne, *Valence*, *Malaga*, sur la côte orientale ; dans l'Adriatique, *Abbazia*, au pied des montagnes du golfe de Fiume ; plus bas *Corfou*, dans la mer Ionienne, rappellent Cannes et Menton, avec moins d'abri et plus d'incommodité.

Alger, *Biskra*, *Le Caire* et l'*Egypte* ont les avantages et les inconvénients du climat africain : ciel toujours pur (surtout en Egypte), soleil éclatant, effets de lumière enchanteurs, mais changements brusques de température, nuits glaciales succédant à des journées étouffantes, dépressions soudaines du baromètre, bouffées de sirocco ou de khamsin, vents du désert qui dessèchent les bronches, congestionnent le poumon et provoquent l'hémoptysie ; en somme climat brutal et perfide, contre lequel l'homme bien portant n'a pas trop de ses forces pour se garantir, mais auquel le malade, le tuberculeux surtout, est livré sans défense.

Les îles telles que la *Corse*, la *Sardaigne*, les *Baléares*, ont un climat plus doux, plus constant, plus maritime. *Ajaccio* surtout mérite une mention particulière : entièrement abrité contre les vents du nord et de l'est, il est exempt de la brise de mer froide qui souffle souvent à Menton ; d'autre part la poussière, grâce à la nature granitique des environs, y est inconnue (Branly) ; le paysage est enchanteur. Quand les installations à l'usage des étrangers auront fait les progrès nécessaires, quand surtout la Corse sera reliée à la France par des paquebots confortables et rapides, Ajaccio prendra rang au nombre des stations les plus recommandables.

Pise, en Italie, rappelle Dax et Pau par le calme et la douceur de son atmosphère; les vents d'ouest qui y règnent fréquemment y apportent comme sur le littoral atlantique une humidité chaude très favorable aux tempéraments nerveux, aux phtisiques irritables et sujets à la toux quinteuse.

Venise, Rome, Naples, Palerme, successivement prônées comme séjours d'hiver, sont de grandes villes médiocrement saines qui ne conviennent pas aux malades : les tuberculeux n'y trouvent qu'un asile précaire et plein de périls.

Madère, dans l'Atlantique, joint aux avantages du climat insulaire celui d'une température moyenne très élevée. L'hiver y est pour ainsi dire inconnu. Mais l'uniformité d'une température chaude et humide est débilitante; les malades confinés à Funchal sont souvent pris par le spleen, perdent l'appétit et languissent.

Pour éviter ce grand danger des stations hivernales, l'ennui, tout en conservant les avantages d'un état atmosphérique stable, les Anglais, grands voyageurs, ont imaginé de conseiller aux tuberculeux les voyages sur mer jusqu'au Antipodes. Ces voyages s'effectuent de préférence sur des voiliers, pourvus des installations nécessaires, et qui mettent trois mois à aller d'Angleterre en Australie par le Cap de Bonne-Espérance pour revenir dans les mêmes conditions par le Cap Horn.

Selon certains auteurs, les phtisiques incessamment baignés d'air pur, passant insensiblement d'une latitude à l'autre, et soumis à l'épreuve du mal de mer qui décongestionne les poumons, verraient leur état s'améliorer beaucoup à la suite de ces voyages. A l'appui de cette théorie, on cite volontiers l'exemple de la célèbre lady Brassey, qui, atteinte de phtisie pulmonaire à marche rapide, s'embarqua avec son mari sur son yacht le *Sunbeam*, fit quatre ou cinq fois le tour du monde en visitant tous les pays de la terre, et prolongea ainsi de dix ans son existence.

Mais les conditions spéciales dans lesquelles voyageait lady Brassey ne sont malheureusement pas à la portée de tout le monde, et bien peu de malades s'accommodent des installations étroites d'une cabine de paquebot, des odeurs variées qui y règnent, du vent violent, des nuits orageuses ou du calme énervant des tropiques. On peut l'affirmer sans crainte d'erreur : les tuberculeux qui guérissent par un voyage en mer, ou n'étaient pas très malades, ou auraient guéri tout aussi bien par la cure d'air faite méthodiquement dans une localité salubre.

Stations d'altitude. — Faire respirer aux tuberculeux un air très pur, exempt de microbes et de poussières organiques, modérer ainsi la disposition aux irritations bronchiques et aux infections secondaires; placer les malades dans une atmosphère raréfiée qui les oblige à accroître l'amplitude et le nombre de leurs respirations ; les contraindre à lutter contre le froid par l'exercice, l'endurcissement de la peau et toute l'hygiène spéciale que Jaccoud appelle la méthode de l'acclimatement rigoureux, tel est le triple but que se sont proposé les fondateurs des stations de montagne.

Ces stations, où d'abord on se contentait d'envoyer les malades en été, mais qui ont ensuite acquis une réputation encore plus grande par la pratique de la cure d'hiver, sont situées pour la plupart en Suisse.

Selon Jaccoud, qui en a fait une étude approfondie, les caractères fondamentaux de leur climat sont les suivants :

Forte raréfaction de l'air (dépression barométrique de 100 à 150 millimètres) ; température hivernale très froide, avec peu de variations brusques ; deux mois et demi à trois mois de neige fixe ; sécheresse et pureté de l'air qui ne contient absolument aucun germe ; absence ordinaire de vent en hiver ; absence de brouillard et de nuages durables ; intensité de la radiation solaire et de la lumière diffuse.

Ces caractères des stations hivernales croissent avec l'altitude, avec la situation plus orientale et par conséquent plus continentale de la station.

La plus ancienne et la plus célèbre des stations d'altitude de la Suisse, celle qui a servi de modèle aux autres, est *Davos*, située dans les Grisons, à 1,556 mètres environ au-dessus du niveau de la mer, dans une vallée bien protégée contre les vents du nord, mais ouverte au midi, de telle sorte qu'en hiver le soleil l'inonde de ses rayons depuis neuf heures du matin jusqu'à trois heures du soir.

Le ciel est presque toujours serein, et l'air très sec permet une radiation si intense qu'en plein hiver, à la surface de la neige, un thermomètre à boule noircie, exposé au soleil, monte souvent à plus de 30°. La disposition des montagnes environnantes fait qu'il n'y a jamais de vent ; aussi le froid est-il très supportable, et les malades, promptement aguerris, le tolèrent pour la plupart à merveille.

Renfermés jusqu'à neuf heures et demie du matin dans l'intérieur des hôtels, où les appareils de chauffage par la vapeur d'eau entretiennent une température de 15° à 18°, les malades, dès que le soleil se montre, s'empressent de sortir et de se promener au grand air. Ceux qui le peuvent gravissent les pentes sous des bois de sapins ; les autres restent assis dans des kiosques-abris, ou étendus, enveloppés de châles et de couvertures, dans les galeries exposées au midi dont sont pourvus tous les hôtels. Dès que le soleil est sur le point de disparaître, les malades se hâtent de rentrer, mais la plupart d'entre eux restent jusqu'au soir dans les promenoirs et les galeries ouvertes, assis sur des chaises et entièrement enveloppés de fourrures, à respirer l'air extérieur.

Saint-Moritz, dans la haute Engadine, à 1,850 mètres d'altitude, offre à peu près le même climat que Davos, mais la vallée est plus large, et moins protégée contre le vent. Il va sans dire que le moindre souffle d'air avec d'aussi basses températures rend toute sortie dangereuse.

La station de *Leysin* fondée depuis peu d'années dans le canton de Vaud, en pays de langue française, est un peu moins élevée que les précédentes. Son altitude n'est que de 1,450 mètres, mais les conditions climatériques sont excellentes, le panorama y est splendide et néanmoins la protection contre le vent très efficace. Il résulte des expériences poursuivies pendant quatre années par Secretan que le climat de Leysin est plus sec, plus ensoleillé que celui de Davos, au moins aussi calme et moins froid ; le ciel y est peut-être un peu moins radieux, mais les variations de température sont moins brusques et moins étendues (1).

---

(1) Un sanatorium, construit avec les derniers perfectionnements de l'hygiène et pourvu de tous les moyens de traitement, fonctionne à Leysin depuis quatre ans, sous la direction éclairée du D' Burnier.

En France, nous n'avons jusqu'ici que le sanatorium du Canigou, fondé par Sabourin au-dessus du Vernet (Pyrénées-Orientales) à 660 mètres environ d'altitude. Cet établissement fort bien dirigé, où la cure d'air se fait dans des conditions irréprochables, ne peut guère être assimilé aux stations d'altitude proprement dites.

Quels effets produit chez le tuberculeux la résidence aux grandes hauteurs? Ils sont de deux ordres (Jaccoud) :

D'abord les effets généraux qui résultent de l'action tonique du climat des montagnes : augmentation de l'appétit et de la capacité digestive; accroissement de la force musculaire et de l'aptitude à l'exercice; stimulation du système nerveux.

Puis les effets spéciaux dus à la raréfaction de l'air : augmentation du nombre des globules rouges, de la quantité d'hémoglobine, de la capacité du sang à fixer l'oxygène; suractivité du processus nutritif et des échanges organiques, d'où augmentation de l'acide carbonique dans l'air expiré; accroissement permanent et inconscient de l'expansion inspiratoire du thorax, suractivité de la circulation cardiopulmonaire; diminution de la charge sanguine des poumons; accroissement de l'évaporation pulmonaire (d'où réfrigération du poumon et tendance à la dessiccation des lésions ulcéreuses).

Tous ces effets, ceux de la seconde série surtout, sont surbordonnés à l'altitude; tous concourent à neutraliser les effets de l'infection tuberculeuse, à faire disparaître l'infériorité fonctionnelle que le malade a peu à peu contractée, quand il ne l'a pas apportée en naissant. Mais ils ne peuvent être obtenus chez tous les malades et la cure d'altitude n'est indiquée que pour certaines catégories de tuberculeux. Les prédisposés héréditaires encore indemnes de localisations, les lymphatiques, les scrofuleux, les jeunes gens des deux sexes à tempérament atonique et obèse, en tireront un bénéfice certain ; — les phtisiques atteints de lésions au début, apyrétiques, ou n'ayant que des poussées de fièvre courtes et rares, ceux chez lesquels le mal a débuté par une pleurésie, ceux atteints de dyspepsie et de neurasthénie tuberculeuse, ont de grandes chances d'obtenir la guérison, ou tout au moins une amélioration sérieuse, pourvu que leur moral soit ferme, pourvu qu'ils sachent résister à l'influence déprimante de l'ennui, du froid, de l'isolement.

Mais on se gardera d'envoyer sur les hauteurs les malades atteints d'affections du cœur et des vaisseaux, d'hémophilie, d'asthme et d'emphysème ; on en dissuadera également les tuberculeux à forme éréthique, à réactions nerveuses désordonnées, les cas avec fièvre d'emblée, hémoptysies congestives, lésions broncho-pneumoniques étendues et consomption rapide ; l'existence d'une complication laryngée, d'une entérite ulcéreuse ou d'une néphrite avec albuminurie est une contre-indication encore plus formelle.

Enfin ni Davos ni Leysin ne peuvent être conseillés, pour l'hiver du moins, aux malades pusillanimes, à imagination vive, à volonté mobile et vacillante, dont le faible cerveau reflète la couleur du temps ; ceux-là, isolés dans la solitude arctique de la haute montagne, sont promptement envahis par l'ennui, doublé d'un vague effroi ; ils ont le mal du pays, perdent l'appétit, cessent de réagir et leur état s'aggrave rapidement ; une prompte fuite est leur seule ressource.

Une cure d'altitude étant décidée, il convient de la commencer avant l'automne, afin de ne pas avoir à subir en même temps deux acclimatements : à la raréfaction de l'air et à l'abaissement de la température.

Jaccoud conseille d'arriver dès l'été, de monter par étapes, et une fois installé dans la station qu'on a choisie, d'y rester été comme hiver, l'altitude exerçant son effet en toute saison. Il admet toutefois une interruption de séjour de deux mois au moment de la fonte des neiges.

Cures hygiéniques dans les établissements fermés. — Les stations d'altitude, plus encore que les stations méridionales, comportent mille dangers, surtout pour les tuberculeux, toujours disposés à passer de l'extrême découragement à l'extrême confiance, et à s'imaginer dès la moindre amélioration qu'ils sont guéris et peuvent faire impunément tout ce qui leur plaît. Il suffit parfois qu'un malade échappe, ne fût-ce qu'un instant, à la surveillance médicale, pour qu'on le voie compromettre, par une imprudence gratuite, les résultats obtenus par de longs mois de soins. Aussi, à Davos comme à Leysin, comme au Canigou, les principaux établissements destinés aux phtisiques ont-ils le caractère d'établissements fermés, c'est-à-dire de véritables maisons de santé, où le malade ne peut rester qu'à la condition de se soumettre à une discipline sévère et de s'abandonner entièrement à l'autorité du médecin.

L'idée première des *sanatoria* pour phtisiques appartient à Brehmer qui, en 1854, a fondé en Silésie le célèbre établissement de Gœrbersdorf, exclusivement destiné à la cure hygiénique de la tuberculose pulmonaire.

Parmi les nombreuses maisons similaires qui ont été organisées sur des plans analogues, il faut citer comme le modèle du genre celle de Falkenstein, située dans le Taunus, près de Francfort-sur-le-Mein, et dirigée par Dettweiler, élève de Brehmer.

Falkenstein n'est pas une station d'altitude : il est situé à 450 mètres seulement au-dessus du niveau de la mer, au milieu de forêts de chênes et de hêtres ; son climat est celui de l'Allemagne à cette latitude, c'est-à-dire qu'il est chaud et variable en été et que l'hiver il y a comme partout du vent, du brouillard, de la pluie, de la neige. Cependant les résultats qu'on y constate (25 p. 100 de guérisons définitives et 27 p. 100 de guérisons relatives) sont égaux, sinon supérieurs à ceux des stations hivernales les plus renommées.

Comment ces résultats sont-ils obtenus ? simplement, comme l'a démontré Dettweiler lui-même, par la mise en pratique *régulière* et *persévérante* de la thérapeutique hygiénique fondée sur les facteurs suivants : alimentation ; endurcissement de la peau et entraînement musculaire ; aération continue. Ces principes sont exactement ceux que nous avons développés au cours de ce chapitre, mais appliqués avec quelle suite et quelle méthode, tous ceux qui ont visité Falkenstein en peuvent témoigner.

L'établissement est situé au milieu d'un parc ; les chambres des malades, toutes exposées au midi, sont grandes et parfaitement ventilées. — Chaque matin à huit heures et quart, sauf prescription contraire, les pensionnaires doivent être réunis dans la salle à manger pour le premier déjeuner. Aussitôt après ils vont s'étendre dans une galerie ouverte, ou, si la température le permet, dans des kiosques disséminés au milieu du parc ; ils passent là toute la journée, sauf le temps des repas et celui de la promenade. Enveloppés dans leurs couvertures, ils lisent ou écrivent ; quelques-uns dorment ; d'autres causent à demi-voix. Ceux qui n'ont pas de fièvre restent ainsi étendus à l'air jusqu'à neuf ou dix heures du soir dans la galerie éclairée au gaz. Ils montent ensuite à leur chambre, dont la fenêtre est maintenue entr'-ouverte toute la nuit.

Le nombre et la composition des repas, la longueur des promenades, l'heure du lever et du coucher, sont réglés par le médecin, à l'autorité duquel chaque malade prend l'engagement d'obéir sans discussion, sous peine d'exclusion immédiate.

Le médecin-directeur ne néglige aucun détail : un de ses premiers soins est d'apprendre aux malades à respirer, à tousser. Rendre l'inspiration rare et profonde afin de dilater la poitrine, retenir la toux afin d'éviter les efforts inutiles jusqu'au moment où on sent le crachat se détacher, le rejeter alors avec force, telles sont les règles que les malades appliquent d'abord avec peine, puis sans s'en douter, à tel point qu'au milieu de plus de cent phtisiques, on entend à peine tousser (Daremberg).

Il est aisé de comprendre les résultats d'une telle cure : le malade soustrait à ses caprices, à ses préjugés, aux suggestions souvent funestes de son entourage, s'abandonne sans effort à une direction qui lui inspire confiance ; entraîné par l'exemple, il fait sans peine le sacrifice de tout ce qui lui est nuisible, et consacre toute son attention à suivre des préceptes dont il apprend à comprendre l'utilité.

L'amélioration survenue dans son état ne fait que le fortifier dans la bonne voie : sorti guéri de l'établissement, il a acquis assez d'expérience pour être à l'avenir son propre médecin, et pour défendre contre les rechutes sa·santé heureusement reconquise.

La conclusion s'impose : les déplacements coûteux, les séjours à la mer et à la montagne, les cures climatériques en pays lointain, tout cela peut être utile, mais n'est pas indispensable. Pour les malades peu aisés (et c'est le plus grand nombre), d'aussi bons résultats peuvent être obtenus par la cure d'air et de repos, pratiquée sous une direction médicale énergique dans un établissement salubre exclusivement réservé au traitement de la tuberculose. — Partout où dans une campagne saine, à l'air pur, se rencontre un versant de coteau bien exposé, au sol perméable, entouré de bois et protégé contre le vent, un tel établissement peut naître. Le jour où dans chaque province, à proximité de toutes les grandes villes, existera un sanatorium pour les phtisiques, la question du traitement de la tuberculose aura fait un pas décisif.

CHAPITRE IV

Traitement symptomatique.

Presque toujours, quand un malade atteint de tuberculose se décide à recourir au médecin, il existe déjà des lésions constituées, dont le développement détermine des troubles plus ou moins graves, tant généraux que fonctionnels.

Les moyens hygiéniques, si puissants qu'on les suppose, ne sont plus suffisants, d'abord parce que leur action est forcément lente, ensuite parce que trop souvent les circonstances s'opposent à ce qu'ils soient pratiqués d'une façon sérieuse. Conseiller une alimentation riche et variée, la vie au repos et au grand air, et les stations climatériques, est de peu d'utilité quand on a affaire à des malades peu fortunés, que la nécessité de gagner leur vie ou de surveiller leur foyer domestique retient dans un milieu qui ne comporte ni air pur, ni repos, ni régime reconstituant.

Le médecin n'est pas pour cela désarmé ; tout en faisant de son mieux pour améliorer l'hygiène, il peut et doit recourir aux agents médicamenteux proprement dits, pour combattre les symptômes pénibles et modérer les phénomènes réactionnels qui, en épuisant les forces, favorisent l'extension du processus tuberculeux.

§ 1er. — MOYENS TONIQUES ET RECONSTITUANTS

De tous les agents thérapeutiques, les reconstituants sont ceux dont l'indication est la plus nette et la plus générale ; en effet, la tuberculose se développe de préférence sur les organismes affaiblis, privés du stimulus habituel ; d'autre part, l'infection bacillaire, dès son début, ne manque jamais de déterminer une destruction globulaire importante, et un amaigrissement plus ou moins rapide : il y a donc nécessité urgente à tâcher de relever la nutrition.

Le *phosphate de chaux* est d'un emploi journalier dans toutes les formes de la maladie : chez les jeunes gens scrofuleux il fournit un aliment utile à la croissance retardée ou compromise ; chez les adultes atteints de lésions ulcéreuses du poumon, il répare les pertes en phosphore que le tuberculeux subit du fait de l'expectoration (Daremberg) et de la phosphaturie (Teissier). D'autre part, il peut contribuer à favoriser l'infiltration calcaire des tubercules du poumon et leur cicatrisation.

Au phosphate de chaux qui est peu absorbable et qui a l'inconvénient d'encombrer les voies digestives, on substitue volontiers le lactophosphate beaucoup plus soluble ; les enfants le prennent sous forme de sirop, à la dose de 10 à 30 grammes par jour, au commencement des repas.

Les hypophosphites, autrefois préconisés par Churchill qui en faisait le spécifique de la phtisie, sont d'un usage très avantageux à cause de leur solubilité parfaite, et de la facilité avec laquelle ils sont tolérés par l'estomac.

Nous prescrivons d'habitude l'hypophosphite de

soude, à la dose de 50 centigrammes par jour, en solution aqueuse :

Eau distillée . . . . 240 grammes.
Hypophosphite de soude   6   —
Une cuillerée à entremets avant chaque repas.

Les glycérophosphates de soude et de chaux, considérés, depuis les travaux d'Albert Robin, comme se rapprochant davantage de la composition des sels phosphoriques qui entrent dans la construction des tissus vivants, sont préférés par quelques médecins. On les donne, soit sous forme granulée, soit en solution gazeuse, aux mêmes doses que les hypophosphites.

Indépendamment de leur action reconstituante sur les tissus, les composés phosphorés (et notamment le phosphate de soude) semblent avoir une influence tonique très marquée sur les centres nerveux. Aussi sont-ils particulièrement indiqués chez les tuberculeux neurasthéniques, chez les individus, si nombreux dans les grandes villes, qui ont subi l'infection tuberculeuse à la faveur du surmenage cérébral. La meilleure façon d'administrer le phosphate chez ces malades est l'injection sous-cutanée de la solution suivante due à Luton :

Eau distillée. . . . . 20 grammes.
Phosphate de soude   1   —
Sulfate de soude.   2   —
F. s. a. solution stérilisée.

X à XX gouttes tous les jours ou tous les deux jours dans la paroi abdominale.

L'effet sédatif et reconstituant de ces injections est manifeste et d'autant plus précieux qu'elles sont peu douloureuses et parfaitement supportées par

les malades, dont on ménage ainsi les voies digestives.

L'*arsenic* très employé dès l'antiquité par Dioscoride dans les états consomptifs, oublié ensuite pendant de longs siècles, a été remis en honneur par
Trousseau et Moutard-Martin, et constitue un des
médicaments les plus employés dans la tuberculose ;
non qu'il soit doué de propriétés parasiticides comme
le voulait Buchner, mais parce qu'il jouit de la triple
propriété de stimuler l'innervation organique, de
calmer la dyspnée en facilitant l'expansion du poumon, enfin de favoriser l'embonpoint en développ-
pant l'appétit, et en ralentissant la désassimilation,
presque toujours trop active chez le tuberculeux.

On prescrit habituellement l'acide arsénieux sous
la forme de granules titrés à un milligramme, dits
granules de Dioscorides. Ces pilules, qui se dissolvent
très lentement dans l'intestin, n'irritent pas l'estomac
comme le font trop souvent les préparations solubles.

La liqueur de Fowler (solution d'arsénite de potasse
au centième) n'a d'autre avantage que son dosage
facile ; à la dose de 6 à 10 gouttes par jour, elle
produit souvent de la pesanteur gastrique, avec sen-
sations de brûlure qui obligent à l'interrompre.

L'arséniate de soude est moins actif, mais aussi
moins irritant pour la muqueuse digestive. On le
prescrit à la dose de 4 à 10 milligrammes par jour.
On peut fort bien l'associer à l'hypophosphite :

```
Eau distillée. . . . . . . . . . . .   240 grammes.
Hypophosphite de soude . . . . . .     6      —
Arséniate de soude. . . . . . . . .    0,10 centigr.
```
Une cuillerée à entremets avant chaque repas.

Nous faisons fréquemment usage des injections

sous-cutanées phospho-arsenicales, pratiquées avec
la solution suivante :

        Eau distillée. . . . . 20 grammes.
        Phosphate de soude 1   —
        Sulfate de soude 2   —
        Arséniate de soude. . . . . 0,20 centigr.

A la dose de 10, 20 et même 30 gouttes par jour
(soit 15 milligrammes d'arséniate de soude), ces
injections sont bien tolérées et produisent, notamment chez les sujets affaiblis par une poussée aiguë,
un relèvement surprenant des forces.

Les préparations arsenicales sont indiquées dans
presque toutes les formes de la tuberculose ; elles
conviennent surtout aux malades arthritiques et nerveux, atteints de phtisie pulmonaire au premier ou au
deuxième degré, avec lésions étendues et amaigrissement rapide : les seuls obstacles à leur emploi sont
l'état fébrile continu et l'intolérance des voies digestives ; encore peut-on tourner cette dernière difficulté
en employant les injections sous-cutanées.

Quelques médecins, à l'exemple de Guéneau de
Mussy, préfèrent aux préparations pharmaceutiques
l'eau arsenicale naturelle de La Bourboule qui contient environ 13 milligrammes d'acide arsénieux par
litre. On la prend par quarts de verre avant les
repas, ou le matin dans du lait.

L'action de l'arsenic étant cumulative, il est bon de
n'en pas trop prolonger l'usage et d'interrompre par
exemple au bout de six semaines, pour reprendre,
après quinze jours d'intervalle. On continuera ainsi
pendant un an, ou même davantage, dans les cas de
phtisie chronique.

Le *fer* semble à première vue très indiqué dans la

8.

tuberculose, maladie anémiante s'il en fut, dont un des symptômes les plus précoces et les plus constants est l'appauvrissement du liquide sanguin, la diminution du nombre des globules rouges et de la valeur globulaire.

Malheureusement, le fer n'est pas seulement l'élément principal de la rénovation des hématies : c'est encore et surtout un excitant de la circulation et du système nerveux. Comme l'a montré Trousseau, les préparations ferrugineuses administrées sans précaution aux jeunes sujets atteints d'un début de tuberculose pulmonaire, provoquent souvent une réaction congestive qui peut aller jusqu'à l'hémoptysie. Chez les jeunes filles atteintes de cette forme anémique de phtisie qu'on a nommée fausse chlorose, en raison de sa ressemblance avec la chlorose vraie, le fer réveille, il est vrai, les couleurs, et fait cesser l'aménorrhée, mais détermine en même temps un état d'éréthisme cardio-vasculaire qui se traduit par des palpitations, de la dyspnée, des métrorrhagies, et à la suite duquel les lésions pulmonaires, jusqu'alors circonscrites et latentes, prennent tout à coup une allure rapidement progressive.

Il en est autrement chez les scrofuleux et dans les diverses formes de la tuberculose locale, surtout dans celles qui atteignent l'appareil ganglionnaire. Ici le fer, en même temps qu'il relève l'état général, semble exercer une action résolutive puissante sur les ganglions chroniquement engorgés. On le prescrit surtout associé à l'iode sous la forme de sirop ou de pilules d'iodure de fer : les pilules dites de Blancard renferment chacune 5 centigrammes de protoiodure de fer ; il suffit d'en ordonner deux par jour.

Le *chlorure de sodium*, considéré autrefois par Amédée Latour comme un spécifique de la tuberculose, ne mérite pas cette réputation qui repose sur des faits mal interprétés : sans vouloir nier que le sel marin ne soit très nécessaire aux tuberculeux, et ne contribue dans une certaine mesure au relèvement des forces qu'on obtient par l'alimentation, nous croyons avec tous les contemporains que cette action n'a rien de spécial, et qu'il n'est pas nécessaire d'alimenter les malades comme le faisait Latour avec du lait d'une chèvre soumise à l'usage intensif du chlorure de sodium. Une tasse de lait de vache salé et sucré, prise chaque jour, produit exactement le même effet.

Les eaux chlorurées sodiques fortes, notamment celles de Salies-de-Béarn, de Bex, de Salins-du-Jura, sont quelquefois employées à l'extérieur, comme moyen tonique et résolutif dans les tuberculoses locales ; l'eau de mer en bains et en douches semble aussi exercer, concurremment avec l'air marin, une action favorable dans les cas de ce genre. — Mais il en est un peu du traitement externe par les bains salés, comme du traitement interne par les ferrugineux : il détermine une excitation circulatoire et nerveuse qui n'est pas toujours facile à maîtriser, et qui, si elle est excessive, peut, en mobilisant un foyer tuberculeux enkysté, transformer une lésion locale et torpide en tuberculose aiguë généralisée.

L'*huile de foie de morue* n'a pas ces inconvénients : administrée à la dose de deux à quatre cuillerées à bouche par jour, elle constitue en même temps qu'un aliment très utile un médicament tonique de premier ordre. Chez les enfants et les jeunes gens surtout, et en général chez les sujets qui n'ont ni fièvre ni troubles digestifs, l'huile de foie de morue, au double point de vue du relèvement de l'embonpoint et de la résolution des engorgements atoniques, produit des résultats qu'on n'obtient par aucun autre traitement. Son action, qu'on a voulu attribuer aux traces d'iode et de brome qu'elle renferme, paraît tout simplement due aux corps gras dont elle est presque entièrement composée ; sa supériorité, au point de vue alimentaire, sur le beurre et les autres graisses, semble liée à la présence des ferments d'origine hépatique qui la rendent facilement digestible.

L'huile de foie de morue doit être administrée le matin à jeun. Parmi les diverses qualités, il faut donner la préférence à l'huile blonde. Sa saveur nauséabonde est souvent un obstacle ; les enfants s'y accoutument, il est vrai, assez facilement et finissent par la prendre avec plaisir, mais il n'en est pas de même des adultes. On fabrique des capsules gélatineuses qui permettent d'avaler l'huile sans en percevoir l'odeur ni le goût ; malheureusement, ces capsules pèsent souvent sur l'estomac, et d'ailleurs il en faudrait prendre un très grand nombre pour arriver à une dose suffisante. Mieux vaut se laver la bouche à l'eau dentifrice avant d'absorber l'huile, et prendre aussitôt après une petite dose de vin de quinquina, dont l'amertume efface la sensation nauséeuse.

Chez les enfants soumis à l'usage de l'huile de foie de morue, il faut surveiller les selles chaque jour, et interrompre le traitement quand il se produit des selles grasses ou de la diarrhée. Pour les jeunes enfants, dont la dentition n'est pas terminée, on suspend tout à fait l'huile de foie de morue pendant les mois d'été.

C'est par une vue de l'esprit que certains auteurs ont proposé la *glycérine* comme succédané de l'huile de foie de morue. La glycérine n'est pas un corps gras, mais un alcool polyatomique, et, si elle agit, c'est à la façon d'un alcool, c'est-à-dire comme agent d'épargne. Mais la glycérine est encore plus difficile à faire accepter que l'huile de foie de morue, et son utilité étant moindre, si elle est mal tolérée, on évitera d'insister.

Quant à *l'alcool* proprement dit, il n'est réellement indiqué que chez les fébricitants qui ne mangent pas, et aussi à très petite dose chez les tuberculeux accoutumés d'ancienne date à l'usage des liqueurs fortes, et pour qui le petit verre d'eau-de-vie est devenu le stimulant nécessaire. Dans tous les autres cas, il vaut mieux ne pas le prescrire, d'autant plus que la maladie est longue, et que, dans ces conditions, l'usage une fois essayé de l'alcool risque de dégénérer en habitude.

§ 2. — MOYENS ANTI-CATARRHAUX

Après l'anémie tuberculeuse, le catarrhe bronchique est le symptôme le plus fréquemment observé surtout dans les formes communes de la tuberculose acquise : les voies respiratoires, envahies les premières par le bacille spécifique, sont le siège d'une réaction inflammatoire qui se traduit par de l'hyperhémie d'abord, puis par de l'hypersécrétion glandulaire et de la desquamation épithéliale ; d'où l'expectoration.

Celle-ci affaiblit les malades et contribue, dans la plus large mesure, à disséminer le germe morbide ; d'autre part, elle exige, pour être évacuée, des efforts de toux qui redoublent à leur tour l'irritation bronchique et secouent le diaphragme jusqu'à provoquer le vomissement.

Parmi les moyens dirigés contre le catarrhe, les *balsamiques* tiennent le premier rang, et leur action antiseptique les fait rechercher davantage depuis que l'on connaît la nature infectieuse du catarrhe tuberculeux. Mais ils ne conviennent pas à tous les malades : dans les formes éréthiques et congestives, ils doivent être évités, ou du moins on ne doit les prescrire qu'avec une extrême prudence, en les associant aux opiacés ; dans les formes torpides, au contraire, ils font merveille.

Leurs indications sont, en somme, les mêmes que celles de la *créosote*, qui peut être considérée, indépendamment de son rôle antibacillaire, comme le plus puissant des balsamiques.

L'*essence de térébenthine* est souvent employée, surtout dans la phtisie chronique à forme bronchique, avec expectoration épaisse et abondante ; elle est aussi très indiquée dans le catarrhe tuberculeux de la vessie. On la donne en capsules de 15 centigrammes, à la dose de deux à six capsules par jour, selon la susceptibilité des voies digestives. Chez beaucoup de malades, elle provoque de la pesanteur d'estomac, des renvois gazeux qui obligent à interrompre fréquemment le remède.

La *terpine*, ou hydrate de térébenthine, introduite dans la thérapeutique des voies respiratoires par Lépine et Germain Sée, est mieux supportée ; on la prescrit en général sous forme pilulaire à la dose de

20 à 50 centigrammes par jour. Pour les enfants et les personnes assez nombreuses qui ne peuvent avaler les pilules, on donne la terpine pulvérisée en suspension dans un sirop, avec la précaution d'agiter la bouteille avant de verser, car ce médicament est peu soluble.

Le *baume de tolu*, assez peu actif, est surtout employé, sous forme de sirop, à édulcorer les potions.

Le *goudron* de bois, dit goudron de Norvège, un peu délaissé aujourd'hui, a été longtemps très usité dans le traitement du catarrhe tuberculeux. Louis, Chomel et leurs élèves soumettaient les malades à l'inhalation permanente des vapeurs de goudron, obtenues soit au moyen du petit appareil appelé goudronnière, soit plus simplement en plaçant dans les coins de la chambre à coucher, sous les meubles, deux ou trois assiettes remplies de goudron liquide, qu'on remuait de temps en temps pour l'empêcher de se dessécher. Cette pratique est recommandable, surtout dans les milieux où l'air est impur et difficile à renouveler, ce qui est le cas dans beaucoup d'habitations urbaines. D'autre part, beaucoup de médecins prescrivent le goudron à l'intérieur, soit en solution dans l'eau, soit en capsules où on l'associe au baume de Tolu et à la créosote : son action est la même que celle des médicaments précédents.

A côté des balsamiques se placent les *expectorants*, tels que l'*ipéca* et surtout le *kermès*, dont l'action est souvent indiquée dans les poussées de bronchite et de broncho-pneumonie, si fréquentes chez les tuberculeux. En pareil cas, les petites bronches sont remplies d'une sécrétion muco-purulente visqueuse et tenace, dont le malade, en dépit d'efforts continuels, ne peut se débarrasser. L'action du kermès, en excitant la sécrétion des glandes bronchiques, fluidifie les exsudats et facilite l'expectoration.

On l'administre soit en pastilles d'un centigramme, données d'heure en heure, soit en potion à la dose de 10 à 25 centigrammes par jour :

Julep gommeux	80 grammes.
Sirop de Tolu . . . ⎫ àà	25 —
Alcoolat de mélisse ⎭	
Kermès minéral.	0,15 centigr.

Par cuillerées à entremets toutes les deux heures à distance des repas.

S'il se produit des vomissements, on suspend le médicament, puis on reprend à dose plus faible.

L'*apomorphine*, très employée en Allemagne et en Russie, est considérée par Murrell comme le meilleur des expectorants. Sa dose est de 1 à 3 centigrammes par jour dans une potion simple, qui sera prise par cuillerées toutes les deux heures.

L'action anti-catarrhale des *eaux sulfureuses* naturelles est depuis longtemps démontrée ; ces eaux paraissent agir, comme les balsamiques, par substitution, c'est-à-dire en provoquant par l'élimination des principes actifs qu'elles renferment, un certain degré d'excitation sécrétoire des glandes bronchiques, une multiplication plus active des épithéliums glandulaires, suivie d'une desquamation qui déterge les surfaces, nettoie les culs-de-sac et favorise la cicatrisation des points ulcérés.

Les eaux sulfureuses sont innombrables, et la France, en particulier, possède une série très complète de sources de cette catégorie, les unes chaudes (Eaux-Bonnes, Cauterets, Bagnères-de-Luchon, Amélie-les-Bains, Saint-Honoré), les autres froides (Enghien, Pierrefonds, Allevard, Challes). On les divise un peu théoriquement en sulfurées sodiques et sulfurées calciques, et les hydrologues se sont évertués à établir entre elles des divisions infinies, correspondant à des nuances d'indication thérapeutique dans lesquelles l'appréciation individuelle tient presque toujours la plus grande place.

Administrées en boisson, loin de la source, les eaux sulfureuses ont à peu près toutes la même action et peuvent être employées indifféremment. On les prescrit mélangées avec leur volume de lait chaud, et la dose ordinaire est d'un demi-verre matin et soir. Ainsi administrées, les eaux d'Enghien, de Bonnes, de Challes, de Labassère (ce sont les plus usitées) produisent dans les cas favorables une modification rapide des crachats qui, de verdâtres et visqueux, deviennent jaunes, puis incolores et fluides ; leur abondance, d'abord accrue, diminue ensuite promptement. Il y a en même temps une sédation très marquée de la toux et des symptômes de laryngo-trachéite qui accompagnent d'ordinaire le catarrhe tuberculeux.

Les *cures thermales sulfureuses* fréquemment conseillées dans la tuberculose sont beaucoup plus actives, mais aussi plus dangereuses. Les sujets jeunes à tempérament lymphatique, à nutrition plutôt ralentie, ceux qui sont atteints de manifestations cutanées, muqueuses ou ganglionnaires à marche torpide, ceux encore qui sont affectés d'une phtisie apyrétique, sans tendance congestive, se trouvent souvent à merveille d'une saison à Eaux-Bonnes, à Cauterets, ou même à Saint-Honoré. L'influence des bains, des inhalations, des pulvérisations combinées avec l'usage interne des eaux, produit une stimulation active de la circulation et de la nutrition dans les parties malades, favorise la résolution des engorgements inflammatoires, l'élimination des débris épithéliaux mortifiés, la résorption des dépôts caséeux.

La plupart des eaux thermales sulfureuses étant situées en pays de montagnes, ces effets favorables sont complétés par l'action tonique de l'air pur et par l'entraînement respiratoire qui résulte d'une activité physique plus grande dans une atmosphère légèrement raréfiée par l'altitude.

Mais pour les tuberculeux fébricitants, ou disposés aux hémoptysies, pour ceux dont les lésions affectent une marche extensive, pour ceux qui, ayant passé l'âge moyen de la vie, présentent un certain degré d'artério-sclérose, les eaux sulfureuses sont absolument contre-indiquées, leur action ne peut être que funeste, en donnant un coup de fouet à la maladie, en développant la congestion péri-tuberculeuse qui prépare les voies à l'invasion bacillaire : le médecin, qui en pareil cas les conseille ou les tolère, assume la plus grave responsabilité.

Les *eaux thermales arsenicales* telles que la Bourboule et surtout le Mont-Dore, que beaucoup de médecins préconisent aussi contre le catarrhe des tuberculeux, sont beaucoup moins excitantes, et par conséquent moins dangereuses que les précédentes. On y envoie de préférence les tuberculeux arthritiques, ceux qui, nés de parents goutteux, sujets eux-mêmes aux diverses manifestations du rhumatisme viscéral, ont contracté accidentellement la maladie à la suite d'une inflammation chronique des voies aériennes supérieures, telle que la pharyngo-laryngite glanduleuse. Chez ces malades, si la tendance congestive et hémoptoïque fait rarement défaut, il existe, en revanche, une disposition des tissus à la sclérose, qui ralentit et limite l'extension des lésions.

L'influence sédative des eaux du Mont-Dore peut, dans les périodes initiales surtout, empêcher le développement du catarrhe bronchique, et en même temps agir favorablement sur l'élément asthmatique qui, chez ces malades, vient souvent compliquer la tuberculisation pulmonaire.

Des résultats analogues peuvent être obtenus dans beaucoup d'autres stations qui joignent comme les précédentes, à des propriétés calmantes, l'influence d'un air pur et d'un climat sain. Mais les eaux thermales, même les plus anodines, même les moins minéralisées, sont toujours, dans le traitement de la tuberculose, une arme à deux tranchants. Leurs bons effets théoriques sont souvent plus que compensés par les inconvénients de toute sorte qu'entraine forcément une cure hydrothermale pour des malades aussi délicats, aussi sensibles au moindre changement de température, que le sont la plupart des tuberculeux. Leur usage doit rester exceptionnel, et limité à certains cas choisis avec soin.

Parmi les moyens thérapeutiques dirigés contre le catarrhe, nous devons encore citer les *béchiques* et les *calmants*, qui, en modérant la toux, combattent indirectement l'irritation bronchique.

Les *opiacés*, sous toutes leurs formes, trouvent ici leur indication, surtout chez les malades éréthiques, atteints d'hyperesthésie de la muqueuse respiratoire, chez lesquels la toux, hors de proportion avec le catarrhe, est quinteuse, incessante, et provoque parfois le vomissement.

Le sirop de codéine, associé ou non à l'eau de laurier-cerise, est un calmant efficace, et produit moins facilement la constipation que les autres préparations à base d'opium :

Sirop de codéine. . . . . 100 grammes.
Eau distillée de laurier-cerise. . . . 20 —
Une cuillerée à café avant chaque repas.

Quand la toux prend le caractère spasmodique, on se trouve bien d'associer la belladone à l'opium, et de fractionner les doses :

Extrait thébaïque } ââ . . . . . 1 centigramme
Extrait de belladone }
Pour un granule.
En prendre un toutes les trois heures.

On peut, chez les sujets qui ne tolèrent pas la belladone, remplacer celle-ci par la jusquiame, un peu moins active.

Dans le même but de calmer la toux spasmodique des tuberculeux, on a préconisé les sels de *cérium*, notamment l'oxalate et le valérianate. Cheesman, de New-York, administre l'oxalate de cérium à la dose de 50 centigrammes ou 1 gramme, répétée trois fois par jour ; d'après ses expériences, ce médicament calmerait très bien la toux, sans produire d'effets collatéraux fâcheux.

§ 3. — MOYENS DÉCONGESTIONNANTS

Les cliniciens ont comparé depuis longtemps le tubercule à une épine enfoncé dans les tissus, qui provoque par sa présence une hypérémie de voisinage, fréquemment suivie d'inflammation ou d'hémorrhagie. On s'explique mieux la filiation des phénomènes depuis qu'on sait que le bacille sécrète une toxine vaso-dilatatrice (ectasine de Bouchard) qui produit l'afflux du sang dans les capillaires paralysés, et favorise l'exsudation du sérum et la diapédèse des globules blancs à travers leurs parois.

La congestion péri-tuberculeuse est l'agent le plus puissant de l'extension, et de la dissémination du processus tuberculeux ; c'est de tous les éléments morbides celui qu'il faut combattre avec le plus d'énergie ; c'est aussi celui qui offre le plus de prise à la thérapeutique.

Les *vomitifs* ont une action décongestionnante très efficace, mais de courte durée ; ils ont l'inconvénient de fatiguer beaucoup les malades : aussi doit-on les réserver aux cas urgents dans lesquels il importe d'agir vite. Au début ou dans le cours de la phtisie chronique, lorsqu'il se produit une poussée congestive aiguë avec dyspnée vive et hémoptysie abondante, on administrera l'*ipéca*, selon la pratique de Trousseau et de Peter, à la dose de 1 à 2 grammes de poudre, par paquets de 50 centigrammes délayés dans un demi-verre d'eau chaude.

Sous l'influence de l'état nauséeux, il se produit une vaso-constriction réflexe très énergique ; en même temps les efforts de vomissement débarrassent les voïes bronchiques du sang épanché ; secondairement il se produit une sudation abondante avec détente du pouls et de l'orgasme circulatoire.

Le *tartre stibié* administré à dose fractionnée, selon le conseil de Monneret et de Fonssagrives, a une action analogue, mais plus prolongée. Il convient aux cas de broncho-pneumonie congestive diffuse, avec fièvre, qu'on observe parfois au début de la phtisie galopante ; l'usage est de l'associer à l'opium afin de modérer les effets sur les voies digestives. La potion suivante donne de bons résultats :

<pre>
Julep gommeux. . . . .   100 grammes.
Sirop diacode.   25   —
Tartre stibié . . . .   0,10 centigr.
</pre>

Par cuillerées à bouche toutes les deux ou trois heures.

Ce traitement, pour être efficace, doit être continué plusieurs jours, pendant lesquels le malade est maintenu au lit, et alimenté seulement avec du bouillon et du lait. Pour éviter les vomissements, on ne le fait boire qu'une heure après chaque cuillerée de potion. Souvent, sous l'influence de la médication stibiée, les signes de congestion diffuse disparaissent rapidement, la fièvre tombe et les lésions se localisent. On cesse alors l'émétique, qu'on remplace par le kermès ou un autre expectorant moins irritant pour les voies digestives.

L'*ergot de seigle*, l'*hamamelis virginica*, semblent au contraire agir par vaso-constriction directe : leurs effets peuvent être favorables dans les cas de tuberculose chronique à poussées congestives périodiques, forme assez fréquente chez les jeunes filles. La congestion pulmonaire peut accompagner la fluxion cataméniale ou remplacer celle-ci ; dans les deux cas, on prescrira la teinture d'hamamelis à la dose de vingt gouttes par jour (prises en deux fois avant les repas), ou bien la solution d'ergotinine au millième (solution hypodermique de Tanret) ; cette dernière préparation est très active, et il convient de ne pas dépasser trois à cinq gouttes matin et soir. Le médicament sera continué pendant cinq ou six jours au plus et repris à l'approche de l'époque suivante.

La *digitale* a une action moins directe, mais peut cependant être utile chez les sujets qui ont de violentes palpitations cardiaques et un éréthisme vasculaire exagéré, avec ou sans fièvre. Elle agit comme sédatif de la circulation générale.

On emploiera la teinture de digitale, facile à doser et à conserver; on ne dépassera pas la dose de 10 à 15 gouttes par jour.

Les *révulsifs* doivent être comptés parmi les plus précieux moyens dont la clinique dispose contre la congestion péri-tuberculeuse.

Le *sinapisme* de farine de moutarde, le *cataplasme sinapisé*, trouvent leur indication dans les cas légers, lorsque l'état fluxionnaire du poumon se traduit seulement par des douleurs thoraciques, par une toux plus fréquente et un peu de dyspnée. Chez les malades très nerveux, on peut remplacer ces moyens par la *compresse échauffante*, préparée au moyen d'un large morceau de gaze plié en plusieurs doubles, imbibé d'eau tiède ou froide, qu'on applique au point douloureux et qu'on recouvre d'un taffetas gommé et d'une couche d'ouate; il se produit un échauffement rapide de la peau et une sudation locale presque toujours suivie de soulagement.

Les *ventouses sèches*, appliquées en grand nombre sur la poitrine et le dos, sont à conseiller dans l'hémoptysie : leur action est très marquée dans les formes congestives de la phtisie des arthritiques, qui sont pris d'un crachement de sang et d'un accès de fièvre à l'occasion d'une indigestion, d'une fatigue, d'une émotion morale, ou du plus léger refroidissement.

Les *badigeonnages de teinture d'iode* ont une double action, révulsive et résolutive. Répétés de façon à provoquer une desquamation intense, ils rendent de grands services dans les formes chroniques de la tuberculose pulmonaire ou péritonéale, dans les pleurésies sèches avec adhérences, et surtout dans les tuberculoses externes, cutanées, articulaires ou ganglionnaires.

Les *badigeonnages de collodion* sont conseillés par Potain et d'autres auteurs dans le traitement de la péritonite subaiguë ; ils semblent agir moins comme révulsif que comme moyen de compression, capable d'immobiliser dans une certaine mesure les anses intestinales et de prévenir ainsi l'extension de la péritonite.

Les *vésicatoires* sont d'une grande utilité dans presque toutes les formes de la tuberculose.

Cette vérité était universellement reconnue en France il y a dix ans ; cependant la mode aujourd'hui condamne le vésicatoire, au moment même où son action, qui n'était qu'empiriquement constatée, est démontrée et expliquée par la pathologie expérimentale (François Franck), au moment même où l'école allemande et autrichienne qui le rejetait aussi énergiquement que les émissions sanguines, commence à y revenir.

On reproche aux vésicatoires de causer de la douleur et de l'insomnie, d'épuiser le système nerveux, de favoriser l'infection locale, enfin de provoquer la cystite cantharidienne et l'albuminurie. — Ces accidents sont exceptionnels, et presque négligeables en présence des cas très nombreux où les vésicatoires sont parfaitement tolérés et rendent les plus grands services. Ils peuvent d'ailleurs être évités :

on aura soin pour cela de ne pas appliquer de vésicatoires trop grands (8 centimètres de diamètre au plus), de protéger la peau contre les irritations mécaniques, d'enlever l'emplâtre dès qu'il a produit son effet, et de panser l'ampoule avec un topique gras, non irritant, tel que le cérat frais, qui ne macère pas la peau comme fait la vaseline, et qui favorise la reproduction rapide de l'épiderme.

Les vésicatoires sont surtout indiqués dans la phtisie commune, avec infiltration tuberculeuse limitée aux sommets, dans les poussées bronchopneumoniques subaiguës, dans la pleurésie sèche péri-tuberculeuse ; ils sont également très utiles dans la péritonite chronique, et dans la synovite articulaire avec épanchement. — Presque toujours dans ces cas l'application du vésicatoire est suivie d'une détente dans l'état local, d'une diminution plus ou moins marquée des phénomènes congestifs et inflammatoires, appréciable par les signes physiques.

Il convient de réitérer les vésicatoires à des intervalles assez courts. En cas de tuberculose limitée aux sommets, on prescrit tous les huit jours un vésicatoire de 6 centimètres, sur l'épaule droite ou l'épaule gauche, alternativement en avant et en arrière. De cette façon un mois s'écoule avant qu'on revienne à la même région et la peau a le temps de se refaire.

Les *pointes de feu*, appliquées à l'aide du thermocautère, sont aussi un révulsif excellent ; leur action, moins énergique que celle du vésicatoire, a l'avantage d'être plus rapide et de persister plus longtemps ; en outre, on peut les appliquer dans n'importe quelle région, sur une surface étendue ou circonscrite. Elles

9.

ont toutefois un inconvénient : celui de laisser des traces indélébiles ; en outre, la vue du cautère rougi à blanc émotionne certains malades nerveux, au point de provoquer des palpitations violentes, des lipothymies, et même des syncopes. Chez les enfants, chez les jeunes femmes (surtout quand il s'agit des régions sous-claviculaires), mieux vaut s'en tenir aux vésicatoires.

Quant aux *cautères* à la pâte de Vienne, autrefois très usités, ils constituent le plus puissant des révulsifs, mais l'inconvénient d'entretenir chez le tuberculeux un foyer de suppuration, et par conséquent d'infection, est trop grand pour qu'on soit tenté d'y recourir.

§ 4. — MOYENS ANTI-PYRÉTIQUES ET ANTI-SUDORAUX

La fièvre est chez le tuberculeux un des phénomènes les plus nuisibles en même temps qu'un des symptômes les plus graves. Elle est liée tantôt à la dissémination des bacilles et à leur multiplication dans l'organisme (fièvre d'invasion), tantôt à la résorption des produits toxiques fabriqués par l'agent pathogène et par les micro-organismes vulgaires qui, dans le poumon surtout, viennent seconder son action destructive (fièvre de résorption).

Quelle que soit son origine, la fièvre en tant que symptôme doit être combattue, car chacun des troubles fonctionnels qu'elle entraîne : suractivité du cœur, de la respiration, des combustions organiques, excitation du système nerveux, sueurs profuses, insomnie, est une cause nouvelle de débilitation pour l'organisme déjà affaibli.

Le *sulfate de quinine* est le premier moyen à

essayer, surtout dans les formes aiguës de la tuberculose. Il faut, pour obtenir un résultat, employer des doses massives : $1^{gr},50$ ou même 2 grammes donnés dans la matinée, par cachets de 50 centigrammes, à une demi-heure d'intervalle, pour prévenir ou modérer l'exacerbation fébrile du soir. Si on redoute les vomissements, on ajoute à chaque cachet de quinine deux ou trois gouttes de laudanum de Sydenham. On continue les mêmes doses trois jours de suite, puis on suspend le médicament pour le reprendre, si c'est nécessaire, après deux ou trois jours de repos.

Le sulfate de quinine à forte dose provoque souvent vers la deuxième ou la troisième heure après qu'il a été pris, des symptômes d'excitation circulatoire vive qui se traduisent par de la toux quinteuse, de la dyspnée, et de la rougeur de la face ; dans d'autres cas, il détermine un peu d'excitation délirante.

Chez les malades nerveux ou disposés aux hémoptysies, on pourra le remplacer par le *bromhydrate de quinine* aux mêmes doses.

Souvent les préparations de quinine échouent ou sont mal supportées, notamment chez les tuberculeux arrivés à la période de consomption. L'*antipyrine* doit être alors essayée. On peut appliquer la formule de Daremberg, qui prescrit 50 centigrammes ou 1 gramme d'antipyrine une heure avant le début de l'accès, et répète cette dose toutes les fois qu'en une heure le thermomètre aura monté de plus de trois dixièmes de degré.

Cette formule a l'inconvénient de nécessiter une thermométrie continuelle qui fatigue beaucoup le malade. Nous nous sommes bien trouvé, dans beaucoup de cas, de la méthode suivante : donner dès le matin 50 centigrammes ou 1 gramme d'antipyrine, associé à 25 centigrammes de bromhydrate de quinine ; répéter la même dose à midi et à trois heures.

Si l'antipyrine à la dose de 3 grammes par jour ne modère pas sensiblement l'accès fébrile, nous ne conseillons pas d'en donner davantage. On arrive sans cela très rapidement à l'intolérance gastrique, et, de plus, on provoque des éruptions cutanées très désagréables, surtout pour les malades en proie aux sueurs profuses, comme le sont la plupart des tuberculeux fébricitants.

Ces éruptions se produisent quelquefois dès la première dose d'antipyrine chez certains individus prédisposés ; on essaiera alors la *phénacétine* ou l'*antifébrine* à dose moitié moindre (50 centigrammes en un cachet répété trois fois par jour).

Danziger a préconisé l'*acétate de thalline* ; on l'administre à doses fractionnées, en pilules. On commence par 8 centigrammes, d'heure en heure ; chaque jour, on augmente les doses de 1 centigramme jusqu'à effet utile. On ne dépassera pas 20 centigrammes par heure. En cas d'affection cardiaque ou de néphrite, la thalline est contre-indiquée.

Chez certains malades dont l'estomac est particulièrement rebelle, on est obligé de renoncer à tous ces moyens. Reste alors la ressource de combattre la fièvre indirectement par l'aération, les lotions froides, et la digitale.

Chez beaucoup de malades atteints de phtisie pulmonaire en voie de ramollissement, avec accès fébriles revenant chaque soir, l'institution de la *cure à l'air* et au repos, telle que nous l'avons décrite au chapitre précédent, a suffi pour enrayer rapidement la fièvre. Chez les malades arrivés à la période consomptive, l'aération, sans donner toujours d'aussï bons résultats, procure un soulagement réel. Loin d'être une contre-indication, l'état fébrile rend l'ouverture des fenêtres moins dangereuse, vu la résistance que le fébricitant oppose au refroidissement.

Les *lotions fraîches* faites deux ou trois fois par jour, très rapidement, avec une grosse éponge imbibée d'eau et de vinaigre aromatique, soulagent beaucoup le malade, étanchent les sueurs et font cesser les démangeaisons.

La *digitale*, en teinture ou sous forme de digitaline, calme l'action du cœur qui est désordonnée et tumultueuse ; en cas de palpitations pénibles, on peut y associer une dose modérée de bromure de potassium.

On a conseillé, comme moyen d'abaisser la température, les *badigeonnages de gaïacol sur le thorax* (Sciolla, Stolzenburg). Une onction pratiquée avec 2 grammes de gaïacol liquide (gaïacol impur du commerce) détermine au bout d'une heure une chute rapide de la température qui de 39 ou 40° peut tomber à 37° et même au-dessous. Mais Bard, Courmont, Meibaum, ont fait voir que cette dépression thermique ne présente aucun avantage : au bout de quelques heures, la température remonte aussi haut qu'auparavant. De plus, chez les malades porteurs de cavernes, la répétition des badigeonnages détermine du refroidissement des extrémités avec sueurs abondantes, assoupissement, collapsus, et parfois mort en quelques heures. Ce moyen est donc à rejeter absolument.

Loin de déprimer les centres nerveux chez le tuberculeux fébricitant, il convient d'employer les *toniques*. Brehmer à Gœrbersdorf combat la fièvre vespérale en faisant prendre aux malades 150 grammes de vin de Hongrie avant l'accès. Dans le cas de fièvre hectique, il administre un verre de vin avant le début du frisson et un autre une demi-heure après.

Les sueurs des tuberculeux peuvent être sous la dépendance de la fièvre dont elles accompagnent le dernier stade ; d'autres fois, elles sont provoquées par le sommeil, ou se montrent comme un des symptômes de la fièvre hectique (sueurs colliquatives).

Les moyens conseillés contre les sueurs des phtisiques sont fort nombreux ; quelques-uns seulement ont une réelle valeur ; encore s'épuisent-ils vite, et il faut souvent changer de médicament.

Le *sulfate d'atropine* (Sydney-Ringer, Vulpian) est un des moyens anti-sudoraux les plus efficaces. On donne un granule d'un demi-milligramme chaque soir ; au besoin, un second deux heures après. L'atropine semble agir en paralysant les extrémités des nerfs sudoraux ; son effet est rapide, mais l'accoutumance l'est également. Il est bon d'interrompre le médicament au bout de quatre ou cinq jours.

Chez quelques sujets, l'atropine produit de la rougeur de la face, une sécheresse extrême du gosier, des troubles de l'accommodation, en un mot tous les symptômes de l'empoisonnement par la belladone.

Dans les cas d'intolérance, Blasius a conseillé de remplacer l'atropine par l'*iodhydrate d'hyoscine* aux mêmes doses (un demi-milligramme ou un milligramme chaque soir).

L'*agaric blanc* autrefois employé à la dose de 20 à 30 centigrammes, par Andral, Trousseau et Peter, est abandonné depuis que Murrell a appelé l'attention sur son action violemment purgative. — Récemment Zimmermann a préconisé l'*agaricine*, qu'il emploie à la dose de 2 à 5 milligrammes chez l'enfant, de 1 à 3 centigrammes chez l'adulte. Il recommande de commencer par une faible dose et d'augmenter peu à peu selon la tolérance du malade. L'action sudorifuge se fait sentir au bout de six à sept heures; elle est courte et l'accoutumance est rapide. Il se produit rarement de la diarrhée.

Le *phosphate de chaux tribasique* en poudre, à la dose de 4 grammes par jour (Potain) n'a qu'une efficacité médiocr e.

L'*acide camphorique*, à la dose de 2 grammes, a donné de bons résultats à la clinique de Senator : sur 55 cas on a obtenu 33 succès complets, 12 succès partiels, 10 résultats nuls. Les effets toxiques sont nuls ou peu appréciables, et l'action sudorifuge persiste parfois plusieurs nuits après la cessation du médicament.

L'*hydrastis canadensis*, au dire de Cruse et d'Olszewski, serait en même temps qu'un hémostatique, un excellent moyen de combattre les sueurs. La dose est de 30 gouttes d'extrait fluide chaque soir. Sur 93 malades, 2 seulement ont dû abandonner le traitement parce qu'il provoquait des vomissements (Olszewski).

Enfin le *tellurate de soude* à la dose de 2 centigrammes par jour en pilules ou en potion, serait le meilleur des sudorifuges sans l'abominable odeur d'ail qu'il communique à l'haleine du malade dès la première dose, et qui persiste parfois pendant plusieurs semaines après la cessation du médicament.

Quel que soit le moyen employé, on n'oubliera pas que l'aération, les lotions fraîches et tous les moyens hygiéniques qui désinfectent les bronches et améliorent l'état général du tuberculeux, contribuent à calmer les transpirations au moins autant que les médicaments anti-sudoraux.

§ 5. — MOYENS ANTI-DYSPEPTIQUES

Bien que le tube digestif soit rarement et tardivement atteint par l'infection tuberculeuse, les troubles dyspeptiques occupent souvent une large place dans la symptomatologie.

Légers ou graves, ces troubles méritent toujours d'attirer l'attention du médecin, car le tuberculeux ne peut guérir que s'il s'alimente suffisamment e ne peut s'alimenter que si son estomac et ses intestins fonctionnent d'une manière satisfaisante.

Les *amers* sont d'un usage fréquent chez les tuberculeux, sujets à l'inappétence par atonie des voies digestives : le quinquina, la gentiane, le colombo peuvent ni être prescrits indifféremment sous forme de vin médicamenteux ou de teinture.

La *strychnine* à petite dose joint à son action stimulante sur l'estomac une influence tonique générale sur le système nerveux ; on donne soit la teinture de noix vomique, à la dose de 4 à 10 gouttes par jour, soit la teinture de fève de Saint-Ignace, à dose moitié moindre.

Les *alcalins*, surtout le bicarbonate de soude, sont e mployés dans les cas de dyspepsie acide, avec flatulence après les repas. On conseille de préférence une eau bicarbonatée sodique naturelle, comme l'eau de Vals ou de Vichy ; quelquefois, chez les malades qui redoutent les boissons gazeuses, il vaut mieux recourir à une solution titrée de bicarbonate de soude, qu'on ajoute par petites quantités au lait.

La *pepsine*, et son analogue la *pancréatine*, peuvent rendre des services chez les malades dont les digestions sont paresseuses. On les prescrit en cachets de 25 à 50 centigrammes à la fin du repas.

Les *poudres absorbantes* sont utiles en cas de fermentations gazeuses gastro-intestinales, accompagnées ou non de dilatation de l'estomac : la craie, la magnésie, le charbon sont les substances les plus employées.

S'il y a en même temps putridité du contenu intestinal et diarrhée fétide, on a recours aux *antiseptiques intestinaux*, tels que le naphtol, le benzo-naphtol, le salicylate de bismuth.

Les *purgatifs*, ou du moins les laxatifs légers (surtout les laxatifs salins), sont indiqués en cas d'atonie gastrique et intestinale, avec stagnation des matières et constipation.

Les *narcotiques*, tels que l'opium et les *stupéfiants*, comme la belladone, trouvent leur emploi dans le cas de coliques, de crampes gastro-intestinales et de vomissements.

Le *lavage de l'estomac* est quelquefois nécessaire quand l'estomac dilaté est devenu incapable de se débarrasser de son contenu et qu'à la digestion succède la putréfaction des matières renfermées dans ce viscère.

Enfin les *lavements* peuvent être utiles, soit pour vider l'intestin en cas de constipation, soit pour mettre en contact avec la muqueuse intestinale des médicaments anesthésiques et calmants qu'on préfère ne pas introduire dans l'estomac.

§ 6. — MOYENS ANTI-NERVEUX

Les troubles nerveux sont fréquents au cours de la tuberculose. Le plus souvent ils sont sous la dépendance de l'état général : l'insomnie, si fréquente chez les phtisiques, est de ce nombre. Dans d'autres cas, ils sont le résultat d'une lésion locale : ainsi les névralgies thoraciques, indice de la pleurite sèche et de la congestion pulmonaire, les palpitations cardiaques, dues à la compression du pneumo-gastrique par un ganglion caséeux, la céphalée, les convulsions, le délire qui résultent du développement de tubercules dans les méninges ou dans le cerveau.

Les *analgésiques*, comme l'antipyrine, suffisent en général à calmer les douleurs thoraciques et les névralgies des tuberculeux. Quand on donne l'antipyrine comme analgésique, il faut répéter les doses coup sur coup : un cachet de 50 centigrammes toutes les heures, jusqu'à sédation complète.

Les *antispasmodiques* trouvent leur emploi chez les tuberculeux éréthiques, atteints de toux quinteuse, irritative, de vomissements provoqués par la toux, de palpitations cardiaques. On aura recours de préférence au bromure de potassium, qui exerce une action sédative sur la circulation, en même temps que sur les centres nerveux. Il faut faire en sorte de ne pas dépasser 2 grammes par jour, et interrompre fréquemment afin de ne pas fatiguer l'estomac.

Chez les neurasthéniques qui sont agités, inquiets, qui passent le temps à se tourmenter sur leur état, on peut prescrire utilement la valériane, à la dose de 5 à 10 centigrammes d'extrait, de 20 à 30 gouttes de teinture ; ou mieux encore, la solution de valérianate d'ammoniaque par cuillerées à café dans un peu d'eau, avant chaque repas.

Les *narcotiques* rendent de grands services dans les formes graves, et deviennent l'unique ressource aux périodes avancées.

Le chloral peut être utile en cas d'insomnie persistante quand cette insomnie n'est pas causée par la toux.

Le sulfonal, sans qu'on puisse en deviner la raison, réussit mieux chez certains malades, tandis que d'autres ne peuvent le supporter.

Mais de tous les narcotiques, le plus précieux, le plus indispensable, est l'opium : c'est lui qui calme les efforts de toux, qui modère les vomissements, la diarrhée ; lui qui procure un peu de repos au malheureux phtisique miné par la fièvre et l'insomnie ; lui enfin qui dans la période ultime, quand il n'y a plus d'espoir de guérison, donne au mourant un répit dans la souffrance et change en une torpeur bienfaisante les affres de l'asphyxie progressive.

CHAPITRE V

Thérapeutique locale.

La tuberculose n'est pas une maladie générale d'emblée : elle débute toujours ou presque toujours par une lésion locale qui peut être interne et siéger dans le poumon, dans la plèvre, dans les ganglions trachéo-bronchiques ou abdominaux, mais qui peut aussi être externe et occuper la peau, les muqueuses, les ganglions superficiels, les os ou les articulations.

Importante ou non par elle-même, la lésion locale n'est jamais négligeable : elle constitue en effet une brèche ouverte, une porte d'entrée par où l'infection tuberculeuse a toute liberté pour envahir l'organisme. D'autre part, elle est une cause d'entrave pour le fonctionnement de l'organe où elle siège. — Il faut donc, toutes les fois qu'on le peut, l'attaquer directement et tâcher de la détruire : c'est le rôle de la thérapeutique locale.

Les moyens locaux employés contre les lésions tuberculeuses directement accessibles peuvent se diviser en deux classes : les moyens destructeurs et les moyens modificateurs.

A. **Moyens destructeurs.** — Le *grattage*, pratiqué avec la curette tranchante de Volkmann, s'applique aux foyers d'abcès tuberculeux de la peau, du tissu sous-cutané et des ganglions superficiels, dont la paroi épaissie est infiltrée de granulations tuberculeuses, qui ne s'éliminent pas par la suppuration.

Il en est de même des trajets fistuleux toujours plus ou moins infectés, qui font communiquer une lésion osseuse ou ostéo-articulaire avec l'extérieur.

Le grattage des foyers tuberculeux, pour être efficace, doit être fait à fond, jusqu'aux tissus sains, dont la résistance toujours plus grande que celle des fongosités tuberculeuses, avertit l'opérateur qu'il a atteint les limites du mal. L'opération se combine, comme nous le verrons, avec un autre moyen de traitement : l'injection iodoformée.

La *scarification* consiste à hacher le tissu tuberculeux par une infinité de petites entailles entrecroisées, de façon à le déchiqueter en quelque sorte, opération qui favorise la résolution inflammatoire des bourgeons de mauvaise nature et la formation d'un tissu de cicatrice.

Appliquée par Vidal au traitement du lupus et surtout du lupus de la face, cette méthode a le double inconvénient de faire perdre beaucoup de sang au malade, et de créer un danger d'infection par auto-inoculation des bacilles dans les vaisseaux cutanés. Elle est aujourd'hui à peu près abandonnée.

A l'exemple de Besnier, on lui a substitué la *cautérisation*, ou plutôt la *scarification ignée*, qui se pratique à l'aide d'anses de platine portées au rouge sombre par le courant galvanique. Pour les diverses formes de lupus, pour les ulcérations tuberculeuses de la peau et des muqueuses accessibles, pour certains foyers de suppuration ganglionnaire peu volumineux et superficiels, la scarification ignée constitue la méthode de choix : elle n'expose ni à l'hémorrhagie, ni à l'introduction des bacilles vivants dans la circulation, et d'autre part elle permet, grâce aux formes et aux dimensions variées qu'on donne à l'anse galvano-caustique, de limiter exactement l'action destructive aux points que l'on veut atteindre.

L'*ignipuncture* ou cautérisation ignée profonde se rapproche de la méthode précédente : elle consiste à détruire les tissus fongueux ou tuberculeux par une série de ponctions, très rapprochées les unes des autres, faites à l'aide du thermo-cautère de Paquelin rougi à blanc et enfoncé perpendiculairement à la peau. Ce procédé permet d'atteindre des foyers profonds qui sans cela exigeraient une opération sanglante ; il a l'inconvénient d'agir à l'aveugle, sans qu'on puisse mesurer ni la profondeur, ni l'étendue de l'intervention : en effet, le rayonnement du calorique est ici impossible à éviter, les eschares profondes qui résultent du passage de la tige de platine ont souvent de la peine à se limiter et leur élimination, parfois difficile, peut donner lieu à des accidents d'hémorrhagie ou de septicémie.

L'ignipuncture n'est guère employée que dans le traitement des arthrites et des synovites tuberculeuses avec fongosités abondantes et molles. Quelques auteurs, notamment J. Guérin, ont proposé l'ignipuncture profonde des sommets des poumons, dans l'infiltration tuberculeuse au début. Guérin a même relaté l'observation d'une jeune femme qu'il aurait guérie par des cautérisations profondes pratiquées dans les régions sous-claviculaires à travers le poumon tuberculeux. Mais cet exemple a trouvé peu d'imitateurs.

L'*évacuation*, avec ou sans drainage consécutif,

s'impose non seulement dans les cas d'abcès tuberculeux, mais toutes les fois qu'il existe un épanchement liquide d'origine bacillaire dans une cavité séreuse ou synoviale. En cas d'abcès sous-cutané ou ganglionnaire, l'évacuation du pus doit être complétée par le grattage ou l'extirpation de la paroi de l'abcès où végètent les bacilles. Les épanchements dans les cavités séreuses doivent toujours être vidés, lors même qu'ils ne sont pas purulents, car la résorption des toxines bacillaires qu'ils renferment en notable quantité est évidemment nuisible.

Quand il s'agit de la plèvre, on se contente généralement de pratiquer la ponction aspiratrice; mais, pour le péritoine, on se trouve bien de procéder par l'incision large, suivie de la rupture des adhérences et de la toilette du péritoine. Quant aux articulations, la synoviale étant rarement seule atteinte, une intervention plus radicale est presque toujours nécessaire.

On a proposé dans ces dernières années de pratiquer l'*incision* et le drainage des cavernes pulmonaires, mais cette opération, admissible quand il s'agit d'une excavation d'origine gangréneuse, lésion purement locale, développée dans un poumon sain du reste, nous paraît peu rationnelle chez un phtisique qui autour de sa caverne a des tubercules à divers degrés d'évolution. Les succès opératoires, d'ailleurs éphémères, qu'on a signalés, ne changent pas notre opinion; en effet, si l'état général du malade est bon, il a des chances de cicatriser sa caverne sans opération; dans le cas contraire, ce n'est pas du fait de la caverne qu'il est menacé, mais bien de l'infection tuberculeuse contre laquelle la pneumotomie est impuissante.

L'*extirpation* est le seul procédé à conseiller dans

les cas où on se trouve en présence d'une tuberculose externe bien limitée, évoluant à la façon d'un néoplasme, et susceptible, par extension ou généralisation, d'infecter l'économie. Lannelongue la conseille dans le cas de tuberculose ganglionnaire bien circonscrite, même avant toute suppuration. Il y recourt également dans la tuberculose articulaire, mais seulement en cas d'ostéo-arthrite suppurée.

En Allemagne, on va plus loin, et la résection précoce dans l'arthrite tuberculeuse compte de nombreux partisans.

La même conduite doit être suivie au cas de tuberculose testiculaire ou épididymaire, quand il n'existe aucun symptôme du côté des organes génito-urinaires internes. Si la lésion est limitée, on peut, selon Bardenheuer, se contenter de faire la résection de l'épididyme.

La fistule tuberculeuse de l'anus, si fréquente chez les phtisiques, est aussi justiciable de l'extirpation, toutes les fois que l'état général du malade lui permet de supporter l'intervention opératoire.

Quant à la résection du poumon tuberculeux pratiquée avec un réel succès par Tuffier, elle ne sera jamais qu'un brillant tour de force chirurgical : une tuberculose pulmonaire, assez circonscrite pour que l'extirpation complète en soit possible, guérit spontanément, si on veut se donner la peine de soigner le malade.

B. **Moyens modificateurs**. — Souvent la lésion tuberculeuse locale est trop diffuse pour être détruite radicalement ; ou bien elle n'est qu'une des manifestations d'une infection généralisée et on obtiendrait un faible résultat d'une opération contre-indiquée d'ailleurs par l'état général, ou bien encore la pusillanimité du malade, les résistances de son entourage, obligent le médecin à essayer d'abord quelques moyens anodins avant d'arriver à une intervention qui peut être grave.

Les agents modificateurs répondent à ces diverses indications : ils ont d'ailleurs une réelle efficacité, car dans beaucoup de cas les tuberculoses externes sont moins graves, moins extensives et surtout moins rapides que celles des viscères ; si elles ne tendent pas naturellement à la guérison, elles peuvent du moins être amendées par tous les procédés qui diminuent la virulence déjà faible des bacilles, ou accroissent la résistance vitale des tissus.

La liste des topiques proposés est infinie ; nous nous bornerons à citer ceux dont l'utilité est démontrée.

La *teinture d'iode* en badigeonnages répétés, sur les engorgements ganglionnaires non suppurés, sur les arthrites et les synovites tuberculeuses au début, sur les pleurites et les péritonites adhésives, paraît exercer une action résolutive, lente mais appréciable. Combiné avec le repos et la compression, ce traitement peut suffire dans les cas légers, sans tendance inflammatoire ni suppuration.

En cas d'ulcération superficielle, siégeant à la bouche ou à l'anus, en cas de lupus circonscrit, les attouchements quotidiens à la teinture d'iode peuvent encore être conseillés ; ils ont l'avantage de pouvoir être pratiqués par le malade lui-même.

L'*iodoforme* a une action antiparasitaire que nous avons étudiée déjà (voy. p. 78) et qui en fait un des topiques les plus précieux dans le traitement des tuberculoses locales ulcérées ou suppurées. On peut l'employer en poudre, mais pour le faire pénétrer dans des cavités anfractueuses, on se sert de préférence d'une solution ou d'une émulsion. En France, depuis les travaux de Verneuil et de ses élèves, on emploie surtout l'*éther iodoformé* à 5 ou 10 p. 100.

    Ether analgésique. . . . .   30 grammes.
    Iodoforme. . . . .   1 gr. 50

On injecte ce liquide à l'aide d'une seringue en verre. L'évaporation très rapide de l'éther au contact du corps se manifeste par un dégagement de gaz et l'iodoforme se précipite en couche mince recouvrant tous les moindres recoins de la plaie.

En Allemagne, on emploie l'iodoforme en suspension dans la glycérine :

    Iodoforme . . . .   10 grammes.
    Glycérine . . ⎰
    Eau distillée. ⎱ àà.   45   —

L'injection iodoformée s'applique surtout au traitement des abcès tuberculeux sous-cutanés ou ganglionnaires, comme complément de l'incision et du grattage.

On l'emploie également dans l'ostéo-arthrite tuberculeuse, dans les abcès par congestion et dans les fistules à l'anus. L'injection doit toujours être faite de façon à distendre la cavité suppurante ; au bout de quelques instants, on laisse écouler le liquide et on applique un pansement occlusif qui est laissé en place plusieurs jours.

En cas d'abcès circonscrit (abcès ganglionnaires) la guérison est souvent obtenue après une seule injection ; si la cavité est vaste et anfractueuse, il faut répéter l'opération plusieurs fois à intervalles de huit jours.

On aura soin de ne pas laisser séjourner une quantité notable d'iodoforme dans la plaie, à cause des accidents d'intoxication qui sont toujours à redouter.

L'acide lactique n'a pas la toxicité de l'iodoforme ; en revanche son action immédiate est plus énergique. En solution de 20 à 50 p. 100 dans la glycérine, il est très employé comme topique modificateur dans les ulcérations des muqueuses et surtout dans celles du larynx ; il respecte l'épithélium sain et n'attaque que les surfaces excoriées ou ulcérées (Oltuszewski), ce qui le rend d'un maniement très facile.

Dans les cas d'ulcération profonde ou étendue il est bon de pratiquer le grattage avant d'appliquer l'acide lactique.

L'acide phénique en solution glycérinée à 5 p. 100 est employé dans le cas d'ulcération tuberculeuse du pharynx, de l'épiglotte et du voile du palais; son action anesthésiante rend des services dans cette localisation particulièrement douloureuse de la maladie. On touche légèrement les surfaces ulcérées avec un pinceau de blaireau imbibé de la solution d'acide phénique, et on renouvelle ce badigeonnage deux fois par jour.

Le *phénol sulforiciné* a été préconisé récemment par Ruault comme le topique de choix dans la tuberculose laryngée et aussi dans celle du pharynx et des amygdales. Il se sert d'une solution d'acide phénique pur dans du sulforicinate de soude : la solution à 30 p. 100 est celle qui lui a donné les meilleurs résultats. Après cocaïnisation préalable, un tampon d'ouate hydrophile imbibé de cette solution est appliqué pendant quelques secondes sur la surface ulcérée. Répétés tous les deux ou trois jours, ces badigeonnages produiraient la cicatrisation plus rapidement que l'acide lactique (Ruault, Massei).

Rosenberg a employé le *menthol* non seulement contre les ulcérations laryngées, mais contre l'infiltration tuberculeuse du poumon lui-même ; guidé par le laryngoscope, il introduit dans le larynx des phtisiques l'extrémité d'une seringue à canule courbe et injecte dans les voies aériennes un ou deux centimètres cubes d'une solution huileuse de menthol à 5 ou 20 p. 100 ; il pense que le principe médicamenteux est aspiré jusque dans le poumon. Il dit observer en même temps que la cicatrisation régulière des ulcérations laryngées un ensemble de symptômes démontrant l'amélioration de l'état du poumon. On peut aussi employer les pulvérisations d'eau mentholée pratiquées à l'aide du pulvérisateur à vapeur (20 à 30 gouttes de la solution à 20 p. 100 dans le godet du pulvérisateur rempli d'eau ou d'une infusion aromatique).

Le *naphtol* en suspension dans l'eau ou dissous par le camphre (naphtol camphré) peut remplacer l'éther iodoformé dans le traitement des abcès froids : il n'est pas toxique et n'irrite que faiblement les tissus.

En raison de ces propriétés on a pensé à l'employer comme topique modificateur dans les affections tuberculeuses des séreuses ; Rendu et Spillmann ont guéri chacun une péritonite tuberculeuse à forme ascitique par l'injection intra-péritonéale de 5 à 10 centimètres cubes de naphtol camphré pur pratiquée après évacuation de l'épanchement. Il ne s'est produit aucune réaction douloureuse, mais seulement un peu d'empâtement inflammatoire péri-ombilical qui a disparu en peu de jours. La guérison était complète un mois après.

Encouragé par ces résultats, Fernet a été plus loin : il a expérimenté le naphtol en injections intra-pulmonaires. La solution dont il s'est servi est ainsi formulée :

Naphtol β précipité . . . . 0,40 centigrammes
Gomme adragante 0,20   —
Eau distillée . .   . . 20 grammes.

La dose injectée en une fois a été de 6 gouttes re-présentant 6 milligrammes de naphtol. Ces injections produisent une douleur profonde et gravative, s'ir-radiant au cou et dans le bras, avec élévation de la température atteignant 39°, une toux quinteuse et pénible, une expectoration légèrement sanguinolente et dans laquelle on retrouve parfois une partie du mucilage naphtolé. Les jours suivants, on constate les symptômes d'une légère congestion inflammatoire du poumon injecté : respiration soufflante, râles crépitants et expectoration fibrineuse ; ces phéno-mènes disparaissent rapidement et font place à une atténuation marquée des signes d'auscultation accom-pagnée d'une amélioration de l'état général qui per-met de penser que le noyau tuberculeux a subi l'in-duration scléreuse.

A la suite des travaux qui ont démontré l'efficacité des injections interstitielles arsenicales dans le lym-phadénome malin, plusieurs auteurs, dont nous sommes, ont pratiqué dans les ganglions tuberculeux des injections de *liqueur de Fowler* pure ou addi-tionnée d'un peu de cocaïne.

Ces injections, même faites avec les précautions antiseptiques les plus minutieuses, provoquent par-fois la suppuration des ganglions tuberculeux, ce qui n'arrive jamais avec le lymphadénome.

10.

Elles ne sont indiquées que dans les cas de ganglions cervicaux très volumineux sans tendance à la caséification (lymphome tuberculeux) lorsque les moyens résolutifs ont échoué et que l'extirpation est refusée par le malade.

Le *phosphate acide de chaux* (Kolischer); la *teucrine* ou extrait de germandrée aquatique (Mosetig-Moorhof); la *pyoctanine* (Scheinmann) ont été proposés et vantés comme topiques modificateurs dans les tuberculoses locales, mais l'expérience clinique n'a pas justifié les espérances conçues.

Une mention spéciale doit être réservée au *chlorure de zinc* depuis que le professeur Lannelongue en a fait l'agent d'une méthode spéciale de traitement des tuberculoses externes : la méthode sclérogène.

La plupart des topiques étudiés dans ce chapitre sont des topiques résolutifs, c'est-à-dire qu'ils ont pour but d'amener la résorption des produits tuberculeux infiltrés et le retour à l'état normal des tissus malades. La méthode sclérogène a pour but, comme son nom l'indique, de remplacer les tissus tuberculeux par du tissu scléreux ou plutôt fibreux ; injectée dans l'épaisseur des parties molles, autour d'une articulation tuberculeuse, la solution médicamenteuse détermine une réaction inflammatoire caractérisée par une production abondante de cellules embryonnaires qui s'organisent en faisceaux conjonctifs, enveloppent et étouffent les granulations, oblitèrent la plupart des vaisseaux lymphatiques et sanguins et transforment la synoviale et les tissus péri-articulaires en un tissu dense, peu vascularisé, où les bacilles ne peuvent vivre.

Le manuel opératoire est simple : avec une seringue hypodermique facile à désinfecter, comme celle de Roux, de Straus ou de Debove, on injecte avec toutes les précautions ordinaires quelques gouttes de la solution de chlorure de zinc à 10 p. 100, non pas dans le foyer tuberculeux, mais à sa périphérie. S'il s'agit d'une articulation, l'aiguille est enfoncée le long du bourrelet saillant que forme la synoviale fongueuse, profondément sous le périoste, jusqu'au contact de l'os ; on fait ainsi une série de piqûres espacées d'un centimètre, et dans chaque piqûre on injecte deux, trois, ou quatre gouttes de la solution. On a soin d'éviter les gros vaisseaux et surtout les troncs nerveux.

Les douleurs qui suivent l'injection sont assez vives pour nécessiter l'usage de la morphine ; il y a parfois un peu de fièvre le soir. Au bout de deux ou trois jours un gonflement considérable apparaît au niveau de l'articulation, qui est chaude et douloureuse ; l'immobilisation du membre est nécessaire. Ces phénomènes durent une ou deux semaines, puis s'amendent graduellement, et il ne persiste qu'une induration très marquée de la synoviale devenue ferme et scléreuse. Peu à peu, grâce à la compression méthodique de la jointure, les parties molles reprennent leur souplesse et la guérison s'achève en deux ou trois mois. Quand toutes les fongosités n'ont pas disparu après la première injection, il y a lieu d'en faire une seconde.

Lannelongue recommande de tenter la méthode sclérogène dans toutes les arthrites tuberculeuses non suppurées avant d'en venir à une opération sanglante.

DEUXIÈME PARTIE

FORMES CLINIQUES DE LA TUBERCULOSE
ET LEUR TRAITEMENT

CHAPITRE VI

Granulie miliaire aiguë.

Comme nous l'avons vu en étudiant la physiologie pathologique de la tuberculisation, la granulie miliaire aiguë est caractérisée par la germination simultanée d'un nombre infini de bacilles tuberculeux disséminés dans l'intimité des organes et dont la multiplication a pour résultat le développement d'autant de nodules tuberculeux isolés, ou granulations tuberculeuses.

La granulie miliaire a été longtemps regardée comme fatalement mortelle et par conséquent au-dessus des ressources de l'art. Il résulte cependant des observations de Landouzy chez l'homme, de Koch, de Landerer, de Kitasato, chez les animaux, que la granulie aiguë peut guérir à la suite d'un travail de sclérose parfois très rapide qui se fait à la périphérie

des granulations et qui enkyste les bacilles de façon
à empêcher leur accroissement et leur dissémination
ultérieurs.

Nous examinerons donc les moyens thérapeutiques
dont l'emploi semble rationnel, tant dans la forme
généralisée de la granulie que dans les formes localisées.

§ 1er. — FORME GÉNÉRALISÉE

Surtout fréquente dans l'enfance et dans la jeunesse, la tuberculose miliaire aiguë généralisée succède constamment à la pénétration des bacilles dans
le torrent circulatoire, à l'inoculation intra-vascu-
laire, naturellement suivie d'embolies bacillaires dans
tous les organes.

Cette infection du sang, point de départ de la granulie, peut résulter de l'ulcération d'un vaisseau
sanguin, artériel ou veineux, au contact d'un ancien
foyer de tuberculose locale, parfois latent depuis de
longues années, mais rempli de bacilles à l'état spo-
rulaire, vivants et virulents. Plus rarement, elle succède à la mobilisation dans le système lymphatique
d'un grand nombre de bacilles jusqu'alors cachés
dans les ganglions, et en apparence inoffensifs.

Un traumatisme accidentel ou chirurgical, une
maladie tuberculisante comme la rougeole ou la
coqueluche, un surmenage excessif : telles sont les
causes occasionnelles qu'on enregistre le plus souvent. La maladie s'annonce par des prodromes en
général obscurs : apathie insolite, perte de l'appétit
et des forces, obsession cérébrale, rêvasseries pendant le sommeil. Bientôt se montre une fièvre légère
accompagnée d'épistaxis, et d'une céphalée temporo-

frontale ou sus-orbitaire, très tenace, et qui résiste à tous les moyens.

Au bout de peu de temps, le tableau clinique se dessine : il y a de la constipation, des vomissements, un peu de tuméfaction du foie et de la rate, une fièvre à marche irrégulière, à oscillations aussi amples que capricieuses. Puis se développe un état typhoïde avec stupeur et prostration des forces, parfois du délire, surtout la nuit. On note une hyperesthésie cutanée et musculaire, des soubresauts nerveux ; le malade couché en chien de fusil craint la lumière et le bruit, tressaille au moindre attouchement; on constate assez souvent l'existence de la raie méningitique de Trousseau.

Puis apparaît la dyspnée, phénomène de mauvais augure ; en même temps l'auscultation perçoit quelques légers signes de congestion pulmonaire, quelques râles sonores et sous-crépitants mélangés ; pas de souffle tubaire ni de matité; l'examen du sang pratiqué avec soin à cette période permet d'y découvrir des bacilles.

Rarement la poussée s'arrête : spontanément ou à la suite du traitement, la fièvre tombe et le malade se remet au moins provisoirement (Landouzy), mais en gardant un peu d'hébétude, un peu d'amoindrissement intellectuel et moral. Le plus souvent la mort survient dans le délai de huit à vingt jours, amenée par l'adynamie et l'asphyxie progressives.

Au début des symptômes, quand la nature de la maladie est encore incertaine, on se bornera à combattre la fièvre par le sulfate de quinine ou le bromhydrate donné à forte dose : 1 gramme ou 1^{gr},50, en trois cachets à prendre dans la matinée à une demi-heure d'intervalle.

Quand l'apparition des troubles nerveux est venue fixer le diagnostic, il convient d'administrer le calomel à doses fractionnées, par paquets de 1 centigramme toutes les heures. En même temps, on prescrira l'iodure de potassium associé au bromure, selon cette formule ou tout autre analogue :

Eau distillée.	80	grammes.
Eau de fleur d'oranger.	40	—
Bromure de potassium.	6	—
Iodure de potassium	3	—

Une cuillerée à bouche matin et soir.

Si la température reste élevée, on remplace la quinine par la digitale à la dose de 15 à 20 gouttes de teinture, ou de 30 centigrammes à 1 gramme de poudre de feuilles en infusion dans 100 grammes d'eau.

L'adynamie étant avant tout à redouter, on administre le vin de quinquina ou l'extrait de quinquina, et l'alcool à dose modérée. On peut employer la potion que voici :

Eau distillée	120	grammes
Sirop d'écorces d'oranges	60	—
Vin de quinquina.	40	—
Teinture de cannelle	16	—
Extrait de quinquina soluble	8	—

Une cuillerée à bouche trois fois par jour.

On fera deux ou trois fois par jour une lotion rapide sur tout le corps avec une grosse éponge imbibée d'eau fraîche et de vinaigre aromatique.

Si l'état du malade continue à s'aggraver, si la présence des râles broncho-pulmonaires, de la tuméfaction hépatique, des symptômes d'hypérémie méningée, ne laisse plus de doutes sur la généralisation de l'infection, on serait autorisé à tenter les injections intraveineuses d'acide cinnamique ou de

cinnamate de soude selon la formule de Landerer.
(Voyez page 65.)

A la période ultime, on combattra l'affaiblissement
cardiaque par les injections d'huile camphrée. S'il y
a de l'agitation, des cris hydrencéphaliques, des
convulsions généralisées, on n'hésitera pas à recourir à la morphine à haute dose.

§ 2. — FORMES LOCALISÉES

Il peut se faire que les bacilles, au lieu de pénétrer
d'emblée dans la circulation générale, se répandent
d'abord dans les capillaires d'un seul organe où ils
coloniseront plus ou moins activement pour se diffuser ensuite dans toute l'économie si les circonstances
leur sont favorables.

Il en est ainsi quand le germe morbide ayant
pénétré en quantité relativement restreinte dans le
canal thoracique, dans une veine ou dans un rameau
de l'artère pulmonaire, s'embolise exclusivement
dans le poumon, et n'infecte que secondairement les
autres organes.

Il en est de même dans les cas plus rares où à la
faveur d'un catarrhe intestinal (parfois même sans
lésion préalable de l'intestin), des bacilles ingérés
avec les aliments ont envahi le réseau chylifère, ont
pénétré dans la cavité péritonéale et, transportés
grâce au péristaltisme intestinal dans tous les recoins
de cette vaste séreuse, ont pu s'y développer sans
lésion préalable du poumon ni des autres grands
organes ; en pareil cas la plèvre, en communication
facile avec la cavité abdominale par les puits lymphatiques du diaphragme, est presque toujours
secondairement atteinte.

Une autre forme de granulie aiguë localisée est celle qui succède si facilement à la pénétration des bacilles à travers la lame criblée de l'ethmoïde, chez les jeunes sujets scrofuleux atteints d'eczéma des fosses nasales, ou de tout autre affection érosive de la muqueuse rhino-pharyngienne.

Il nous faut donc envisager successivement : la forme pulmonaire ; la forme péritonéo-pleurale ; la forme méningée.

A. **Forme pulmonaire.** — Elle peut être primitive, du moins en apparence, lorsque le foyer caséeux qui lui sert de point de départ était, comme il arrive quelquefois, absolument latent. Plus souvent elle est précédée par une tuberculose chronique vulgaire, dont elle constitue un épisode presque toujours fatal.

Elle débute brusquement ou insidieusement par une sensation de gêne sous-sternale ou de constriction à la base du thorax, bientôt suivie d'une toux quinteuse, fréquente, violente, avec expectoration de crachats mousseux, blancs, aérés, d'un caractère spécial.

Il y a une dyspnée vive et continue, parfois des accès d'orthopnée rappelant ceux de l'asthme. Les signes physiques fournis par l'examen de la poitrine sont obscurs : il y a tantôt un peu de submatité diffuse à la percussion, tantôt du tympanisme, selon que domine l'état congestif ou l'emphysème aigu produit par la dyspnée et la toux ; à l'auscultation on trouve la respiration rude à la racine des bronches, le murmure vésiculaire affaibli aux bases ; il y a des râles sonores et humides mélangés, très variables dans leur siège et dans leur nombre.

La fièvre est intense, à grandes oscillations dépassant 40 degrés le soir ; la peau est moite, il y a des sueurs ; le pouls très rapide est mou et faible : le facies, d'abord pâle, devient bientôt cyanosé ; l'abattement des forces est très rapide. Cependant il n'y a ni céphalée, ni délire ; la langue est belle, humide ; on ne constate aucun trouble digestif.

A moins d'une accalmie bien rare, la mort survient au bout de six à vingt-cinq jours, tantôt par adynamie (forme typhoïde), tantôt par asphyxie rapide (forme suffocante) ; d'autres fois avec les symptômes d'une bronchite capillaire (forme catarrhale).

Les principales indications du traitement sont l'hyperémie pulmonaire d'une part, et en second lieu l'adynamie cardiaque, conséquence de l'intoxication bacillaire aiguë, non moins que de la gêne circulatoire.

On emploiera les révulsifs : ventouses sèches en grand nombre, répétées matin et soir ; vésicatoires successifs, d'abord à la racine des bronches, puis sous les clavicules.

En même temps, si le malade est vigoureux, on administrera le tartre stibié à la dose de 10 centigrammes par jour, dans une potion qui sera prise par cuillerées à bouche toutes les deux heures, en alternant avec une potion alcoolisée.

La quinine sera donnée chaque matin à la dose de 1 gramme ou 1^{gr},50.

On surveillera de près le pouls et l'on combattra la défaillance cardiaque par des injections sous-cutanées d'éther ou d'huile camphrée, plutôt que par la caféine trop excitante chez les tuberculeux.

Si la dyspnée est vive et empêche le sommeil, on pratiquera chaque soir une injection de 1 centigramme de morphine, qui, en ménageant les forces du malade, agit comme un tonique véritable.

S'il y a un peu de détente dans la fièvre, on en profitera pour administrer soit la créosote, soit l'iodoforme, et pour alimenter le malade.

B. **Forme péritonéo-pleurale.** — Cette forme, décrite avec beaucoup d'exactitude par Fernet et ses élèves, n'est pas très fréquente ; elle est moins souvent aiguë que subaiguë, ce qui s'explique, si on songe au mécanisme de l'infection, bien moins rapide et moins diffuse par la voie lymphatique que par la voie sanguine.

On l'observe surtout chez les enfants et les jeunes sujets des deux sexes; plus souvent peut-être chez les jeunes filles.

Elle débute insidieusement par des douleurs de ventre, des coliques vagues, du ballonnement ; il y a parfois quelques vomissements porracés, de la constipation bientôt suivie de diarrhée.

A la période d'état, le malade pâle, amaigri, se plaint d'une toux sèche et de gêne thoracique ; il a parfois des points de côté très aigus, mais de courte durée ; la fièvre, peu intense, irrégulière, affecte une allure rémittente ; à l'examen du ventre, on constate une ascite souvent abondante, se déplaçant facilement ; parfois un peu de douleur à la pression en certains points ; les ganglions inguinaux sont souvent engorgés ; en même temps il y a des signes de pleurésie avec épanchement bilatéral, peu considérable à droite, plus abondant à gauche.

La marche est traînante et hésitante ; il y a des alternatives d'amélioration et d'aggravation. Le plus souvent la guérison finit par s'opérer, grâce à l'oblitération des lacunes lymphatiques qui empêche la généralisation des bacilles ; mais le malade reste exposé à d'autres manifestations tuberculeuses. Quelquefois la mort survient par consomption.

Le traitement local occupe la première place : au début, quand l'ascite est peu prononcée, on pourra pratiquer de larges badigeonnages de teinture d'iode, ou couvrir l'abdomen d'une couche de collodion (Potain, Millard) ; la compression ouatée est aussi à recommander.

S'il y a des points douloureux au niveau de l'abdomen, ou dans les régions pleurales, on les poursuivra par une série de petits vésicatoires. Ces moyens, joints au traitement général, suffisent souvent.

Quand l'ascite devient abondante, on n'hésitera pas à l'évacuer par une ponction ; on fera de même pour l'épanchement pleurétique s'il prend assez d'importance pour comprimer le poumon, ce qui est rare : le plus souvent il se résorbe de lui-même quand l'ascite a disparu.

En cas de reproduction du liquide ascitique avec aggravation de l'état général, perte de l'appétit et des forces, menace de consomption, il devient urgent de modifier l'état de la séreuse. On fera suivre la ponction d'un lavage de la cavité abdominale avec l'eau boriquée bouillie, introduite à la température de 40° et aussitôt évacuée (Debove).

On pourrait aussi, à l'exemple de Rendu et de Spillmann, injecter dans la cavité péritonéale quelques grammes de naphtol camphré pur ou mieux de naphtol β en suspension dans une solution aqueuse de gomme adragante, selon la formule employée par Fernet (voy. p. 173). La légère inflammation péritonéale qui suit l'injection est ordinairement salutaire, et suivie à bref délai de résorption des exsudats et de guérison définitive.

L'incision large, suivie d'un lavage à ciel ouvert, a donné depuis quelques années aux chirurgiens de très nombreux succès ; dans les cas graves avec tendance à la chronicité, on n'hésitera pas à y recourir, mais on n'attendra pas pour cela que le malade soit affaibli au point de ne pouvoir plus supporter la laparotomie.

Le traitement général ne doit pas être négligé : on prescrira le phosphate de chaux, les hypophosphites ; on alternera l'iodure de fer avec les préparations arsenicales. On soutiendra l'appétit par les amers, le quinquina, et au besoin par la strychnine à petite dose. On alimentera le malade avec du lait, des œufs, de la viande crue râpée et passée au tamis. Si le malade est constipé, l'huile de foie de morue peut être donnée sans inconvénient, mais à dose modérée (une cuillerée à bouche par jour).

En cas de diarrhée on donnera le benzo-naphtol et le salicylate de bismuth associés ou non au tannin et au diascordium. On cessera tous les autres médicaments et on les remplacera par des injections sous-cutanées phospho-arsenicales dont nous avons déjà donné la formule :

Eau distillée.	20 grammes.
Phosphate de soude	1 —
Sulfate de soude	2 —
Arséniate de soude.	0,20 centigr.

De V à XX gouttes en injection sous la peau du ventre, tous les jours ou tous les deux jours.

L'ascite résorbée, on fera lever le malade et on conseillera le séjour de la campagne.

C. **Forme méningée.** — La méningite tuberculeuse est surtout fréquente chez l'enfant et peut survenir, comme nous l'avons dit, à la suite d'une infection d'origine extrinsèque, partant des fosses nasales et pénétrant la cavité cranienne par les voies lymphatiques. Elle est alors réellement primitive.

Dans d'autres cas, elle n'est que la manifestation principale d'une tuberculose aiguë généralisée qui évolue simultanément dans tous les organes, mais qui se développe plus rapidement au niveau des méninges, en raison d'une irritabilité particulière des centres nerveux : c'est ce qu'on observe le plus souvent chez l'adulte.

La méningite bacillaire est favorisée à la fois par l'hérédité tuberculeuse et par l'hérédité nerveuse ; la contagion, en provoquant la pénétration et le séjour des bacilles dans les fosses nasales, joue un grand rôle dans son développement. Chez les prédisposés, un trouble nerveux quelconque (dentition difficile, traumatisme céphalique, insolation, fatigue intellectuelle), suffit à la faire éclater.

Elle s'annonce par un peu d'amaigrissement, des changements de couleur brusques du visage, un caractère mobile et maussade, de la tristesse, de l'insomnie et de l'agitation nocturne, des secousses musculaires et des grincements de dents.

Le début est signalé par des phénomènes d'excitation cérébrale : maux de tête avec hyperesthésie du cuir chevelu, vomissements muqueux ou bilieux, faciles et sans cause, constipation opiniâtre ; fièvre irrégulière à exacerbations plutôt vespérales, pouls accéléré puis très variable, offrant parfois des intermittences.

Bientôt surviennent du délire, de la somnolence,

des cris hydrencéphaliques, des convulsions générales ou partielles, de la contracture des muscles de la nuque ; les réflexes sont exagérés. Le malade, replié sur lui-même, se dérobe à tout contact ; il y a de l'hyperesthésie de la peau, des masses musculaires, de la vue et de l'ouïe ; des troubles vaso-moteurs (raie méningitique de Trousseau).

La torpeur cérébrale progresse rapidement ; bientôt l'intelligence, la vue, l'ouïe s'obscurcissent ; la sensibilité s'émousse, les réflexes disparaissent ; on observe des paralysies partielles des membres, des yeux (strabisme, mydriase), de la vessie (rétention d'urine). Un calme trompeur précède parfois la fin : le malade rouvre les yeux, semble recouvrer sa connaissance ; en même temps le pouls s'accélère jusqu'à 150 ; la respiration prend le rythme dit de Cheyne-Stokes et la mort survient avec asphyxie progressive et élévation énorme de la température.

La guérison, longtemps niée, est rare mais non impossible : Barth père en a publié un cas clinique incontestable, et nous-même avons retrouvé, à l'autopsie d'un malade, les traces manifestes d'une méningite granulique terminée par sclérose et datant de vingt années.

Dans une maladie aussi grave, aussi rebelle à tout traitement, la prophylaxie tient naturellement la première place : lutter contre la prédisposition par l'hygiène, l'exercice physique et le grand air ; éviter les chances de contamination en surveillant l'entourage, et en soignant les lésions de la peau et des muqueuses qui peuvent servir de porte d'entrée au germe morbide, enfin calmer l'irritabilité nerveuse par une médication appropriée, telle est la triple tâche qui s'impose au médecin, vis-à-vis des enfants entachés d'hérédité tuberculeuse ou névropathique.

La surveillance doit redoubler au moment de la dentition, pendant la convalescence des maladies tuberculisantes, comme la rougeole et la coqueluche et dans les périodes où l'activité cérébrale est mise en jeu (début de l'éducation publique, examens, concours).

Le bromure de potassium ou de sodium, donné avec mesure et persévérance, pendant huit jours sur quinze, à la dose de 50 centigrammes à 2 grammes par jour, selon l'âge et le tempérament, constitue le meilleur des prophylactiques.

Il s'oppose d'une manière presque toujours efficace aux poussées fluxionnaires qui sont l'occasion et la condition pour ainsi dire constantes de la germination des bacilles dans les méninges.

Lorsque l'apparition des prodromes plus haut décrits fait craindre que toutes les précautions n'aient été vaines, on doit s'empresser de mettre le malade au repos absolu, dans la demi-obscurité ; on évitera les visites, les amusements bruyants, et tout ce qui peut surexciter le cerveau ; on donnera le calomel à doses fractionnées, par paquets d'un centigramme d'heure en heure, et le régime lacté intégral.

Si les symptômes se confirment, on prescrira le bromure et l'iodure associés comme dans la granulie aiguë généralisée ; on pratiquera sur le cuir chevelu rasé des onctions de pommade à l'iodoforme, et on fera des applications répétées de vésicatoires sur la nuque et le haut du dos. En même temps on combattra la céphalée par la calotte de glace, ou l'irrigation continue, les vomissements par la potion de Rivière et les boissons gazeuses (champagne, eau de seltz); s'il y a de l'insomnie, des cris hydrencéphaliques, on donnera le chloral à la dose de 2 à 4 grammes tous les soirs, en potion ou en lavement.

Si mauvaise que paraisse la situation, le médecin ne doit pas se décourager, ni surtout laisser voir son découragement à la famille du malade. Il se souviendra que les symptômes sont trompeurs ou plutôt qu'on assiste parfois à des arrêts brusques de la maladie, à des résurrections véritables, qui font douter après coup de l'exactitude du diagnostic.

La compression du cerveau par l'exsudat, qui infiltre les méninges et distend les ventricules, semble jouer un rôle important dans la genèse des phénomènes de paralysie qui marquent l'évolution fatale de la méningite tuberculeuse. Wallis Ord et Herbert Waterhouse se sont fondés sur cette constatation, pour conseiller la trépanation cranienne. Chez une fillette de cinq ans, atteinte depuis cinq semaines de céphalée aiguë, irritabilité, constipation, vomissements, la température constatée à l'entrée était de 38°,6; il y avait de l'hébétude, des gémissements inarticulés ; on constatait la raie méningitique et un début de névrite optique bilatérale. Une couronne de trépan étant appliquée dans la fosse cérébelleuse gauche de l'occipital, on pratiqua le drainage sousarachnoïdien ; il s'écoula une notable quantité de liquide verdâtre ; les suites opératoires furent bonnes et la petite malade se rétablit complètement.

Walsham et quelques autres auteurs ont fait des tentatives semblables ; ils ont été moins heureux.

Une intervention plus bénigne consiste à ponctionner la cavité rachidienne dans la région lombaire, comme l'a proposé Quincke et comme on le fait fréquemment en Allemagne et en Angleterre, dans un but de diagnostic : le malade étant assis, ou couché sur le côté, on détermine par la palpation la position de la troisième apophyse épineuse lombaire et on ponctionne au niveau de l'union du tiers supérieur de cette apophyse avec le tiers moyen, à 2 centimètres de la ligne médiane (Fraenkel) ; après avoir traversé la peau, on dirige l'aiguille un peu en haut et en dedans et de cette façon elle pénètre aisément dans l'espace intervertébral. La profondeur à atteindre varie de 1 à 7 centimètres selon l'âge et l'embonpoint du sujet. L'aspiration, très douloureuse, doit être évitée (Fürbringer). La quantité de liquide qui s'écoule peut atteindre 110 grammes.

Cette opération ne donne au point de vue thérapeutique que des résultats palliatifs insignifiants, mais elle permet de confirmer le diagnostic par l'examen bactériologique du liquide recueilli : sur trente-sept cas de méningite supposée tuberculeuse, trente fois le liquide renfermait des bacilles de Koch en plus ou moins grande abondance (Fürbringer). La ponction lombaire devrait donc logiquement précéder la trépanation, si on se décide à la pratiquer.

CHAPITRE VII

Phtisie caséeuse aiguë et subaiguë.

Il peut se faire qu'un individu sain, ou du moins indemne de tuberculose, soit exposé fortuitement à l'inhalation d'une quantité considérable de bacilles, qui infectent simultanément un grand nombre de ramifications bronchiques.

Plus souvent, chez un malade porteur d'un foyer caséeux latent, d'une caverne pulmonaire à développement torpide, la rupture d'un petit vaisseau de la paroi cavitaire détermine une hémorrhagie brusque ; la matière caséeuse, entraînée et désagrégée par le sang, se répand dans l'arbre respiratoire et détermine une véritable inondation bacillaire.

La forme spéciale de tuberculose ainsi constituée est la phtisie caséeuse, aiguë ou phtisie broncho-pneumonique : dans la première hypothèse elle est réellement primitive; dans la seconde, beaucoup plus fréquente, elle ne l'est qu'en apparence, lorsque la lésion circonscrite antérieure a échappé à l'observation.

Dans les deux cas la maladie emprunte sa gravité à l'une ou à l'autre des deux conditions suivantes, qui sont souvent réunies :

1° terrain organique peu résistant ;

2° infection mixte simultanée ou antécédente.

Quand la diffusion des bacilles dans les bronches succède à une hémoptysie cavitaire, le sang épanché entraîne, avec les bacilles, des streptocoques ou des pneumocoques : il se produit une véritable broncho-pneumonie, une alvéolite à la fois desquamative (Buhl) et fibrineuse (Cornil). Dans ce milieu exceptionnellement favorable, les bacilles prolifèrent avec rapidité, sécrètent des toxines abondantes ; sous leur influence les cellules proliférées se soudent entre elles ; la dégénérescence granulo-graisseuse ou vitreuse s'en empare ; il y a oblitération consécutive des capillaires, atrophie des parois des alvéoles, et mortification de la masse du tissu ; la charpente conjonctive du poumon se perd dans les blocs caséifiés. Quand la survie est suffisamment longue, les foyers s'ulcèrent, s'ouvrent dans les bronches et sont partiellement éliminés : les masses caséeuses sont remplacées par des cavernes à développement rapide.

Les symptômes et la marche de la maladie sont en rapport avec cette allure destructive ; leur rapidité a valu à la phtisie caséeuse aiguë le nom vulgaire de phtisie galopante.

Chez un sujet en apparence bien portant ou atteint d'une broncho-pneumonie réputée simple, il se produit sans prodromes une hémoptysie massive, formée de sang pur et rutilant. Le jour même ou le lendemain la fièvre éclate, intense, précédée ou non d'un frisson ; il y a souvent un point de côté, une toux sèche et quinteuse, des symptômes généraux et fonctionnels rappelant ceux de la pneumonie ; mais l'expectoration, d'abord nettement sanglante, devient bientôt puriforme ; dès le début l'examen bactériologique fait avec soin y révèle la présence des bacilles. A l'auscultation on trouve des signes d'induration plus ou moins limitée dans un des deux poumons soit à la base, soit au sommet ; les vibrations thoraciques sont exagérées à ce niveau ; il y a de la matité, du souffle, des râles crépitants et sous-crépitants ; la dyspnée est d'emblée extrême, quelquefois paroxystique, la fièvre affecte un caractère irrégulier, avec des poussées vespérales intenses ; le pouls est rapide et très faible, il y a des sueurs abondantes et répétées qui ne soulagent nullement le malade.

Pendant plusieurs semaines, ces symptômes vont s'aggravant, le plus souvent sans rémission ; la fièvre change de caractère, devient intermittente, à grands accès vespéraux parfois suivis d'hypothermie ; le malade commence à maigrir rapidement, son facies pâlit, devient asphyxique ; en même temps aux signes d'induration lobaire du poumon succèdent des phénomènes cavitaires, souffle caverneux, gargouillement, pectoriloquie ; dans les parties adjacentes, dans le poumon opposé, on perçoit des râles sous-crépitants de plus en plus gros, de plus en plus nombreux. L'expectoration très abondante, épaisse et verdâtre, renferme avec de nombreux bacilles des fibres élastiques et des débris de la charpente conjonctive du poumon.

Quelquefois, bien rarement, le processus à un moment donné se ralentit, la fièvre diminue, les crachats deviennent plus rares, plus blancs, plus aérés ; en même temps le malade, qui a conservé son appétit, mange abondamment, reprend des forces : la phtisie galopante prend la forme d'une tuberculose chronique vulgaire. — Le plus souvent la mort survient, soit en deux ou trois semaines, avec

les symptômes d'une pyrexie infectieuse, soit plus tardivement avec les signes d'une consomption rapide :
diarrhée, sueurs, amaigrissement cachectique, albuminurie, œdème des extrémités, muguet buccal.

De toutes les formes de la tuberculose, il n'en est
pas de plus intraitable que la phtisie galopante ; cependant il faut lutter sans défaillance ni découragement ; de temps à autre, un succès inespéré vient
récompenser le médecin qui ne s'est pas abandonné
au courant et qui n'a pas laissé son ministère dégénérer en *méditation sur la mort*.

L'hémoptysie, dans la plupart des cas, n'est initiale
qu'en apparence ; mais si elle ne crée pas le tubercule
comme le croyait Morton, elle le répand et lui fournit le milieu de culture le plus propice à son développement : il est donc essentiel de débarrasser les
bronches du sang épanché. Pour cela on n'hésitera
pas à prescrire un vomitif, de préférence l'ipéca,
dont l'action est rapide et n'irrite pas les voies digestives.

En même temps le malade est mis au lit, astreint
au silence, au repos absolu. On peut prescrire une
large application de ventouses sèches sur la poitrine,
ou une ventouse Junod sur un des membres inférieurs.

Le vomitif est du reste le meilleur moyen d'arrêter
l'hémorrhagie.

Si celle-ci continue ou reparaît néanmoins, on pratique une injection sous-cutanée d'ergotinine (10 ou
15 gouttes de la solution de Tanret) ; on donne du
lait et du bouillon froids, par cuillerées d'heure en
heure, et on applique un sachet de glace sur le côté
affecté. En cas de toux quinteuse, on fera prendre

d'heure en heure, avant le lait, 1 centigramme d'extrait thébaïque en granule ou en potion.

Lorsque la fièvre, la dyspnée et les signes d'induration pulmonaire montrent que la poussée bronchopneumonique a éclaté, il faut tâcher de limiter le mal en modérant la réaction inflammatoire péri-tuberculeuse.

Dans ce but on prescrira le tartre stibié en potion opiacée selon cette formule :

Julep gommeux.	80 grammes.
Sirop de Tolu \ aâ	20 —
Sirop de codéine/	
Tartre stibié	0,10 centigr.

Par cuillerées à bouches toutes les trois heures.

Cette potion sera continuée plusieurs jours, à moins qu'il ne se produise de la diarrhée.

Si l'excitation circulatoire est très vive, ce qui est fréquent à la suite d'une violente hémoptysie, s'il y a des palpitations cardiaques, des battements artériels pénibles, on ajoutera à la potion stibiée 10 à 30 gouttes de teinture de digitale.

En même temps on combattra la fièvre par l'antipyrine associée à la quinine. Cette association n'a pas pour but de compliquer le traitement; en effet la quinine et l'antipyrine répondent chacune à des indications un peu différentes et leurs effets se complètent l'une par l'autre : l'antipyrine plus sédative, plus nettement antithermique, la quinine plus tonique, plus antiputride, mais irritante pour les voies bronchiques quand elle est donnée seule.

La formule a déjà été indiquée :

Antipyrine . . . . â	50 centigrammes.
Bromhydrate de quinine	25 —
Pour un cachet.	

On donne un cachet à huit heures du matin, un à huit heures et demie, un à neuf heures ; quelquefois un quatrième à neuf heures et demie.

Pendant ce temps on ne donne pas le tartre stibié, qui n'est repris que deux heures après le dernier cachet.

On ne négligera pas la révulsion sur le côté affecté ; si la faiblesse et la nervosité du malade font redouter le vésicatoire, on y suppléera par des applications de pointes de feu, pratiquées *larga manu*, et répétées tous les cinq jours.

On luttera contre l'adynamie par le quinquina et l'alcool, mais on ne tentera pas d'alimenter fortement le malade : tant que la fièvre n'est pas tombée il faut se contenter du lait, remplacé s'il y a dégoût par des bouillons, des gelées de viande, des laits de poule et de la marmelade de pommes.

Quand la fièvre, de subcontinue, est devenue intermittente, quand les râles plus gros, les crachats plus épais, montrent que l'inflammation péri-bronchique a fait place à la desquamation alvéolaire, les indications se modifient : il ne s'agit plus de combattre l'élément congestif, mais de favoriser l'enkystement et la réparation des tissus caséifiés, de modifier le milieu intra-bronchique, et de neutraliser, si c'est possible, la virulence des bacilles et la toxicité de leurs produits.

C'est le moment de recourir aux anti-bacillaires et notamment au plus puissant d'entre eux, à la créosote. Parmi les dérivés de celle-ci, le carbonate de gaïacol, poudre blanche sans odeur et sans propriétés caustiques, paraît le mieux approprié.

On prescrit quatre fois par jour un cachet de carbonate de gaïacol d'un gramme et un autre renfer-

mant 50 centigrammes de tannin à l'alcool. Ces médicaments sont donnés à l'heure des repas de façon
à être enrobés dans les aliments.

Si la fièvre persiste intense, provoque des sueurs
et de l'adynamie, on donnera en outre trois fois par
jour, dans l'intervalle des heures des repas, un cachet
de 25 centigrammes d'antifébrine ou de phénacétine.

En cas d'intolérance des voies digestives, on pourra,
pendant trois jours chaque semaine, suspendre tout
médicament interne ; en remplacement on pratiquera
des injections sous-cutanées avec la solution de phosphate de soude arsenicale, dont nous avons donné
plus haut la formule (voyez p. 186) ; 10 ou 20 gouttes
de cette solution injectées chaque matin sous la peau
de l'abdomen ou de la face interne des cuisses,
abaissent d'une façon marquée la température vespérale et relèvent aussi rapidement les forces.

On profitera de la rémission fébrile pour alimenter
fortement le malade : quatre œufs, 300 grammes
de viande nette, crue ou peu cuite, un litre et demi
de lait sont la ration moyenne. Il n'y a pas d'inconvénient à l'augmenter si l'appétit du malade et l'intégrité de ses fonctions digestives le permettent.

Les applications de pointes de feu seront conti-
nuées régulièrement tant que les signes de broncho-
pneumonie persistent.

Si la détente s'accentue, si la fièvre tombe, laissant
derrière elle des lésions pulmonaires plus ou moins
étendues en voie de sclérose, il faut se hâter d'envoyer le malade à la campagne dans un endroit
salubre et abrité. Là il sera soumis à la cure d'air
avec des précautions d'autant plus grandes que
l'accalmie est souvent trompeuse, et qu'on voit par-

fois, après un ou deux mois d'état stationnaire, le foyer se rallumer sans cause appréciable et poursuivre son œuvre de destruction.

Quand cette malheureuse éventualité se réalise ou quand, tous les efforts étant restés vains, le malade en est arrivé à la période cachectique, il n'y a plus qu'à faire la médication du symptôme : inhalations d'oxygène contre la dyspnée, l'asphyxie et la résorption putride ; lait bicarbonaté, lavements de peptone contre l'inanition ; injections d'éther et d'huile camphrée contre l'adynamie cardiaque; atropine et tellurate de soude contre les sueurs ; enfin et surtout morphine contre l'insomnie, la toux, les douleurs thoraciques, l'épuisement nerveux et toutes les tortures de l'agonie qui est lente et lamentable.

Il est vrai que par un singulier privilège beaucoup de malades atteints de phtisie galopante n'ont aucune conscience de leur état, se félicitent du mieux qu'ils croient ressentir, font des projets, et, à deux doigts du terme fatal, parlent de leur rétablissement prochain !

CHAPITRE VIII

Tuberculose pulmonaire chronique.

De toutes les formes cliniques, celle-ci est la plus commune ; c'est aussi celle qui offre le plus de prise à la thérapeutique ; elle mérite donc une étude approfondie.

La phtisie pulmonaire chronique débute en général entre quinze et vingt-cinq ans ; mais elle peut exister à tout âge : elle est même proportionnellement très fréquente chez le vieillard.

L'influence de l'hérédité joue fréquemment le rôle de cause prédisposante, mais elle n'est pas nécessaire et il semble bien qu'elle soit rarement suffisante : presque toujours la contagion est la vraie cause de la maladie. Le mode ordinaire d'infection est l'*inhalation* de poussières chargées de bacilles : ces poussières se localisent de préférence dans le sommet des poumons où l'expansion respiratoire est moindre, où les muscles expirateurs directs font défaut (Hanau), où les corps étrangers sont refoulés des bronches voisines dans les efforts de toux.

Le bacille, arrêté dans l'infundibulum au niveau du pédicule de l'acinus, peut être absorbé par les leucocytes polynucléaires et conduit par les voies lymphatiques aux ganglions trachéo-bronchiques, où

il devient inoffensif : c'est même ainsi que les choses
se passent le plus souvent. Mais parfois à la faveur
d'un catarrhe bronchique, d'une hyperémie accidentelle, d'un traumatisme, d'une débilitation organique
quelconque, il se fixe au point envahi, s'y multiplie,
sécrète ses toxines vaso-dilatatrices, et provoque
autour de lui une desquamation des épithéliums
bronchiques et alvéolaires.

A partir de ce moment le tubercule est constitué :
nous avons vu au chapitre de la *Physiologie pathologique* comment il se développe et quelles lésions il
produit.

Le début de la maladie peut être brusque, signalé
par une hémoptysie, de la toux, et de la fièvre ; plus
souvent il est insidieux et succède tantôt à un catarrhe
laryngo-bronchique d'une ténacité anormale, tantôt
à une anémie mal caractérisée, avec troubles gastri-
ques et perte des forces ; parfois encore à une pleurésie avec épanchement, d'apparence accidentelle.

Au premier degré (stade d'infiltration) la tuberculose chronique se traduit par un ensemble de symptômes bien connu de tout clinicien : toux sèche,
quinteuse, parfois coqueluchoïde, avec altération
de la voix qui est fragile, souvent voilée, parfois
bitonale ; expectoration d'abord insignifiante, puis
renfermant quelques pelotons muco-purulents englobés dans le mucus ; de temps en temps sans cause
appréciable, légère hémoptysie formée d'un sang
rouge, spumeux, très aéré. Dans certains cas, non
toujours, il y a de la dyspnée, une sensation de poids
sur la poitrine, ou bien des douleurs thoraciques,
sous-clavières ou sous-scapulaires, liées à de la pleurite sèche ; de la pâleur, un amaigrissement rapide.
A ces symptômes se joint parfois chaque soir un léger

accès fébrile peu appréciable autrement que par le thermomètre.

En examinant la poitrine on la trouve souvent déformée, rétrécie ; les creux sus-claviculaires sont excavés en salières, et se dépriment à chaque inspiration, les omoplates sont détachées du tronc, le thorax est plat et de forme conique. Au niveau d'un des sommets on trouve de l'obscurité du son à la percussion, avec élévation de la tonalité ; les vibrations thoraciques sont accrues ; l'auscultation au même point révèle une certaine rudesse inspiratoire, avec expiration prolongée, ou au contraire de l'affaiblissement du murmure vésiculaire.

Quand la maladie a atteint la seconde période (ramollissement des tubercules), les signes physiques se modifient : la rudesse respiratoire augmente au point malade, la respiration devient soufflante et dans la fosse sus-épineuse, dans le creux sous-claviculaire, on perçoit des râles fins, de petits craquements secs, puis humides, surtout appréciables dans la grande inspiration qui suit la toux. La respiration est normale partout ailleurs. Mais plus ou moins rapidement le second côté est envahi et les signes morbides s'étendent de haut en bas : alors la toux devient plus grasse ; l'expectoration abondante, muco-purulente, nummulaire, contient des bacilles en grand nombre et des fibres élastiques du poumon ; ces crachats riches en phosphates et en chlorures renferment aussi des peptones (Marfan). Ils contribuent pour leur part à la dénutrition.

En même temps on observe souvent de la fièvre et des sueurs, symptômes de l'auto-intoxication. S'il s'agit d'une femme, les règles se suppriment, ou deviennent irrégulières.

Au bout d'un temps plus ou moins long apparaissent les signes de la période cavitaire, ou troisième période : respiration caverneuse, gargouillement, pectoriloquie de Laennec ; la percussion au niveau de la caverne donne tantôt de la matité, tantôt, si elle est vaste et superficielle, du tympanisme avec bruit de pot fêlé ; les espaces intercostaux supérieurs sont déprimés et immobiles ; les muscles pectoraux sont atrophiés.

L'état fonctionnel est en rapport avec ces graves lésions ; la dyspnée est continue, la parole difficile et entre-coupée, même au repos ; la toux est creuse, secoue la poitrine ; l'expectoration puriforme, parfois rougeâtre, offre une odeur fade, une saveur âcre ou sucrée ; le malade en proie à la fièvre hectique, épuisé par les sueurs nocturnes, est bientôt réduit à l'état de squelette ; il y a de l'anorexie, de la diarrhée ; la bouche présente un liseré rouge vif des gencives (Frédéricq), quelquefois du muguet ; les pommettes se cyanosent, on constate du pouls veineux du dos de la main (Peter). Parfois une eschare au sacrum ou bien une thrombose cachectique apparaît. Le malade succombe tantôt par épuisement et asphyxie progressive, tantôt (plus rarement) par syncope brusque.

Telle est la marche en quelque sorte normale de la phtisie chronique. Hâtons-nous d'ajouter qu'à toutes ses phases elle peut guérir. A toutes ses phases également des complications de toute sorte, broncho-pulmonaires, gastro-intestinales, cardio-vasculaires, cérébro-spinales, peuvent surgir : assez souvent le cours de la phtisie est abrégé par quelque accident promptement fatal, tel qu'une hémorrhagie massive par rupture d'un anévrisme cavitaire (anévrisme de Rasmussen), ou bien une embolie pulmonaire, suite de phlegmatia du membre inférieur. Enfin à toute époque la tuberculose miliaire généralisée peut venir inopinément couronner cette longue série de maux.

Ce tableau, réduit à ses traits essentiels, permet de juger combien difficile et multiple est la tâche du médecin dans la phtisie pulmonaire chronique : il lui faut démêler d'abord à travers l'obscurité et l'insignifiance des premiers symptômes, la grave maladie qui se prépare, instituer la lutte sans perdre un instant et combiner tous ses moyens pour gagner l'ennemi de vitesse, faire à la fois de l'hygiène, du traitement général et local ; il lui faut organiser la défense d'après les ressources de l'organisme attaqué, en connaître les points faibles et remédier s'il se peut à leur faiblesse, parer en même temps aux mille incidents pathologiques qui viennent chaque jour paralyser ses efforts ; enfin, problème encore plus ardu, il doit dans une maladie longue et pleine d'embûches, soutenir le moral du malade, le tenir à distance égale de la trop grande confiance et du trop complet découragement, lui inspirer assez de foi dans la guérison pour se soigner comme il faut, assez de crainte de la rechute pour se soigner toujours.

Il serait vain de vouloir schématiser le traitement de la tuberculose pulmonaire chronique ; les cas diffèrent trop les uns des autres pour se plier à une règle commune, et on peut bien dire qu'autant de malades, autant de traitements différents.

Nous nous bornerons à poser très brièvement les indications générales, telles qu'elles se présentent aux diverses phases de la maladie ; nous essaierons de montrer comment ces indications sont modifiées par le tempérament individuel de chaque malade, par son état antérieur de santé ou de maladie ; enfin nous dirons un mot du traitement des principales complications.

§ 1. — ANALYSE DES INDICATIONS DANS LA FORME COMMUNE

Première période. — Supposons le cas le plus simple : celui d'un individu d'âge moyen, exempt d'hérédité tuberculeuse, et qui présente avec un tempérament de vigueur ordinaire les signes d'un début d'infiltration tuberculeuse du sommet.

Dans ce premier degré de la maladie, les indications à remplir sont des plus nettes. Il faut d'abord *soustraire le malade*, si c'est possible, *au milieu dans lequel il s'est infecté ;* lui faire quitter le bureau malsain, la chambre sans air et sans soleil, où il a puisé le germe qui commence à végéter dans ses poumons ; l'envoyer quand on le peut à la campagne respirer l'air pur et vivre au moins quelques mois sans fatigue, sans soucis, uniquement occupé à refaire ses forces entamées.

Un tel parti, pris dès le début, rendrait dans la plupart des cas toute autre médication superflue et sauverait la vie aux neuf dixièmes des tuberculeux. Mais souvent les conditions matérielles s'opposent à un changement complet d'existence, ou bien les malades, incrédules au danger qui les menace, refusent de faire les sacrifices nécessaires.

Le médecin s'attachera d'autant plus à *relever l'état général par l'hygiène et l'alimentation :* il insistera sur les soins corporels (frictions, lotions stimulantes), le choix des vêtements (flanelle sur la peau), l'aération de la literie, le chauffage et la ventilation de l'appartement ; en même temps il donnera une attention particulière au régime, en tenant compte dans ses prescriptions de la santé antérieure du malade, des capacités de son estomac, et aussi, disons-le avec Bennet, de son état de fortune ; il réglera le nombre, les heures et la composition des repas, de façon à assurer une alimentation complète, suffisamment abondante pour réparer les pertes de l'organisme, suffisamment variée pour ne pas provoquer le dégoût.

Après cela seulement on s'occupera d'*entraver le développement du tubercule dans le poumon*, par un traitement anti-bacillaire : nous avons vu, en étudiant les nombreux moyens proposés dans ce but, que les résultats thérapeutiques sont encore trop incertains pour permettre de conseiller un agent à l'exclusion des autres. On variera le choix des remèdes selon l'idiosyncrasie du sujet, la tolérance de ses voies digestives, et surtout selon les résultats obtenus. A la phase initiale de la tuberculose pulmonaire chronique, lorsqu'il n'existe encore ni ulcérations des voies aériennes, ni infections secondaires, lorsque le bacille de Koch est seul en cause et qu'il s'agit seulement de fortifier la résistance des tissus vis-à-vis du parasite envahisseur, le tannin, administré à haute dose, selon l'exemple de Raymond et Arthaud, nous paraît le meilleur remède à conseiller. On prescrira donc le tannin à l'alcool en potion ou en cachets, à la dose initiale de 2 grammes par jour, qu'on élèvera progressivement jusqu'à 4 grammes. Tous les quinze jours on suspendra le médicament pendant une semaine pour laisser reposer l'estomac.

Il va sans dire qu'on ne négligera pas de surveiller la lésion locale et de *combattre l'hypérémie pulmonaire* péri-tuberculeuse. On fera pour cela des badigeonnages de teinture d'iode au niveau des points affectés ou mieux encore on appliquera de petits vésicatoires volants alternativement en avant et en arrière, en variant les places de façon à ne pas revenir sur les mêmes points avant vingt ou trente jours.

On aura soin en outre de *prescrire un calmant contre la toux*, qui, lorsqu'elle est fréquente, ébranle inutilement l'arbre bronchique et contribue à entretenir l'irritation laryngo-trachéale. La mixture suivante a l'avantage de ne pas constiper les malades :

Teinture de racine d'aconit ⎱ aâ . . . 10 grammes
Teinture de jusquiame   ⎰

En prendre trois fois par jour VI à X gouttes dans un peu d'eau.

Si ce moyen échoue ou si son action s'émousse, on le remplace par les granules d'extrait thébaïque et d'extrait de belladone

Extrait thébaïque   ⎱ aâ. . . . . 5 milligrammes
Extrait de belladone   ⎰

Pour un granule.
En prendre un toutes les deux heures ou même plus fréquemment.

Ce traitement doit être continué pendant plusieurs mois jusqu'à disparition complète de la toux, de l'expectoration et relèvement de l'état général et de l'embonpoint. Lors même que ce résultat est obtenu, on ne se hâtera pas de proclamer le malade guéri ; on insistera pour que le séjour à la campagne soit prolongé pendant une année au moins.

Pendant l'hiver qui suivra son retour, le malade sera l'objet d'une surveillance active.

Seconde période. — Quand la maladie a atteint la seconde période, quand il y a de la fièvre et des symptômes de ramollissement commençant, avec catarrhe bronchique plus ou moins intense, et que les crachats contiennent des bacilles, le problème thérapeutique se pose un peu différemment.

Faire tomber la fièvre est le premier but à poursuivre : la fièvre est l'indice de l'infection qui s'opère; elle représente la réaction du système nerveux influencé par les toxines bacillaires, de même que le catarrhe bronchique est l'indice de la réaction de la muqueuse aérienne en contact avec les produits de la désintégration tuberculeuse.

Or, nous l'avons dit déjà, le meilleur moyen de combattre la fièvre au stade de ramollissement des tubercules est de placer le malade au repos absolu dans une atmosphère salubre. Il faut donc sans perdre un jour instituer la cure à l'air et au repos, selon les principes que nous avons développés : repos absolu dans la position horizontale, la seule qui détende tous les muscles et permette de supporter, grâce aux châles et aux couvertures, l'immobilité au dehors ; aération continue (Dettweiller, Daremberg), stations prolongées en plein air, ou dans des kiosques-abris pendant la journée, fenêtre entr'ouverte dans la chambre à coucher, pendant la nuit. La cure d'air n'exige ni un climat spécial, ni des installations compliquées : elle peut être faite partout, même aux environs de Paris, pourvu qu'on dispose d'un jardin attenant à la maison, pourvu qu'un médecin soigneux en dirige l'application et en règle tous les détails.

A défaut de cure d'air ou si on ne réussit pas par ce moyen, on administrera les antithermiques : anti-pyrine et quinine, associés selon la formule indiquée plus haut (voyez page 196), ou bien antifébrine ou phénacétine, par doses de 25 centigrammes trois ou quatre fois par jour.

En cas de grande fréquence du pouls, avec batte-ments cardiaques tumultueux, on donnera en même temps que l'un de ces médicaments, la teinture de digitale, en doses de 10 ou 15 gouttes par jour.

S'il y a des sueurs profuses, on donnera chaque soir un granule d'un demi-milligramme de sulfate d'atropine, alterné par périodes de quatre ou cinq jours avec une pilule de 2 centigrammes de tellurate de soude, ou une dose de 15 à 20 gouttes d'extrait fluide d'hydrastis canadensis.

La seconde indication est de *lutter contre le catarrhe bronchique*, agent actif de dissémination des lésions tuberculeuses dans les parties encore saines du poumon. On commencera par administrer le kermès à la dose de 15 à 25 centigrammes par jour dans une potion légèrement opiacée, qui sera prise par cuillerées à bouche toutes les deux heures. Il importe, comme l'a bien montré Peter, de pousser le remède non jusqu'à vomissement, mais jusqu'à pro-duction de l'état nauséeux qui agit très utilement en faisant saliver les glandes bronchiques et en pro-voquant une anémie réflexe des petits vaisseaux pulmonaires.

Au bout de quelques jours, dans les cas favorables, le résultat est obtenu : l'expectoration plus fluide, plus aérée, plus nettement muqueuse qu'auparavant est rejetée facilement et en abondance ; on cesse alors le kermès et l'on prescrit les balsamiques, soit la térébenthine, soit mieux encore la créosote, quand le malade n'est ni dyspeptique, ni très nerveux, ni disposé aux hémoptysies. A l'intérieur on peut prescrire la créosote dissoute dans l'huile de foie de morue, en capsules gélatineuses ; on peut encore l'associer au baume de Tolu et au goudron selon la formule suivante :

> Créosote. . . . . 0,05 centigrammes.
> Baume de Tolu } àà 0,075   —
> Goudron   }
>
> Pour une capsule.

Ces capsules sont connues sous le nom de gouttes livoniennes : on en donne 4 à 8 par jour en ayant soin de les enrober dans les aliments. Si elles ne sont pas supportées, on pourra essayer d'administrer là créosote en injections sous-cutanées, dissoute dans 15 fois son volume d'huile stérilisée, selon la méthode de Burlureaux (voyez page 53). Mais ces injections, sans être précisément très douloureuses, n'en sont pas moins désagréables par leur durée, par l'immobilité prolongée qu'elles imposent, par l'odeur forte de l'haleine qu'elles déterminent, et peu de malades consentent à s'y soumettre.

En cas de trop grandes difficultés, il vaut mieux renoncer à la créosote proprement dite et la remplacer soit par le créosotal ou carbonate de créosote (Heyden, Chaumier), soit par le carbonate de gaïcol, expérimenté par Hœlscher et Seifert. Ce dernier succédané, le plus inoffensif et aussi le plus maniable, peut être pris très facilement en cachets médicamenteux à la dose de 3 ou 4 grammes par jour. Il ne fatigue pas l'estomac et ne provoque pas d'éructations.

Bien que dirigée surtout contre le catarrhe bronchique, la médication créosotée n'est pas sans influence sur le développement des bacilles qu'elle paralyse dans une certaine mesure ; on peut donc, chez les malades soumis à l'usage intensif de la créosote ou de ses dérivés, s'abstenir de compliquer le traitement par d'autres médications parasiticides.

Mais beaucoup de tuberculeux (et ce sont précisément les plus gravement atteints) ne supportent pas la créosote, soit par intolérance des voies digestives, soit par susceptibilité exagérée des reins ou du système nerveux. En outre cette médication est absolument contre-indiquée chez les malades à muqueuse bronchique irritable et sujets à l'hémoptysie. En pareil cas on aura recours, dans le but de *retarder l'infection bacillaire*, à l'iodoforme, associé ou alterné avec le tannin. L'iodoforme, comme l'a montré Stschégoleff, semble agir moins comme bactéricide véritable qu'en neutralisant chimiquement les produits bactériens : c'est ainsi que s'expliquerait son action antiseptique dans les plaies suppurées.

Quoi qu'il en soit, chez beaucoup de tuberculeux on voit les signes physiques et fonctionnels s'améliorer par la médication iodoformée. La dose ordinaire est de 10 à 20 centigrammes par jour ; pour masquer l'odeur pénétrante du médicament, on peut l'associer à la coumarine, selon la formule indiquée par Marfan :

```
Iodoforme. . . . . . . . . . . . . . .  1 gramme.
Coumarine. . . . . . . . . . . . . . .  0, 10 centigr.
Extrait de laitue . . . . . . . . . . .  Q. s.
```

Divisez en vingt pilules.

Le malade prend 4 fois par jour une de ces pilules.

— S'il y a de l'hyperesthésie bronchique, des crachats fétides, des hémoptysies, on peut recourir aux
inhalations iodoformées selon la formule de Davezac
(voyez page 76) ; l'action hémostatique et anesthésique de l'iodoforme trouve ici son emploi.

Il est souvent nécessaire de *procurer du sommeil*
au malade, incessamment réveillé par les quintes de
toux. On y parvient d'habitude assez facilement en
faisant prendre chaque soir une ou deux cuillerées
à bouche du sirop suivant, qui a l'avantage d'être
agréable au goût :

Sirop de tolu. . . . . }	ââ 100 grammes.	
Sirop de codéine . . . . }		
Eau distillée de laurier-cerise . .	40	—
Teinture de jusquiame	8	—
Teinture de racine d'aconit. . .	2	—

Dans cette formule, on peut remplacer le sirop de
codéine par le sirop thébaïque ou le sirop de morphine beaucoup plus actifs.

Lorsqu'on a réussi, par les moyens qui précèdent,
à calmer les accidents aigus et à enrayer la marche
de la maladie, il faut songer à *combattre la dénutrition*, très rapide dans cette période de la phtisie chronique.

Aussitôt la fièvre tombée, on s'empressera d'alimenter le malade, de le suralimenter même si on
peut ; c'est ici que la poudre de viande, les peptones
même trouvent leur indication, bien mieux que chez
le phtisique au troisième degré à qui ces aliments
artificiels donnent la diarrhée et le muguet. En procédant graduellement, on arrive assez vite à faire
prendre au malade 2 ou 3 litres de lait, 4 œufs et
500 grammes de viande par jour ou l'équivalent.
Si le malade est indocile, ou affecté d'anorexie insur-

montable, on pourra exceptionnellement recourir au gavage, non comme méthode d'alimentation, mais comme moyen de vaincre les résistances : parfois, après une seule introduction de la sonde, le malade cesse de se plaindre du dégoût et mange sans difficulté.

Autant que possible, on vérifiera le poids chaque semaine. La suralimentation bien tolérée produit constamment l'arrêt de l'amaigrissement et une reprise d'embonpoint qui peut dépasser 300 grammes par jour. Quand le malade aura ainsi repris 5 ou 6 kilogrammes, on pourra cesser la poudre de viande, diminuer la quantité du lait, et revenir à une alimentation variée.

Troisième période. — Que faire lorsque, malgré tous les soins (ou parfois en l'absence de soins), la phtisie a atteint son troisième degré? L'horizon, en pareil cas, est bien restreint : le poumon, creusé de cavernes, infecté en outre par les bactéries de toute sorte qui trouvent dans les bronches ulcérées un terrain de culture favorable, secrète en abondance un pus fétide, dont la résorption infecte l'organisme, provoque la fièvre hectique et les sueurs colliquatives ; le champ de l'hématose considérablement réduit, ne suffit plus à oxygéner les globules sanguins qui, d'ailleurs, sont appauvris en quantité et en qualité ; la dyspnée, les palpitations sont continuelles. Mêmes désordres du côté des voies digestives incessamment irritées par le contact des crachats que le malade affaibli avale inconsciemment ; il y a des coliques, du tympanisme gastro-intestinal, de la diarrhée.

Ces troubles graves de toutes les grandes fonctions ne peuvent laisser le système nerveux indifférent ; il y a de l'insomnie, de l'agitation, parfois du délire.

Le médecin ne doit pas pour cela perdre courage ; il usera consciencieusement des armes qui lui restent en se rappelant qu'on voit parfois la maladie s'arrêter, même à cette phase ultime, et des malheureux dont on attendait le dernier soupir, se relever tout à coup et faire un nouveau bail avec la vie.

L'indication essentielle, chez le phtisique atteint de cavernes, est d'*empêcher la septicémie bronchique*. Pour y parvenir, on doit s'attacher à faciliter l'expectoration et à désinfecter le contenu des cavernes.

L'hyposulfite de soude, administré à la dose de 4 grammes par jour dans une potion, selon la pratique de Lancereaux dans la bronchectasie fétide, nous a donné à ce point de vue d'excellents résultats. On peut en alterner l'usage avec celui de la térébenthine de Venise, administrée en capsules de 15 centigrammes (de 2 à 6 capsules par jour).

Aux malades très affaiblis, qui ont de la dyspnée et crachent difficilement, on fera pratiquer des inhalations d'oxygène auxquelles on pourra associer les inhalations térébenthinées, en faisant passer le gaz dans un flacon barboteur, contenant de l'essence de térébenthine en suspension dans l'eau.

Pour assainir l'atmosphère de la chambre et faire disparaître la mauvaise odeur, on pourra, selon le conseil d'Onimus, se servir de la lampe oxydante à mousse de platine, qu'on alimente avec de l'alcool à 96° additionné de 10 à 15 p. 100 d'essence de thym. Il est prudent de ne laisser fonctionner l'appareil qu'une demi-heure matin et soir, une action plus prolongée des produits volatils pouvant irriter la muqueuse respiratoire.

D'autre part, il faut *restreindre* au minimum *les fermentations intestinales*, cause permanente d'auto-intoxication. On donnera, s'il y a de la diarrhée, des poudres absorbantes et antiseptiques, le benzo-naphtol, la magnésie calcinée, le salicylate de bis-muth. En tous cas, on surveillera de très près l'état de la bouche, on la détergera par des lavages fréquents à l'eau de Vichy, et à la moindre apparence de muguet, on pratiquera trois fois par jour un badigeonnage complet de la cavité buccale avec le sublimé, en solution au millième dans la glycérine.

En même temps, on doit songer à *combattre l'ady-namie cardiaque;* dans la dernière période de la phtisie, le cœur, peu touché jusque-là, commence à faiblir sous l'influence combinée de la diminution du champ de l'hématose et de l'intoxication générale. Il se produit de l'œdème des extrémités, un peu de cyanose des pommettes ; le pouls est fréquent, faible et inégal ; il y a menace de syncope. On n'hésitera pas à recourir aux injections de caféine, ou plutôt encore aux injections d'huile camphrée, faites matin et soir à la dose de 1 à 4 centimètres cubes de la solution au dixième :

Camphre. . . . .   5 grammes.
Huile d'olives stérilisée. 45   —

La dernière et non là moins importante indication est de procurer au malade un peu de répit dans sa souffrance, de le *faire dormir*. Pour cela, aucun moyen ne vaut la morphine en injections sous-cutanées. On lui a reproché d'endormir si bien les phtisiques qu'ils ne se réveillent plus (Daremberg), mais c'est là une simple boutade d'un très spirituel auteur. Administrée matin et soir à petites doses très lentement croissantes (4 milligrammes par dose au début), la morphine est parfaitement tolérée, et pourvu que le rein soit perméable, elle ne provoque aucun accident : elle procure un peu de bien-être à de malheureux phtisiques en proie à la consomption. Loin d'abréger leurs jours, elle les prolonge en calmant les réactions nerveuses et en ralentissant l'autophagie : elle ménage l'huile qui va bientôt manquer dans la lampe.

Bien plus, elle procure parfois des répits inespérés; nous soignons depuis plus de dix-huit mois à l'hôpital Broussais deux phtisiques qui doivent leur existence à la morphine. L'un d'eux était arrivé mourant, avec des cavernes étendues des deux côtés, une dyspnée continuelle, un amaigrissement squelettique; l'autre avait, au moment de son entrée, des hémoptysies massives, suivies de poussées broncho-pneumoniques avec fièvre intense, crachats rougeâtres puriformes fourmillant de bacilles : chez tous deux la morphine administrée comme viatique, a calmé les accidents, permis le retour de l'appétit; la cure d'air aidant, ces deux malades ont remonté la pente, ont repris du poids, ont cicatrisé en partie leurs lésions. Ils ne sont pas guéris, mais ils vivent. Il est vrai qu'ils continuent à user de la morphine dont la dose a dû être élevée peu à peu jusqu'à 12 et 15 centigrammes par jour. Mais on pensera comme nous qu'après tout mieux vaut vivre même en faisant abus de morphine, que d'être mort, même sans morphine.

§ 2. — INDICATIONS SPÉCIALES
AUX DIFFÉRENTES VARIÉTÉS

La marche et l'évolution de la tuberculose pulmonaire chronique dépendent essentiellement du terrain sur lequel la graine bacillaire a germé : selon le tempérament individuel, résultat complexe de l'hérédité et de la vie antérieure du sujet, la phtisie sera lente ou rapide, atonique ou excitable, tolérante ou intolérante à certains agents thérapeutiques.

Ces différences sont surtout appréciables chez les malades de la classe aisée, dont la phtisie est moins le résultat des circonstances extérieures d'ordre hygiénique ou accidentel, que d'une prédisposition latente ou avérée.

Si, d'autre part, il existe au moment de l'infection un état morbide antérieur, la physionomie clinique pourra être modifiée, certains éléments pathologiques, d'habitude effacés, viendront au premier plan.

De toutes ces conditions résultent, dans les indications, des variantes quelquefois très étendues que le clinicien doit connaître, sans quoi il risque fort de nuire aux malades qu'il a pour mission de soulager.

A. **Formes primitives**. — Une des variétés les plus tranchées est la *phtisie scrofuleuse*. Souvent héréditaire, précédée par des manifestations tuberculeuses externes, telles que le lupus, l'ostéo-arthrite, l'adénopathie cervicale, cette forme de tuberculose se rencontre surtout chez les jeunes sujets ; elle est remarquable par son caractère torpide, par l'absence habituelle de fièvre, de congestion pulmonaire, d'hémoptysie ; en revanche le catarrhe bronchique tient dans la symptomatologie une très grande place. La marche habituellement lente prend parfois insidieusement une allure très rapide ; la caséification se fait tout d'un coup, presque en masse, et la fonte tuberculeuse peut donner lieu à de vastes cavernes, presque sans que le malade s'en doute ; jusqu'à une période avancée, l'embonpoint persiste avec teint blafard, anémie et mollesse des tissus, paresse de l'estomac, sans autres troubles digestifs.

Cette forme est fréquente chez les peuples du Nord ; la race germanique et surtout la race anglo-saxonne en présentent les plus remarquables exemples, et c'est elle presque exclusivement qu'Henry Bennet a envisagée dans son célèbre ouvrage.

La phtisie scrofuleuse ou atonique est celle qui tolère le mieux les traitements actifs et qui fournit à la thérapeutique ses plus beaux succès. A ces malades, on conseillera tout d'abord les excitants de la nutrition et de la circulation : le quinquina, le tannin, l'huile de foie de morue. Les toniques résolutifs, tels que l'iode et même l'iodure de fer, sont indiqués. Pour modifier le catarrhe atonique des bronches, on insistera sur les agents de la médication substitutive : on prescrira la créosote à haute dose, alternée avec les sulfureux en boisson ou en inhalation.

En fait d'hygiène générale, tous les moyens qui activent la nutrition sont à recommander : la suralimentation est bien supportée ; les exercices physiques, les lotions froides et même l'hydrothérapie font merveille. L'air le plus tonique est le meilleur pour ces malades ; ils n'ont jamais trop de soleil, ni

froid et les intempéries. Pour la résidence d'hiver, on choisira un air pur, mais sédatif, une atmosphère calme et sans vent, à pression barométrique fixe et habituellement élevée, comme c'est le cas sur le littoral atlantique de la France, à Arcachon, à Dax et surtout à Pau. Si les préférences du malade et de son entourage le portent vers la Riviera, on l'enverra à Cannes ou à Grasse, plutôt qu'à Menton ou à Hyères ; encore n'y pourra-t-il séjourner que s'il habite sa propre villa, et si tous les détails de l'habitation, exposition, chauffage, aération, sont réglés en vue de ses besoins. L'été il pourra séjourner dans les Alpes, ou en Auvergne, à une altitude ne dépassant pas 1000 mètres et en prenant de grandes précautions contre le soleil. Si les voyages sont une cause de fièvre (ce qui est fréquent), il fera mieux de s'installer de mai à septembre, dans une campagne bien abritée, sur un terrain perméable et boisé, loin de la mer, des lacs, des fleuves et des grandes routes.

Quelquefois, chez ces malades, l'expatriation complète, la transplantation définitive dans un climat insulaire de la région des tropiques, tel que Java ou la Nouvelle-Calédonie, a pu produire des guérisons complètes et définitives, et transformer des jeunes gens valétudinaires en hommes bien portants et vigoureux (Mess).

Formes secondaires. — La phtisie peut venir se greffer sur une foule d'affections aiguës, telles que la fièvre typhoïde, la rougeole, la grippe infectieuse, mais ces maladies, si elles contribuent à faciliter l'infection bacillaire, et à lui donner plus de gravité, ne changent rien au tableau clinique de la tuberculose devant laquelle elles s'effacent.

Il en est autrement de quelques états morbides chroniques, dont la coexistence avec la phtisie imprime à la marche de celle-ci certains traits particuliers et fait naître diverses indications et contre-indications thérapeutiques que nous avons le devoir de signaler.

Bien que réputée antagoniste de la tuberculose, la *chloro-anémie* peut fort bien servir de préface à la phtisie chronique, dont elle prépare le développement par l'état d'infériorité organique et fonctionnelle qu'elle engendre. En d'autres termes, une jeune fille chlorotique peut fort bien contracter le germe de la tuberculose : c'est ce qu'on voyait naguère assez souvent dans les hôpitaux où les phtisiques étaient reçus indifféremment avec les autres malades, et beaucoup de cas étiquetés fausses chloroses ne sont autre chose que des chloroses vraies compliquées d'infiltration tuberculeuse des sommets.

En pareil cas, il faut se garder d'administrer le fer qui, par l'excitation circulatoire qu'il produit, peut facilement provoquer la congestion péri-tuberculeuse et même l'hémoptysie. On donnera de préférence les arsenicaux, surtout les granules de Dioscoride, le manganèse (Potain), le quinquina et la strychnine ; on fera inhaler l'oxygène et surtout on conseillera l'air des hauteurs, ou tout au moins le séjour dans un air pur.

Chez les *dyspeptiques* atteints de dilatation de l'estomac, la tuberculose pulmonaire prend une gravité toute spéciale, en raison de l'impossibilité pour ces malades de réparer leurs pertes par une alimentation et une assimilation abondantes. Ils languissent

Les *diabétiques* sont souvent atteints de phtisie, et la phtisie chez eux marche d'autant plus vite qu'elle se développe à une période plus avancée du diabète. Dans les formes graves du diabète maigre (diabète pancréatique), elle constitue réellement une manière de mourir.

Lorsque, chez un diabétique encore vigoureux, on constate les signes de la tuberculisation pulmonaire, au début, il faut instituer le traitement par les phosphates, ou mieux encore les glycéro-phosphates et l'arséniate de soude.

On donnera l'huile de foie de morue à haute dose, le régime mixte, sans féculents ni sucre, mais avec du laitage et quelques fruits, car l'acétonémie est particulièrement à redouter chez le diabétique tuberculeux, on prescrira l'exercice et l'usage interne de l'eau de Vichy ; on s'abstiendra de révulsifs. S'il survient de l'amaigrissement ou si la phtisie fait son apparition chez un diabétique maigre, le malade doit être mis au repos absolu, au régime lacté, et prendre de l'opium ou de la codéine à haute dose (2 à 5 centigrammes en une pilule, répétée quatre fois par jour).

Les *asthmatiques* et les *emphysémateux*, quand ils sont contaminés par la tuberculose, font en général une phtisie bénigne, à marche lente et rarement fébrile. Leur poumon, peu vascularisé, très perméable, offre un mauvais terrain au développement des bacilles. Aussi la guérison s'obtient-elle assez souvent et avec moins de peine que dans les autres variétés.

Le traitement diffère peu de ce qu'il est dans l'asthme non compliqué de tuberculose, c'est-à-dire qu'on donne alternativement l'arsenic et l'iode, ce dernier par courtes périodes et avec ménagements. On joint à cette médication les révulsifs, de préférence les pointes de feu appliquées périodiquement (tous les huit ou quinze jours) sur les points malades jusqu'à cicatrisation des tubercules.

Quant aux *syphilitiques*, la pire complication qui puisse leur arriver, c'est d'être atteints de phtisie pulmonaire. En effet, la dyscrasie syphilique en épuisant les forces du malade a préparé les voies à l'infection bacillaire qui marche alors avec rapidité, et, d'autre part, on sait l'influence désastreuse que le traitement ioduré intensif exerce sur le poumon tuberculeux : catarrhe iodique, œdème pulmonaire aigu, hémoptysie grave, sont les accidents qu'on voit se dérouler en peu de jours, si on ne se hâte de suspendre cette malencontreuse médication.

Le médecin, en face d'un syphilitique tuberculeux, est pris dans ce dilemme : ou risquer d'aggraver la tuberculose en traitant la syphilis, ou laisser marcher la syphilis au grand détriment du tuberculeux.

Il faut adopter un terme moyen, donner le mercure sous la forme la moins irritante (le calomel par exemple) et remplacer l'iodure de potassium par une préparation moins agressive, telle que le sirop iodotannique ; ajouter à ce traitement des alcalins, et faire de la révulsion sur le thorax.

§ 3. — TRAITEMENT DES COMPLICATIONS

Les complications qui peuvent survenir dans le cours de la phtisie pulmonaire chronique sont innombrables : les unes sont le résultat direct ou indirect de la marche des lésions pulmonaires, de leur propagation aux organes voisins ou éloignés ; les autres sont l'expression des désordres fonctionnels qui se produisent sous la triple influence de la dénutrition, de l'auto-intoxication et des infections surajoutées.

Nous ne pouvons que signaler brièvement les plus importantes de ces complications en renvoyant, pour de plus amples détails, aux autres volumes de cette Bibliothèque.

A. **Appareil respiratoire**. — *Bronchite*. — Elle est très fréquente dans le cours de la tuberculose chronique et se produit sous l'influence de la moindre infraction à l'hygiène. Souvent elle débute par un coryza suivi de laryngo-trachéite avec enrouement ou extinction de voix : elle gagne ensuite les moyennes bronches et détermine avec une fièvre ordinairement légère une recrudescence marquée de la toux et de l'expectoration. Elle affecte la même marche que la bronchite simple, mais elle s'en distingue par une durée beaucoup plus longue et entraine presque toujours un certain degré d'extension des lésions tuberculeuses,

Le phtisique atteint d'un rhume doit garder le lit, prendre un peu de sulfate de quinine, puis faire usage des gouttes calmantes d'aconit et jusquiame déjà indiquées page 207, et faire des badigeonnages iodés sur le haut de la poitrine et entre les deux épaules. Il attendra, pour reprendre sa vie habituelle, que la toux et l'expectoration aient repris le niveau antérieur à la bronchite.

Broncho-pneumonie. — Cette complication, beaucoup plus sérieuse, peut succéder à la bronchite (surtout quand cette dernière est liée à l'influenza) ; elle peut aussi se manifester d'emblée sous l'influence d'une infection locale par des streptocoques ou par d'autres micro-organismes développés à la faveur des ulcérations tuberculeuses de l'arbre bronchique et des poumons.

Dans les deux cas elle se traduit par une fièvre intense, continue ou subcontinue, accompagnée de toux incessante et d'une dyspnée extrême ; les crachats d'abord gommeux et jaunâtres, puis muco-purulents, sont rendus avec une grande difficulté ; l'auscultation révèle une pluie de râles fins, non seulement au niveau des lésions tuberculeuses, mais dans toute la hauteur des deux côtés de la poitrine. Il y a parfois du râle trachéal et de la cyanose ; le pouls est petit, fréquent et un peu inégal.

Les expectorants, tels que le kermès ou l'apomorphine associés ou non à l'acétate d'ammoniaque sont les agents les plus indiqués dans la broncho-pneumonie ; en même temps pour prévenir l'adynamie cardiaque menaçante, on administrera la digitale en teinture, par gouttes et à doses fractionnées ; on fera des applications réitérées de ventouses sèches, et au besoin on appliquera un vésicatoire à la racine des bronches ; en cas de lipothymies ou de menace d'asphyxie, on fera des injections d'éther et d'huile camphrée.

Congestion pulmonaire. — Parfois sous l'influence d'une cause banale, telle que refroidissement, fatigue, écart de régime, baisse barométrique brusque, les capillaires du poumon tuberculeux se paralysent tout à coup, et il se produit une hypérémie intense, tantôt limitée aux parties malades,

ment parce qu'elle affaiblit le malade, mais encore et surtout parce qu'elle favorise puissamment la dissémination des germes pathogènes dans le poumon.

Dès l'apparition de l'hémoptysie, le malade sera condamné au silence et au repos le plus absolu ; on prescrira le régime lacté. Si l'hémorrhagie est abondante, on administrera sans tarder un vomitif, de préférence l'ipéca à la dose de 1^{gr},50 à 2 grammes, en 3 ou 4 paquets ; en même temps on fera des ligatures à la racine des membres avec des bandes de toile assez fortement serrées, ou tout simplement avec des mouchoirs. On pratiquera en outre une injection sous-cutanée de 10 gouttes de la solution d'ergotinine de Tanret (1).

Si le malade est agité, inquiet, a des battements de cœur violents et tousse beaucoup, on pourra donner 10 ou 15 gouttes de teinture de digitale, avec 10 centigrammes d'extrait thébaïque dans une potion à prendre par cuillerées d'heure en heure. Une injection de morphine rétablit le calme encore plus rapidement.

Les jours suivants, si l'expectoration reste teintée, s'il y a du point de côté, de la fièvre, et des signes d'engouement inflammatoire, on fait des applications locales de glace sur la paroi thoracique et on administre le tartre stibié à dose nauséeuse.

L'hémoptysie a une grande tendance à récidiver ; tout malade qui a craché du sang, ne fût-ce qu'une fois, est exposé à voir l'accident se reproduire et doit prendre ses précautions en conséquence. Il évitera le

(1) Comme moyen d'arrêter sur-le-champ une hémoptysie, Daremberg après Gros (d'Alger) conseille d'appliquer de la glace sur les organes génitaux externes.

brusque passage du chaud au froid ou réciproquement, il se gardera des rayons directs du soleil, des vents violents, de la fumée de tabac ; les médicaments à action substitutive, qui s'éliminent par les bronches, tels que la créosote, les sulfureux, l'iodure de potassium, lui seront interdits ; de même pour les aliments excitants, les condiments, les épices, les liqueurs alcooliques. Il ménagera ses forces, renoncera aux exercices sportifs et surtout à ceux qui entraînent des efforts exagérés et brusques ; il aura grand soin d'éviter la constipation. Il s'abstiendra de rapports sexuels ou n'en usera qu'à de longs intervalles et avec beaucoup de modération. S'il s'agit d'une femme elle redoublera de précautions à l'approche des règles et gardera au besoin le repos absolu jusqu'à ce que le flux menstruel soit établi ; en cas d'orgasme circulatoire exagéré, de dyspnée, de palpitations, on aura recours préventivement au bromure de potassium, associé ou non à l'antipyrine.

Pneumonie. — La pneumonie franche peut se montrer comme complication de la phtisie, tantôt dans les périodes initiales et elle guérit alors sans suites fâcheuses, tantôt à la phase d'excavation, et elle prend alors le caractère d'un accident ultime, presque nécessairement mortel (Louis).

Le traitement de la pneumonie chez le tuberculeux ne présente rien de spécial, si ce n'est que les moyens hydrothérapiques sont naturellement contre-indiqués, en raison de la fragilité des vaisseaux pulmonaires. On se bornera à employer les révulsifs (ventouses scarifiées d'abord, puis vésicatoires), à donner la digitale et l'alcool.

rapide de l'épanchement gazeux avec signes d'hypertension intra-pleurale (pneumothorax à soupape), on maintiendra une canule à demeure suivant le procédé indiqué par Bouveret (1).

S'il se produit consécutivement de l'hydro-pneumothorax, on ne se hâtera pas d'intervenir. Parfois en effet, à la faveur de l'épanchement liquide, les gaz se résorbent, la fistule s'oblitère, et l'hydropneumothorax se transforme en une pleurésie simple qui disparaît à son tour. En cas d'accroissement exagéré de l'épanchement avec compression des organes voisins, on pratique une ponction en ayant soin de faire peu d'aspiration, et de n'extraire qu'une partie du liquide. Si l'épanchement devient purulent, on se borne à répéter les ponctions de temps en temps, quand il se produit de la dyspnée ou de la fièvre; la pleurotomie, sauf exception, donne de mauvais résultats.

Adénopathie trachéo-bronchique. — Plus commune chez l'enfant que chez l'adulte, la tuberculisation des ganglions qui entourent la trachée et le hile du poumon constitue moins une complication de la phtisie qu'une manifestation distincte et parfois très précoce de l'infection bacillaire. Il est démontré aujourd'hui que les bacilles introduits dans les voies respiratoires par inhalation et arrêtés au niveau de la bifurcation des bronches peuvent être absorbés sans lésion préalable de la muqueuse bronchique et transportés directement dans les ganglions (Loomis). Mais le plus souvent c'est à la suite de lésions tuber-

(1) Voyez dans la *Thérapeutique des maladies des organes respiratoires* les détails du traitement du pneumothorax, que nous ne pouvons reproduire ici.

culeuses du poumon et de la plèvre, et de la lymphangite bacillaire consécutive, que les ganglions trachéo-bronchiques s'engorgent, sont atteints d'hypertrophie d'abord, puis de caséification. Peu développée, l'adénopathie médiastine passe inaperçue, ou confond ses symptômes avec ceux de la maladie pulmonaire, mais quand les masses ganglionnaires sont volumineuses, elles donnent lieu à des phénomènes rappelant ceux des tumeurs du médiastin : toux quinteuse, coqueluchoïde, dyspnée inspiratoire, matité dans l'espace interscapulaire et au niveau de la première pièce du sternum, respiration humée sous la clavicule, faiblesse ou absence du murmure vésiculaire dans le lobe supérieur. Rarement il y a de la dilatation des veines du cou et des membres supérieurs, de la dysphagie, des vomissements ou des accès de tachycardie paroxystique imputables à la compression du pneumogastrique. Les ganglions caséifiés et ramollis peuvent s'ouvrir dans les bronches, dans l'œsophage, ou dans l'artère pulmonaire (Weigert), d'où la granulie miliaire aiguë.

Le traitement de l'adénopathie trachéo-bronchique se résume en deux points : révulsion locale par la teinture d'iode ou mieux la cautérisation ponctuée dans l'espace interscapulaire, et traitement général par l'huile de foie de morue, le sirop iodo-tannique, l'iodure de fer, et les autres agents modificateurs.

Phtisie laryngée. — La tuberculisation du larynx peut survenir à toutes les périodes de la phtisie chronique, au début, au milieu, et à la fin ; elle est surtout fréquente dans les phases avancées. Elle est préparée et facilitée par la laryngite catarrhale chronique, ou laryngite glanduleuse si fréquente chez les candidats à la tuberculose ; elle se développe à la suite de l'inoculation directe des bacilles sur les érosions de la muqueuse de l'épiglotte, du vestibule laryngé, ou des cordes vocales.

Ordinairement ce sont les crachats bacillifères venus du poumon tuberculeux qui charrient le germe morbide ; mais quelquefois le larynx est contaminé en même temps que le poumon, ou même avant lui. La phthisie laryngée offre alors au début le caractère d'une tuberculose locale, mais il est rare qu'elle reste longtemps isolée. Elle s'annonce par de l'enrouement, d'abord variable, puis permanent, et accompagné d'une sensation de chaleur au gosier ; puis la voix devient rauque et enfin tout à fait éteinte. Il y a de la toux quinteuse, déchirante, avec expectoration rare, de la salivation, une légère dysphagie avec douleurs dans les oreilles ; le laryngoscope permet de reconnaître le gonflement œdémateux des replis aryténo-épiglottiques, la rougeur, la tuméfaction, puis les ulcérations de l'épiglotte, des bandes ventriculaires et des cordes vocales. Parfois les ulcérations en se réunissant, aboutissent de véritables pertes de substance ; il y a nécrose des cartilages et abcès fistuleux ; d'autres fois l'infiltration tuberculeuse des replis aryténo-épiglottiques détermine une sténose laryngée qui se traduit par du cornage, et des accès de suffocation dus au spasme réflexe des muscles constricteurs de la glotte.

On surveillera de près toute laryngite, même accidentelle, survenue chez un phtisique : dès le début on emploiera les gargarismes émollients, les inhalations résolutives et calmantes. Pour combattre la toux quinteuse, on se trouve bien de faire respirer trois fois par jour les vapeurs produites par l'ébullition d'un demi-litre d'infusion de coquelicots, additionnée d'une cuillerée à café d'un mélange à parties égales de teinture de benjoin et de teinture d'encalyptus. En même temps on pratique des badigeonnages de teinture d'iode sur le devant du cou; on applique même, si l'enrouement persiste, une série de petits vésicatoires.

A la période d'ulcération on fera tous les jours ou tous les deux jours un badigeonnage endo-laryngé avec la solution d'acide lactique (de 10 à 50 p. 100) dans la glycérine ; on pourrait aussi employer, selon la pratique de Ruault, le phénol sulforiciné à 30 p. 100. Le menthol préconisé par quelques auteurs paraît moins efficace. On conseillera en même temps les pulvérisations d'eau sulfureuse (Enghien, Cauterets ou Eaux-Bonnes), ou d'eau arsenicale (la Bourboule, le Mont-Dore). Si l'état général du malade ne s'y oppose pas, une cure thermale prudemment faite, à Cauterets ou au Mont-Dore, suivant le cas, peut rendre des services.

Lorsqu'il existe des lésions destructives telles que nécrose cartilagineuse, abcès fistuleux, etc., et que le malade est menacé de sténose laryngée, il peut être nécessaire de pratiquer le grattage des ulcérations, et l'extirpation des séquestres par la curette. Si des accidents de suffocation se produisent, on n'attendra pas, pour pratiquer la trachéotomie, qu'il y ait des signes d'asphyxie manifeste, car alors il est généralement trop tard ; mais d'un autre côté on réservera l'opération aux cas où les forces étant intactes et le poumon relativement peu atteint, une certaine survie peut être espérée ; quant aux malades arrivés au dernier degré de la cachexie tuberculeuse, on les laissera mourir tranquilles.

mon le permet, par la gymnastique respiratoire (1).

Il arrive parfois qu'après 2 ou 3 ponctions, le liquide, au lieu de tarir, se reproduit plus rapidement et change en même temps de caractère, devient séro-purulent, puis purulent. Cette transformation peut être l'indice d'une tuberculisation subaiguë de la plèvre, ou d'une infection surajoutée par les microbes ordinaires de la suppuration. L'examen bactériologique peut éclairer le diagnostic à cet égard : si le pus est d'origine tuberculeuse, on y trouve peu ou pas de micro-organismes ; dans le cas contraire il fourmille de streptocoques ou de staphylocoques. Dans ce dernier cas l'opération de la pleurotomie s'impose, quel que soit l'état du malade ; mais si l'empyème est d'origine exclusivement tuberculeuse, l'incision large ne peut que hâter la mort par la suppuration intarissable dont elle est suivie ; mieux vaut s'en tenir aux ponctions palliatives.

Le caractère hémorrhagique de l'épanchement, soit d'emblée, soit au cours de la maladie, est du plus mauvais augure : il est l'indice ou d'une pachypleurite tuberculeuse, forme exceptionnellement grave, ou d'un état général hémorrhagipare. — La ponction faite sans aspiration, et limitée à l'extraction du trop-plein du liquide, est le seul traitement à recommander.

Pneumothorax. — La pénétration de l'air dans la cavité pleurale succède à l'ulcération et à la perforation d'un lobule pulmonaire superficiel. Cet acci-

---

(1) Pour les détails du traitement de la pleurésie avec épanchement, voyez dans cette Bibliothèque le volume que nous avons consacré à la *Thérapeutique des maladies des organes respiratoires.*

dent peut être précoce ou tardif : précoce, il donne lieu, vu l'absence d'adhérences et l'intégrité relative du poumon, à un pneumothorax total, avec distension de la paroi thoracique, affaissement du poumon contre la colonne vertébrale, refoulement du cœur, du foie et du diaphragme ; il se produit un point de côté subit et violent, avec dyspnée excessive, parfois cyanose et menace d'asphyxie ; mais ces accidents sont de courte durée et les gaz peuvent se résorber tout aussi rapidement. Le pneumothorax tardif est moins aigu et moins immédiatement grave : le poumon maintenu par des brides pleurales et d'ailleurs infiltré de tubercules, ne se laisse affaisser que partiellement et la collection gazeuse ne devient pas considérable ; mais les impuretés qui pénètrent dans la cavité pleurale par la fistule, déterminent presque toujours de l'inflammation de la séreuse et un épanchement liquide consécutif (hydro-pneumothorax). Cet épanchement d'ordinaire séreux peut rester stationnaire ; ou bien il augmente au point de comprimer les organes voisins ; souvent il devient purulent. La marche des lésions pulmonaires semble parfois s'arrêter à la suite du pneumothorax et de l'anémie relative qui résulte de l'affaissement du poumon contre la colonne vertébrale ; mais cet arrêt est rarement définitif, et le pneumothorax, surtout quand il se complique d'épanchement purulent, finit par entraîner la mort par cachexie.

Dès le premier symptôme de perforation pleuropulmonaire, le malade sera mis au repos absolu et on prescrira une injection de morphine pour calmer la toux ; si la dyspnée est intense, s'il y a menace de suffocation, on pratiquera sur-le-champ la ponction avec l'appareil aspirateur ; en cas de reproduction

Pleurésie. — L'inflammation de la plèvre fait pour
ainsi dire partie intégrante du processus de la tuberculose pulmonaire chronique. Le plus souvent elle
affecte la forme de la pleurésie sèche, et reste limitée au voisinage des parties infiltrées du poumon.
Elle se développe sourdement sans autres symptômes
que quelques douleurs névralgiques localisées aux
épaules ou irradiées dans les membres supérieurs ;
les adhérences qu'elle détermine entre la plèvre
viscérale et la plèvre pariétale isolent les parties
malades et empêchent la formation ultérieure d'un
pneumothorax ; mais elles ont l'inconvénient de
limiter l'expansion du poumon et de provoquer pendant qu'elles subissent la rétraction inodulaire, une
pleurodynie parfois intense, qui s'exaspère au
moindre effort de toux et empêche les malades de
dormir.

Les badigeonnages de teinture d'iode, au début,
plus tard les frictions résolutives et la gymnastique
respiratoire, sont les seuls moyens à employer
contre la pleurésie sèche ; les douleurs thoraciques
qui accompagnent la formation des adhérences seront
combattues par des sinapismes, des cataplasmes lau-
danisés et au besoin par une injection de morphine.

La pleurésie avec épanchement est parfois le premier symptôme apparent de la tuberculisation et
précède d'une ou plusieurs années le début recon-
naissable des manifestations pulmonaires. Ces pleurésies pré-tuberculeuses sont d'ordinaire séro-fibri-
neuses ; la plupart des médecins les considéraient
comme accidentelles, jusqu'au jour où Chauffard et
Gombault, puis Kelsch et Vaillard ont montré qu'elles
renfermaient presque toujours le bacille tuberculeux.
Dans d'autres cas, ordinairement plus graves, la

pleurésie se développe au cours de la phtisie chronique : son début est insidieux et l'épanchement peut prendre de grandes proportions à l'insu du malade qui n'accuse qu'un peu de dyspnée sans point de côté ni exagération de la toux. Ces pleurésies latentes sont particulières à la tuberculose : elles se résorbent parfois aussi vite qu'elles sont venues. Elles laissent à leur suite des adhérences très étendues et très épaisses, une véritable symphyse pleurale qui détermine l'atrophie consécutive du poumon et la rétraction de la cage thoracique. Cette complication donne presque toujours un coup de fouet à la tuberculose pulmonaire, qui de lente et chronique, devient rapide et même galopante.

Au début de la pleurésie chez un phtisique, quand il n'y a pas de phénomènes aigus, on se borne à appliquer un vésicatoire et à administrer le salicylate de soude qui paraît favoriser très efficacement la résorption du liquide (Talamon).

Si néanmoins l'épanchement augmente et semble dépasser un litre, on n'hésitera pas, que le malade ait ou non de la fièvre, à pratiquer la ponction, car le poumon tuberculeux, quand il est comprimé, perd vite la faculté de se dilater à nouveau. En cas de reproduction du liquide, on répétera l'opération aussi souvent que cela sera nécessaire, mais dans les cas simples, il est rare qu'on ait besoin de la renouveler plus d'une ou deux fois. On continue en même temps les vésicatoires et on insiste sur le traitement général : phosphate de chaux, arsenic, et si possible, huile de foie de morue.

Quand la résorption de l'épanchement est achevée, il reste à lutter contre la symphyse pleurale, par les applications réitérées de pointes de feu, et si l'état du pou-

B. **Appareil digestif.** — *Anorexie.* Sous l'influence de l'anémie et de l'asthénie générale qui favorise le début de la tuberculose pulmonaire, il se produit souvent un état de paresse digestive, d'atonie gastro-intestinale, dont l'absence complète d'appétit est le premier symptôme. Les malades refusent toute espèce d'aliments, non par incapacité à digérer, mais par dégoût, par incapacité à manger.

On combattra cette anorexie par l'emploi des amers, tels que le quinquina, la gentiane, le colombo, la noix vomique. Le mélange suivant donne de bons résultats :

> Teinture de badiane ⎫
> Teinture de gentiane ⎬ aâ . . . . 4 grammes.
> Teinture de noix vomique ⎭
> Douze gouttes au commencement de chaque repas.

On donnera en outre à la fin du repas un cachet de pepsine, ou mieux de pancréatine, de 50 centi-grammes, dans le but d'activer la digestion.

L'emploi du koumyss ou du képhir comme boisson alimentaire est indiqué dans le cas d'anorexie ato-nique.

Le refus systématique des aliments, qu'on pour-rait appeler l'anorexie psychique, cède en général facilement à l'emploi de la sonde de Debove, ou même à la simple menace du gavage.

En cas d'insuccès, le médecin n'hésitera pas à déclarer sans ambages qu'il faut s'alimenter ou mou-rir ; devant cette alternative il est rare de ne pas voir céder toute résistance.

Dyspepsie flatulente. — La pesanteur gastrique, avec renvois acides, éructations gazeuses, ballonne-ment abdominal, et constipation, s'observe chez les malades suralimentés, qui ne font pas d'exercice, abusent des remèdes et en particulier des opiacés. — On prescrira un verre à boire d'eau de Vichy avant chaque repas, un régime composé de viandes rôties ou grillées, sans sauce, chaudes ou froides, et suffisamment variées, d'œufs, de légumes en purée, de fromage frais, de pain en croûte ou grillé ; on interdira le beurre, les graisses, les crudités ; on donnera comme boisson de l'eau d'Alet ou d'Evian coupée d'un tiers d'extrait de malt, ou bien du thé léger chaud, peu sucré ; le malade ne boira pas plus d'un verre ou un verre et demi ; à la fin du repas il prendra un des cachets suivants :

Craie préparée) aa	20 centigrammes.
Magnésie calcinée)	
Bioxyde de maganèse	10	—
Poudre de belladone.	1	—

Pour un cachet.

S'il y a des douleurs vives. on ajoutera à cette formule 1 centigramme de poudre d'opium brut.

Le malade gardera un repos absolu, surtout après les repas. On supprimera tout médicament actif, ou du moins on évitera la voie gastrique. On donnera chaque matin un lavement évacuateur et tous les quatre ou cinq jours un verre à bordeaux d'eau de Sedlitz ou tout autre laxatif salin.

Vomissements. — En dehors des cas où ils sont sous la dépendance d'une gastrite, les vomissements chez le tuberculeux sont fréquemment provoqués par les quintes de toux survenant après le repas, quand l'estomac est rempli. Peter les attribue, comme la toux quinteuse qui les précède, à l'irritation du pneumogastrique stomacal, tiraillé ou comprimé par

tantôt généralisée, et capable alors d'entraîner l'asphyxie en quelques heures. Cette complication donne lieu à une dyspnée intense et soudaine, avec coloration de la face, dureté du pouls, quelquefois point de côté ; la fièvre manque souvent ou n'apparaît qu'ensuite. Il y a de l'obscurité du son à l'auscultation, de la respiration soufflante, sans râles. Les poussées de ce genre sont fréquentes à la période de ramollissement des tubercules ; elles sont constamment suivies d'une extension plus ou moins considérable du processus d'infiltration.

On traite la congestion pulmonaire des tuberculeux par la révulsion locale (ventouses sèches), les sinapismes ou les cataplasmes sinapisés aux membres inférieurs, l'ipéca à dose vomitive, et la dérivation sur l'intestin.

La congestion pulmonaire peut être suivie d'exsudation séreuse dans la trame du poumon, d'un véritable œdème subinflammatoire auquel Grancher, qui l'a observé avec soin, a donné le nom de *spléno-pneumonie* tuberculeuse ; cette complication se traduit par des signes très analogues à ceux d'un épanchement pleural : matité à la percussion, abolition des vibrations thoraciques, souffle tubaire doux et voilé, égophonie ; la toux est sèche, la dyspnée en rapport avec l'étendue de la splénisation. Ces symptômes persistent pendant plusieurs semaines, puis la résolution se fait peu à peu.

Les ventouses sèches et scarifiées au début, plus tard les vésicatoires, l'ergot de seigle à l'intérieur, sont les seuls moyens thérapeutiques à employer.

Hémoptysie. — Nous avons vu ailleurs que les vaisseaux bronchiques et pulmonaires adjacents aux foyers bacillaires étaient fréquemment atteints d'artérite tuberculeuse qui affaiblit leur paroi et la rend fragile : la pression brusquement accrue dans le réseau vasculaire détermine facilement la rupture d'un ou plusieurs de ces vaisseaux, et le sang épanché dans les voies aériennes est brusquement rejeté au dehors avec de violents efforts de toux : c'est l'hémoptysie. Elle peut se produire sous l'influence de toutes les conditions qui déterminent la congestion pulmonaire : changement brusque de température ou de pression, vent sec, chargé de poussière, médicaments irritants, excès de table ou de boisson, fluxion menstruelle. Un simple effort mécanique peut aussi la provoquer : le saut, la course, le port d'un fardeau, l'exercice du cheval ou de la bicyclette, *le coït surtout*, sont les causes les plus ordinaires du crachement de sang chez les phtisiques. L'accident peut du reste se manifester sans aucune cause apparente, le malade étant au repos.

On distingue un peu théoriquement les hémoptysies congestives de la première période, des hémoptysies par rupture d'anévrysmes péri-caverneux (dits de Rasmussen) qui se montreraient seulement à la troisième. En réalité il est probable que le mécanisme est toujours le même, et que seul le calibre du vaisseau lésé diffère : l'hémoptysie massive, avec bacilles dans le sang épanché, qui marque le début apparent de la phtisie aiguë broncho-pneumonique, ne peut guère en effet s'expliquer autrement que par la rupture d'un vaisseau dans la paroi d'une petite excavation, développée sans symptômes appréciables et remplie de bacilles inclus dans la matière caséeuse. Quoi qu'il en soit, l'hémoptysie est une complication grave, non seule-

les ganglions trachéo-bronchiques hypertrophiés. Marfan et Levine invoquent l'altération du ganglion plexiforme par les toxines tuberculeuses.

Ces vomissements sont brusques, sans nausées préalables, comme ceux de la coqueluche; quand ils se répètent, ils rendent l'alimentation très difficile. Pour les faire disparaître il suffit d'ordinaire de prendre, en se mettant à table, deux ou trois gouttes de laudanum de Sydenham, ou mieux une cuillerée à café de la solution suivante (Peter) :

> Eau distillée . . . . 100 grammes
> Chlorhydrate de morphine. . . . . . .   0,2 centigr.
> Ce qui fait 1 milligr. de morphine par cuillerée à café.

La cocaïne et les autres substances qui passent pour anesthésier la muqueuse gastrique agissent moins sûrement que la morphine et sont plus susceptibles de produire des phénomènes d'intoxication.

Gastrite avec dilatation. — Nous avons vu qu'elle pouvait précéder la tuberculose et qu'en pareil cas elle aggravait singulièrement le pronostic. On l'observe également au cours de la maladie et surtout dans les périodes avancées ; elle présente les caractères d'une gastrite catarrhale hypertrophique et se traduit par les symptômes habituels : douleurs stomacales survenant après les repas et s'exagérant à la pression, vomissements formés de matières alimentaires putréfiées, mélangées à du mucus quelquefois teinté de sang.

Dès l'apparition de ces symptômes il faut mettre le malade au lit, adopter le régime lacté absolu avec addition de 2 grammes de bicarbonate de soude par litre de lait, et faire de la révulsion à l'épigastre. Au bout de quelques jours, si les signes de rétention stomacale persistent, on se résignera à pratiquer le lavage de l'estomac. Il est toujours fâcheux d'être obligé d'en arriver là, car la sonde gastrique énerve et abat singulièrement les tuberculeux ; mais on n'a pas le choix ; on aura soin d'employer la sonde molle de Faucher et d'éviter toute violence ; avec un peu de patience le malade arrive, surtout après cocaïnisation préalable de l'arrière-gorge, à avaler lui-même et très facilement la sonde. Souvent dès le premier lavage, les vomissements, les douleurs et les signes de putridité disparaissent ; on ajoute alors au lait des jaunes d'œufs, puis des peptones liquides.

Diarrhée. — Elle peut être due à une simple entérite catarrhale, ou liée à la présence d'ulcérations tuberculeuses de l'intestin ; dans ce dernier cas, elle est accompagnée de ballonnement abdominal, avec points douloureux à la pression, et il y a quelquefois du sang dans les selles.

La diarrhée de la première espèce, quand elle est légère, cède à l'emploi du diascordium ou de la thériaque. Ces électuaires de l'ancienne pharmacopée ont pour base l'opium, mais leur composition fait que le principe actif est mis en liberté avec une extrême lenteur : ils agissent donc peu sur l'estomac et beaucoup sur l'intestin. On prescrit le diascordium par bols de 50 centigrammes, au nombre de 3 à 6 par jour ; la thériaque, en pilules de 15 à 20 centigrammes à pareil nombre.

Plus intense, plus fétide, la diarrhée doit être combattue par un régime sévère et par l'antisepsie intestinale. On nourrira le malade avec du lait, de la viande crue, des gelées alimentaires, et on fera prendre en même temps que chaque repas, un des cachets suivants :

Benzo-naphtol . . . . $\left.\right\}$ ââ 0 gr. 25.
Salicylate de bismuth. . . . . $\left.\right\}$
Pour un cachet.

Si la diarrhée est accompagnée de coliques vives, on donnera de préférence le bismuth seul, dans une potion opiacée :

Julep gommeux . . . . 120 grammes.
Teinture de cannelle.   8   —
Salicylate de bismuth   4   —
Extrait thébaïque . . . .   0,10 centigr.

Par cuillerées à bouche toutes les deux heures.

Contre la diarrhée liée aux ulcérations tuberculeuses de l'intestin, on a préconisé le nitrate d'argent donné en pilules, à la dose de 2 à 10 centigrammes par jour, mais ce médicament est infidèle.

La diarrhée colliquative terminale est souvent due à la dégénérescence amyloïde des vaisseaux de l'intestin ; elle ne cède à aucun traitement.

Muguet buccal. — Il est très fréquent aux périodes avancées de la phtisie, surtout chez les malades alimentés avec du lait et de la poudre de viande. La gastrite, les vomissements, la diarrhée, favorisent son développement qui s'annonce par une sensation d'ardeur et de sécheresse de la bouche, dont la muqueuse devient rouge, lisse et comme vernissée ; la sécrétion salivaire se tarit, des particules de lait séjournent dans les sillons gingivaux et y fermentent et bientôt apparaissent les points blancs arrondis, adhérents à la muqueuse, qui caractérisent le muguet chez les cachectiques.

C'est en soignant la bouche et le tube digestif, en surveillant le régime alimentaire, qu'on prévient le muguet chez les phtisiques. Quand, malgré les soins, on le voit paraître, le pronostic est mauvais à brève échéance : il faut multiplier les lavages alcalins, rincer soigneusement la bouche après chaque ingestion alimentaire, faire même deux ou trois fois par jour des badigeonnages de la bouche et du gosier avec la liqueur de Van Swieten, ou la solution de sublimé à 1 p. 1000 dans la glycérine ; mais si on réussit à détruire le muguet pour un temps, on ne change rien aux conditions qui l'ont fait naître, et on ne prolonge guère la vie du malade.

Angine tuberculeuse. — C'est aussi une complication tardive, du moins dans la forme chronique de la phtisie ; elle succède presque toujours à la tuberculose laryngée. Son développement se manifeste par un état chagriné du pharynx et des piliers du voile du palais, avec érosions multiples peu profondes, d'un gris rosé, recouvertes d'une mince couche de pus adhérent. Sous son influence, la dysphagie, les douleurs d'oreilles s'exaspèrent ; le malade, incapable d'avaler même sa salive, refuse tout aliment.

Les badigeonnages quotidiens avec la glycérine phéniquée à 1 p. 30 ou la solution d'acide lactique à 10 p. 100, détergent assez bien la surface des ulcérations pharyngiennes ; si les douleurs sont très vives, on alternera ces topiques avec les inhalations iodoformées, selon la formule de Davezac (voy. p. 76) ; on pourrait encore recourir à la glycérine cocaïnisée à 5 p. 100, mais le soulagement qu'elle procure est de courte durée.

promptement, sont pris de fièvre, et succombent d'ordinaire en quelques mois.

Au moindre signe d'induration du sommet chez un dyspeptique, il faut instituer le régime alimentaire d'une façon rigoureuse et en même temps mettre le malade au *repos absolu*, afin de limiter la dépense des forces. Le malade ne prendra que du lait, des œufs, de la poudre de viande, ou mieux encore des peptones, pas de végétaux, pas de graisse, pas d'huile de foie de morue. Les boissons seront réduites à un verre de thé ou de bière par repas. S'il y a stagnation prolongée et fermentation putride des aliments, on pratiquera un lavage de l'estomac qu'on évitera de renouveler, puis on administrera chaque matin un laxatif salin capable d'assurer l'évacuation des résidus de la digestion. On remplacera le traitement interne impossible par les injections sous-cutanées de phosphate de soude arsenical ; on se méfiera des injections créosotées.

Les *alcooliques* sont à peu près dans le même cas que les dyspeptiques : chez eux aussi la tuberculose affecte volontiers une marche rapide et fatale. Cependant il faut distinguer entre les grands alcooliques avec gastrite, cirrhose du foie, lésions des centres nerveux et les alcooliques ordinaires qui ont seulement un léger degré d'intoxication chronique sans lésions irrémédiables. Chez les premiers, la phtisie, comme l'a montré Lancereaux, est constamment et promptement mortelle ; chez les seconds, elle est plus lente, prend assez volontiers la forme arthritique, et aboutit à la sclérose du poumon.

On évitera, chez les alcooliques, l'emploi de la créosote et celui du tannin, qui sont mal supportés :

13.

on donnera les alcalins à haute dose et on appliquera fréquemment des révulsifs au point malade. On n'oubliera pas en outre qu'il y a danger à cesser brusquement le stimulant habituel, et on fera entrer une certaine quantité d'alcool dans le régime du malade.

Chez les *goutteux*, la phtisie, moins rare qu'on ne l'a dit, est habituellement bénigne : sa marche est lente, coupée seulement par quelques hémoptysies, quelques poussées congestives presque toujours provoquées par une imprudence du malade. Les goutteux atteints de tuberculose maigrissent peu et tardivement ; il est rare qu'ils soient atteints de cavernes pulmonaires : le plus souvent la maladie, très lente et apyrétique, dure un certain nombre d'années et finit par guérir.

Ces malades offrant peu de prise à l'infection, les anti-bacillaires sont chez eux inutiles ; l'arsenic a l'inconvénient de les faire engraisser. On leur conseillera les pilules d'iodoforme de temps en temps, alternées avec les alcalins et le salicylate de soude à petite dose. Le régime sera modérément animalisé, composé surtout de viandes blanches, d'œufs, de légumes verts, de crèmes, de laitage, de fruits ; le koumyss ou le képhir peut être conseillé. On donnera peu de vin, pas d'alcool ; on administrera de temps en temps un laxatif léger. On prescrira de l'exercice et on enverra le malade faire un séjour en été dans la montagne ; une cure de petit-lait en Suisse ou dans le Tyrol rendra des services. Si le malade se résigne à quitter toute occupation sédentaire, tout travail de bureau, et à vivre à la campagne de la vie des champs, sa guérison est certaine.

Fistule à l'anus. — Les abcès et phlegmons de la marge de l'anus sont particulièrement fréquents chez les tuberculeux ; au lieu de guérir, ils laissent après eux une fistule qui suppure incessamment et se complique de décollement étendu de la muqueuse, avec clapiers profonds à contenu caséeux et induration calleuse des trajets fistuleux. Cette complication peut se développer à toutes les périodes de la maladie ; parfois même elle précède de plusieurs années le début apparent des lésions pulmonaires. Sa nature spécifique est démontrée par l'examen histologique des tissus fongueux qui entourent la fistule (sur dix cas de suppuration péri-anale en apparence primitive, Hartmann a trouvé six fois le bacille tuberculeux).

L'incision, ou mieux l'excision, du trajet fistuleux doit être pratiquée sans hésitation, dans les cas récents, précoces, lorsque l'état général du malade est encore résistant, la lésion pulmonaire latente ou peu avancée. Si la fistule s'est développée à la phase terminale de la phtisie, ou si elle date de plusieurs années lorsque le malade réclame des soins, il faut y regarder à deux fois avant de proposer l'opération : soit qu'il y ait inconvénient, comme le croyait Peter, à supprimer l'exutoire constitué par une suppuration permanente, soit que l'opération, par les troubles qu'elle entraîne, par les soins consécutifs qu'elle exige, ait pour résultat d'ébranler l'équilibre fonctionnel, toujours est-il qu'on voit fréquemment la suppression d'une fistule anale chez le phtisique être suivie d'une aggravation rapide de la maladie. Il vaut mieux, chez ces malades, se borner à déterger le trajet fistuleux par des lavages antiseptiques et par des injections de glycérine iodoformée, ou de glycérine lactique (à 5 ou 10 p. 100), répétées une ou deux fois par semaine.

Péritonite. — Elle peut se développer soit par absorption des bacilles à travers la paroi intestinale, soit par propagation des ulcérations iléo-coliques à la séreuse qui les revêt, soit enfin par perforation de l'intestin.

Dans le premier cas, elle affecte les caractères de la péritonite subaiguë à forme ascitique, dont le traitement a été étudié dans un autre chapitre (voy. p. 185).

Quand elle succède aux ulcérations tuberculeuses de l'intestin, elle se développe sourdement, par plaques, avec des adhérences, parfois des suppurations localisées, et en tout cas des douleurs abdominales vives, de la fièvre, des vomissements, accompagnés de constipation, ou de diarrhée ; des perforations se produisent tardivement, mais limitées par les adhérences, elles ne déterminent guère que des abcès stercoraux, sans tympanite ni douleurs bien accusées, et la nature du mal n'est reconnue qu'à l'autopsie.

La lésion intestinale qui détermine le plus souvent la perforation est la typhlite, ou plutôt l'appendicite tuberculeuse. Les symptômes varient beaucoup suivant l'état de la séreuse, la présence ou l'absence d'adhérences préalables. Dans la majorité des cas c'est le tableau de la péritonite aiguë par perforation.

Le repos absolu, la glace sur le ventre, les injections de morphine répétées aussi souvent qu'il est nécessaire pour calmer les douleurs et les vomissements, tel est le traitement de la période initiale ; un peu plus tard, quand l'inflammation péritonéale a paru

En été, s'il n'y a pas trop d'emphysème, si la disposition congestive n'est pas trop accentuée, on pourra aborder les stations élevées des Alpes, dans le cas contraire on se contentera d'une cure au Mont-Dore ou à la Bourboule.

Il est une troisième forme qu'on pourrait appeler la *phtisie neuro-éréthique*, et qui est spéciale aux sujets débiles, à hérédité nerveuse chargée. Celle-là fait le désespoir du médecin, car elle est intraitable ou peu s'en faut. Les sujets qui en sont atteints présentent une susceptibilité incroyable, non seulement de l'appareil respiratoire, mais de tous les autres organes et surtout du système nerveux : la moindre fatigue, le moindre écart de régime ou d'hygiène, leur est prétexte à congestion et à fièvre ; les lésions pulmonaires, même après une longue période de calme, se rallument avec la facilité la plus grande et à chaque poussée nouvelle il semble que la maladie va prendre la forme galopante. Cependant quand les conditions matérielles permettent d'entourer le malade du confortable nécessaire, la vie peut être maintenue, et même une santé tolérable, mais au prix de quelles peines et de quelles difficultés !

Chez les malades de ce genre, assez fréquents dans la clientèle des grandes villes, tout traitement actif est impossible, car aucun médicament n'est toléré : les toniques produisent de l'excitation circulatoire et nerveuse, les arsenicaux irritent les voies digestives, et les calmants, les narcotiques, paralysent les fonctions de l'intestin. L'alimentation est limitée par la capacité restreinte de l'estomac ; l'air même doit être tamisé, dosé pour ainsi dire, car trop vif ou trop frais, il provoque des poussées congestives dangereuses.

Il faut donc se borner à des mesures préservatrices : on donnera l'hypophosphite de soude en solution aqueuse dans l'extrait de malt ; et de temps en temps un granule de Dioscoride pendant dix ou quinze jours, au principal repas. Si même ces médicaments ne sont pas supportés, on pourra essayer du lait de chèvre phosphaté, obtenu en faisant prendre quotidiennement à la bête 30 grammes de poudre d'os dans du son ou des carottes râpées ; on ne tentera pas de suralimenter le malade, ce qui n'aurait d'autre résultat que de lui donner des indigestions : on fera prendre en petite quantité des aliments choisis, viande rôtie, poisson de mer très frais, purées de légumes, fruits cuits ; si l'appétit laisse à désirer on insistera sur les aliments d'épargne, tels que le cacao, le thé, les biscuits secs.

On ne tentera la cure d'air qu'avec beaucoup de ménagements et de prudence. En effet, la plupart de ces malades sont absolument réfractaires à la méthode de la fenêtre ouverte ; ils s'enrhument par les bronches pour ainsi dire : après quelques minutes de respiration à l'air libre, ils commencent à éternuer, à tousser, se plaignent de picotement nasal et d'enrouement ; si on insiste, le soir même un accès de fièvre se déclare avec signes de congestion péri-tuberculeuse, recrudescence de la toux et de l'expectoration. On peut essayer de diminuer cette susceptibilité au moyen du respirateur buccal, sorte de muselière qui ne laisse pénétrer l'air que réchauffé, mais si on ne réussit pas, mieux vaut s'abstenir, laisser là les principes et se résigner à fermer les fenêtres, ce qui n'empêche pas de ventiler suffisamment la chambre.

De tels malades ont absolument besoin de fuir le

trop d'oxygène. Le séjour de la montagne, avec son atmosphère raréfiée, un peu excitante, leur réussit à merveille, même en hiver : c'est à eux que Davos et Leysin doivent leurs plus belles cures. De même ils supportent parfaitement le soleil ardent, les vents violents, les brusques changements de température des stations du littoral méditerranéen. En été, on peut leur conseiller une cure d'eaux sulfureuses, à Bonnes, Cauterets, Luchon, Allevard, ou bien encore un séjour sur les plages de la Manche.

La *phtisie arthritique* est tout l'opposé : les malades qu'elle atteint sont de souche goutteuse ou rhumatisante ; indemnes d'hérédité, ils sont contaminés tardivement, à la puberté ou plus tard, à la suite d'irritations répétées des voies respiratoires, qui ont préparé le terrain à l'infection bacillaire ; chez eux le catarrhe bronchique est plutôt hyperémique que sécrétoire, ils toussent beaucoup pour cracher peu. L'estomac est souvent capricieux, la peau très susceptible au refroidissement ; le soleil, la fatigue surexcitent le système nerveux : fréquemment, à la suite d'une excitation même légère, il se produit des hémoptysies souvent suivies de fièvre et de poussées broncho-pneumoniques plus ou moins intenses. Les lésions chez ces malades sont peu caséifiantes, sauf dans les cas très graves : à la suite de poussées congestives, il se fait de la sclérose pérituberculeuse. Quand ce processus est étendu, c'est la phtisie fibreuse, forme chronique à marche lente, qui se complique d'emphysème pulmonaire, d'ectasie bronchique, et tardivement de dilatation du cœur droit.

Cette forme est surtout répandue chez les peuples

latins : c'est elle que les médecins de l'Ecole française ont le plus souvent sous les yeux, et ce fait explique, pour le dire en passant, les divergences doctrinales qui ont régné si longtemps entre la thérapeutique des médecins anglais et la nôtre en matière de tuberculose chronique.

Dans la phtisie arthritique, toute irritation locale ou générale est nuisible parce qu'elle détermine l'hyperémie avec toutes ses conséquences ; ni la créosote, ni le fer, ni (sauf exception) l'iode, ne sont indiqués ; l'huile de foie de morue est souvent mal tolérée par l'estomac ; en revanche l'arsenic, tonique, anti-nerveux, modérateur de la nutrition, donne d'excellents résultats. Il en est de même des phosphates et des hypophosphites. Aux sulfureux qui excitent la muqueuse respiratoire, on substituera l'iodoforme, à la fois anesthésique et calmant, la terpine, les béchiques mucilagineux. On usera des calmants et des antispasmodiques, de la jusquiame, de l'extrait thébaïque et des bromures.

L'alimentation, tout en étant réparatrice, sera moins copieuse que chez le strumeux ; le laitage, les œufs, les légumes verts et les fruits, y tiendront une plus grande place. On évitera la fatigue, les exercices trop énergiques ; on sera très réservé dans l'emploi de l'eau froide ; on conseillera l'air pur, mais en évitant les climats trop rudes, aux changements atmosphériques et barométriques trop rapides, aux vents trop secs et trop irritants. L'hiver sera passé à la campagne, ou dans un sanatorium de faible altitude, comme celui du Canigou, ou dans une station méditerranéenne insulaire comme Ajaccio. Dans un ordre d'idées tout différent, Jaccoud vante beaucoup le séjour d'hiver à Innsbrück dans le Tyrol.

se limiter, il convient d'intervenir opératoirement,
de vider le foyer et de réséquer, si on le peut, l'appendice.

Carreau. — La tuberculisation des ganglions du
mésentère offre, comme celle du médiastin, son
maximum de fréquence chez les enfants. Quelquefois elle succède à une infection d'origine alimentaire (ingestion de lait tuberculeux), et peut affecter
la forme ou du moins l'apparence d'une localisation
primitive. Plus souvent elle est consécutive à l'entérite et à la péritonite bacillaire ; ses symptômes sont
alors masqués par ceux de l'affection antécédente, et
il faut une recherche attentive pour découvrir dans
la profondeur de l'abdomen les masses dures, marronnées, irrégulières, constituées par les ganglions
mésentériques hypertrophiés ; la diarrhée est constante dans ces cas, et l'ascite très fréquemment
observée.

Dans la forme précoce on conseillera le sirop d'iodure de fer, ou mieux encore le sirop iodo-tannique ;
on y joindra le phosphate de chaux et l'arsenic,
soit à l'intérieur, soit en injections sous-cutanées. On
s'abstiendra de donner l'huile de foie de morue que
les chylifères oblitérés absorbent mal, et qui ne peut
avoir d'autre résultat que d'augmenter la diarrhée.

Enfin on fera sur le ventre et les reins des badigeonnages de teinture d'iode, ou des frictions avec
une pommade iodurée. — Tous ces moyens sont inutiles dans la forme tardive.

Hépatite tuberculeuse. — Chez beaucoup de sujets,
chez les alcooliques surtout, la phtisie chronique se
complique de bonne heure d'altérations hépatiques

diverses (hépatite interstitielle, nodulaire ou diffuse, dégénérescence graisseuse ou amyloïde, angiocholite ulcéreuse des petits canaux) qui exercent la plus fâcheuse influence sur la nutrition et hâtent beaucoup les progrès de la maladie pulmonaire. Il en est de même dans les cas plus rares où la péritonite chronique, localisée autour du foie, détermine des adhérences, des brides fibreuses (péri-hépatite) qui compriment le parenchyme et entravent la circulation intra-hépatique.

Les cautérisations ponctuées, répétées périodiquement sur la région du foie hypertrophié et douloureux, peuvent rendre quelques services ; mais c'est surtout par l'hygiène et la diététique, en surveillant de près la dépuration intestinale, en écartant du régime toutes les substances irritantes pour le système porte, en supprimant l'alcool, les épices, les aliments de haut goût, en insistant sur les œufs, le lait, l'eau de Vichy, que le médecin soigneux peut éviter ou tout du moins retarder les complications hépatiques chez les prédisposés. Il va sans dire que la plupart des médicaments internes, surtout la créosote et l'arsenic, sont contre-indiqués, lorsque le foie est malade.

C. **Appareil génito-urinaire.** — *L'albuminurie* est fréquente chez les phtisiques. Précoce, elle est presque toujours symptomatique d'une tuberculose rénale, qui peut affecter la forme de la néphrite interstitielle nodulaire ou celle de la pyélite ulcéreuse ; dans ce dernier cas on observe des douleurs rénales et des hématuries. Tardive, l'albuminurie peut être due à une néphrite parenchymateuse, ou à une dégénérescence amyloïde des vaisseaux du rein, développée sous l'influence de la cachexie et de la résorption putride. A toutes les périodes l'insuffisance urinaire avec ses conséquences, anasarque, éclampsie, œdème aigu du poumon, peut se montrer à la suite de la lésion rénale.

Contre la néphrite ulcéreuse on peut recommander la térébenthine, le benzoate de soude, et l'infusion de busserolle (*uva ursi*) ; les autres formes ne sont justiciables que du régime lacté ; elles passent d'ailleurs souvent inaperçues parmi les multiples accidents des phases ultimes de la phtisie.

La *tuberculisation des organes génitaux*, testicules, prostate, et vésicules séminales chez l'homme, trompes utérines chez la femme, est relativement rare au cours de la phtisie ; on l'observe plutôt comme manifestation isolée de la tuberculose, dans les formes anomales et en quelque sorte atténuées, qui seront étudiées au chapitre suivant.

Chez les femmes et les jeunes filles nubiles, les *troubles menstruels* sont fréquents, on pourrait même dire constants aux phases avancées de la maladie. Le plus souvent il y a aménorrhée plus ou moins précoce : les règles deviennent moins abondantes, puis se suppriment ou sont remplacées par de la leucorrhée. Mais dans certains cas, surtout chez les phtisiques à tempérament nerveux, on observe d'abord une période pendant laquelle les règles sont irrégulières, parfois d'une abondance excessive, précédées et accompagnées d'un *molimen* circulatoire qui retentit sur le poumon et provoque assez souvent des poussées congestives ou même des hémoptysies.

Ces malades seront mises au repos dès l'approche

de l'époque menstruelle ; si les règles viennent peu
et difficilement, on donnera soit les capsules d'apiol
ou d'apioline, soit les poudres emménagogues, telles
que la rue, la sabine et l'armoise. Nous faisons souvent usage des cachets suivants :

Poudre d'armoise }
   —   de rue } âa. . . . . . 10 centigrammes
   —   de sabine . . . . 5 centigrammes

pour un cachet

En prendre trois par jour jusqu'à ce que les règles soient
bien établies.

S'il y a des battements de cœur, de la dyspnée et de
l'agitation nerveuse, on prescrira en outre 1 ou
2 grammes par jour de bromure de potassium, associé à une dose égale d'antipyrine.

D. **Appareil circulatoire.** — Parmi les troubles
cardiaques, en somme assez rares, qu'on observe dans
la tuberculose chronique, il faut mentionner les
crises de palpitations, de *tachycardie* permanente ou
paroxystique, qui fatiguent et angoissent beaucoup
certains malades. On attribue ces phénomènes à une
excitation anomale des nerfs cardiaques, soit par
l'action des toxines tuberculeuses, soit plus fréquemment par la compression et le tiraillement du pneumogastrique, dans l'adénopathie du médiastin. Le
pouls très fréquent, petit et faible, peut atteindre
140 ou 150, sans aucune élévation de température ;
il y a de l'anxiété précordiale, un peu de dyspnée,
de la pâleur de la face, de l'insomnie.

Quand la tachycardie est permanente, on emploie
les antispasmodiques, tels que la valériane, l'oxyde
de zinc, l'asa fœtida ; dans un cas très tenace
nous avons obtenu de bons résultats en faisant

deux ou trois fois par jour avec deux litres d'eau boriquée bouillie, de façon à déterger les cavités, insufflation d'acide borique en poudre, ou, s'il y a de l'odeur, de salol et même d'iodoforme ; occlusion exacte du conduit auditif avec un tampon d'ouate hydrophile. S'il y a des phénomènes de rétention : frissons, fièvre, céphalée violente, on fera sans tarder la trépanation de l'apophyse mastoïde.

La *méningite*, assez fréquente à la période terminale, est en général l'indice de la généralisation de la tuberculose, et affecte alors une marche aiguë ; elle peut aussi, comme l'a montré Chantemesse, évoluer lentement, par plaques fibro-caséeuses, dont la présence détermine des phénomènes variés, protéiformes, très capables, au moins au début, d'égarer le diagnostic. Enfin une méningite suppurée simple peut se développer chez un tuberculeux, par exemple dans le cas de suppuration auriculaire (voy. plus haut).

Quelle que soit sa forme, la méningite chez le phtisique avéré est promptement mortelle ; on s'abstiendra donc de tourmenter le malade par des vésicatoires, des pointes de feu, ou d'autres moyens actifs ; on se bornera à faire la thérapeutique du symptôme, à calmer les douleurs, les cris, les convulsions et à procurer du sommeil.

La même conduite s'impose dans les cas d'hémiplégie avec ou sans contracture, qui se montrent parfois à la période ultime et qui peuvent résulter de l'oblitération ou de l'ulcération d'un vaisseau encéphalique par un tubercule développé dans sa paroi.

CHAPITRE IX

Tuberculoses locales et atténuées.

Nous avons vu ailleurs que toute tuberculose, ou peu s'en faut, commence par être locale, et ne se généralise que secondairement. Toutefois l'usage réserve le nom de tuberculose locale à certaines manifestations bacillaires, qui se montrent isolément dans un organe extra-thoracique en l'absence de toute lésion pulmonaire antécédente, et qui semblent se limiter à l'organe atteint, évoluant ainsi pendant un temps parfois très long à la façon d'une maladie locale primitive.

Cliniquement, il y a lieu de conserver cette dénomination et d'étudier à part les tuberculoses locales, parce que l'expérience a démontré que ces manifestations isolées (dont la nature n'est bien connue que depuis la découverte du bacille de Koch) ont dans la plupart des cas une marche beaucoup plus lente que celle de la tuberculose ordinaire, que leur retentissement sur la santé est moindre et leur généralisation plus tardive, enfin qu'une thérapeutique bien dirigée, en éteignant définitivement le foyer local, réussit parfois à écarter l'éventualité d'une diffusion ultérieure de l'agent morbide.

La bénignité relative des tuberculoses locales paraît tenir surtout à deux causes.

il se produit des fongosités abondantes, suivies de caséification et de suppuration. L'abcès formé, tantôt se vide promptement au dehors, tantôt se propage au loin en suivant les gaines des tendons, des vaisseaux et des muscles, qu'il infecte de proche en proche (abcès par congestion).

Le plus souvent limité à un seul organe, ce processus morbide peut en atteindre successivement plusieurs : chez certains sujets tout traumatisme même le plus léger, toute inflammation même la plus banale, sont suivis d'une poussée tuberculeuse à l'endroit lésé.

La marche ultérieure est variable. Si la lésion primitive est unique et peu étendue, et si un traitement énergique intervient à temps, la guérison peut s'effectuer, après un délai plus ou moins long et des récidives plus ou moins nombreuses. En pareil cas la santé générale, peu atteinte du reste, se rétablit souvent d'une manière définitive.

Mais si la tuberculose locale est abandonnée à elle-même, elle finit par dépasser les limites de l'organe primitivement envahi ; elle se propage tantôt par continuité de tissu, tantôt par la voie lymphatique ; de nouvelles manifestations tuberculeuses apparaissent qui compliquent et aggravent la lésion initiale, jusqu'au moment où les grands viscères, et en premier lieu le poumon, sont infectés à leur tour.

La tuberculose diffuse apyrétique chez les enfants, la phtisie pulmonaire chronique chez l'adulte, la granulie miliaire aiguë généralisée à tous les âges, sont les principaux modes de terminaison de la maladie.

Au point de vue clinique, les symptômes de la

tuberculose locale sont remarquables par leur caractère insidieux, torpide : quel que soit l'organe envahi, la lésion primitive reste longtemps indolente, ne détermine ni réaction locale ni réaction générale.

Même à une période déjà avancée, les troubles fonctionnels sont insignifiants, veulent être cherchés ; la santé du malade reste intacte, ou si elle paraît altérée, c'est dans une mesure restreinte, qui semble en rapport avec la scrofule antécédente. Certains malades atteints de lupus même très étendu n'en conservent pas moins toutes les apparences de la vigueur.

Le tableau change quand survient la congestion péri-tuberculeuse, prélude habituel de la suppuration : alors se montrent des douleurs plus ou moins vives, de la tension inflammatoire, et souvent de la fièvre ; mais c'est comme un épisode aigu dans la marche essentiellement chronique de la maladie ; dès que l'abcès a trouvé une issue, soit au dehors, soit dans le tissu cellulaire lâche, les phénomènes phlegmasiques se calment ; dans le cas seulement de tuberculose articulaire on voit les douleurs se renouveler à chaque tentative de mouvement, le membre malade s'immobiliser en attitude vicieuse, les muscles s'amaigrir et se contracturer.

Une anémie rapide et profonde, un amaigrissement marqué, divers troubles nutritifs graves tels que l'albuminurie, la diarrhée, l'augmentation du volume du foie, sont les signes habituels mais tardifs de la généralisation.

Le traitement des localisations extra-thoraciques de la tuberculose sera étudié avec détails dans les divers volumes de ce recueil, à propos des maladies de chaque organe et de chaque région. Nous devons nous borner ici à exposer brièvement les règles thérapeutiques applicables à la tuberculose atténuée, envisagée comme forme clinique de la maladie. Nous tracerons ensuite une légère esquisse des localisations les plus importantes, de celles que le clinicien est exposé à rencontrer journellement, et qu'il doit savoir traiter sans hésitation ni retard.

§ 1. — RÈGLES THÉRAPEUTIQUES GÉNÉRALES

Sous l'influence des progrès de la chirurgie, on s'est accoutumé à croire que dans les tuberculoses locales, le traitement local seul est important. C'est là une grave erreur.

Il s'en faut, comme nous l'avons vu, que la lésion à traiter soit toujours l'expression directe d'une infection primitive, d'origine extérieure, et qu'on puisse espérer par conséquent tarir la source du mal en détruisant le foyer qu'on a sous les yeux. Dans la majorité des cas, la localisation tuberculeuse, pour isolée qu'elle paraisse, est d'origine interne; le germe qui la détermine est venu par la voie de la circulation : rien ne prouve qu'il soit seul et que d'autres groupes bacillaires n'existent pas dans la profondeur de l'économie, prêts à renouveler l'attaque sur des points différents.

Lors même qu'il s'agit bien d'une lésion initiale, semblable au chancre tuberculeux d'inoculation qu'on provoque expérimentalement chez les animaux, il n'est jamais certain que les micro-organismes pathogènes soient restés cantonnés dans le point envahi : Jeannel a montré avec quelle rapidité, après l'inoculation sous-cutanée, les bacilles englobés dans les leucocytes sont transportés par la voie lymphatique jusqu'aux ganglions les plus éloignés.

Le traitement local ne saurait donc suffire : sa seule prétention doit être de limiter les ravages du mal et d'assurer, s'il se peut, la conservation ou la restauration fonctionnelle de l'organe atteint ; mais c'est au traitement général qu'il appartient d'entraver la croissance du parasite dans l'économie et surtout de modifier le terrain organique pour mettre le malade en état de lutter contre l'infection qui le menace.

Ce résultat est beaucoup plus facile à obtenir dans les formes atténuées qui nous occupent que dans la phtisie pulmonaire : en effet, l'organe envahi est moins important, l'atteinte portée à la santé générale est moins grave, et d'autre part le bacille, en raison de sa dispersion, des difficultés locales qu'il éprouve à se multiplier, peut-être d'autres conditions biologiques qui nous échappent, est certainement moins résistant, se laisse plus facilement enkyster et détruire.

Les moyens hygiéniques occupent dans le traitement la première place. En dehors de la prédisposition héréditaire, les mauvaises conditions de nutrition jouent un rôle considérable dans le développement de l'état lymphatique, terrain de prédilection du bacille tuberculeux (Rabl). Pour permettre à l'organisme atteint de se défendre, il suffit souvent d'améliorer l'hygiène.

Une bonne alimentation riche en azote et en principes gras, un logis exposé au soleil et convenablement ventilé, des vêtements chauds et du grand air, sont les points essentiels que le médecin doit réclamer tout d'abord. Si le malade est en état de

eaux thermales. Certains malades à tissus très atoniques, atteints de lymphome tuberculeux du cou à marche lente, de synovite fongueuse du poignet ou du coude, de lupus non ulcéreux de la face ou des membres, se trouveront très bien des eaux chlorurées sodiques fortes comme celles de Salies-de-Béarn, de Briscous, de Salins du Jura, de Bex, de la Mouillère-Besançon.

Mais il y aurait péril à soumettre à ces bains fortement minéralisés les malades atteints de coxalgie ou de mal de Pott au début, car une excitation trop vive portée sur des régions naturellement vasculaires et pathologiquement hypérémiées est capable de donner un coup de fouet au processus tuberculeux, de transformer l'arthrite chronique en arthrite aiguë, de provoquer la suppuration, peut-être même d'amener la généralisation tuberculeuse.

On se contentera pour ces malades de quelques bains d'eau de mer chauds ou d'une saison aux eaux sulfureuses de Cauterets, de Barèges, de Luchon, de Challes ou de Saint-Honoré.

Enfin, à ceux qui, avec une lésion locale excitable, présentent l'état neuro-éréthique des poumons et du cœur si fréquent chez les jeunes gens de la classe riche, entachés à la fois d'hérédité arthritique et d'hérédité tuberculeuse, on conseillera de préférence les eaux arsenicales de la Bourboule, celles moins minéralisées, éminemment sédatives et pourtant toniques du Mont-Dore. On devra même parfois s'abstenir de tout traitement thermal, se borner à pratiquer les stations alpestres de moyenne altitude et l'air des forêts de pins.

Le traitement local demande lui aussi beaucoup de discernement, de tact et de bon sens de la part du médecin. L'extirpation des foyers tuberculeux, érigée en règle par beaucoup de chirurgiens, n'est souvent ni indispensable ni dépourvue d'inconvénients. Sans parler des mutilations qu'elle produit et qui parfois eussent pu être évitées par une thérapeutique moins agressive, elle risque toujours de provoquer avec la diffusion et la généralisation de la tuberculose un mal plus grand que celui qu'elle veut combattre. Faire assez et ne pas faire trop, user des moyens résolutifs quand ils offrent des chances sérieuses de succès, savoir attendre pour se décider à l'intervention radicale que l'insuffisance du traitement interne soit démontrée, agir alors avec décision et promptitude, pendant que les forces du malade encore intactes lui permettent de faire les frais de la réparation, c'est là tout le talent du clinicien que l'expérience seule permet d'acquérir et que nul enseignement didactique ne remplace. Dans l'impossibilité où nous sommes de traiter à fond ce difficile sujet, nous nous contenterons d'indiquer dans le paragraphe suivant les procédés de choix du traitement local pour quelques cas particuliers.

§ 2. — TRAITEMENT SPÉCIAL DES PRINCIPALES LOCALISATIONS

A. **Tuberculose locale de la peau et des muqueuses exposées.** — Le *lupus vulgaire* ou lupus de Willan est de toutes les formes de la tuberculose cutanée la plus commune de beaucoup. On l'observe à tout âge, mais surtout chez les jeunes sujets. Le plus souvent primitif, du moins en apparence, il succède parfois à l'auto-inoculation de la peau, sur les bords d'un orifice d'abcès tuberculeux (adénopathie suppurée

directe : les causes le plus fréquemment signalées
sont la piqûre anatomique au cours de l'autopsie
d'un tuberculeux, une plaie produite par un usten-
sile souillé de crachats bacillifères (débris d'un crachoir en porcelaine), enfin la circoncision suivie de
succion de la plaie par un péritomiste atteint de
phtisie pulmonaire. Au niveau des muqueuses, les
ulcérations tuberculeuses sont plus souvent le résultat de l'auto-inoculation d'un phtisique par ses
propres crachats, ou par ses déjections, quand il est
atteint de tuberculose intestinale.

Dans ces divers cas, les bacilles directement introduits prolifèrent dans l'épaisseur du derme et dans
le tissu cellulaire sous-cutané ; il se produit une ulcération arrondie, ou irrégulière, à bords décollés, à
fond parsemé de petits grains jaunes ou grisâtres
très adhérents et comme enchâssés dans la paroi.
Ces ulcérations peuvent être indolentes, ou au contraire excessivement douloureuses (notamment quand
elles siègent à la langue) ; elles ont une marche lentement progressive ; elles finissent par provoquer des
traînées de lymphangite nodulaire suivies d'abcès,
d'adénopathie des ganglions correspondants et enfin
de tuberculose viscérale.

Lorsqu'on a lieu de soupçonner, d'après les caractères cliniques ou l'examen bactériologique, la nature
tuberculeuse d'une ulcération accidentelle, il faut, si
la maladie est récente et l'état du malade encore bon,
ne pas hésiter à pratiquer l'extirpation ou la destruction complète du foyer. C'est en effet presque le seul
cas où l'on puisse espérer supprimer radicalement et
sur place le parasite infectieux: le grattage et la
rugination, suivis d'un attouchement énergique au
chlorure de zinc, sont les moyens les plus expéditifs

et les plus sûrs ; on les réserve aux ulcérations tuberculeuses des membres. A la face ou emploiera plus
volontiers la cautérisation ignée, moins rapide mais
tout aussi efficace. Aux gencives, au gosier, et en
général pour la muqueuse bucco-pharyngienne, on
se contente d'appliquer les badigeonnages quotidiens
avec l'acide lactique, selon la formule déjà indiquée.

S'agit-il de l'anus, et d'une ulcération tuberculeuse développée avec ou sans fistule à la suite d'un
abcès de la région ischio-rectale, le plus sûr en pareil
cas est de pratiquer l'ablation complète du foyer
morbide (Hartmann) ; on assurera la cicatrisation
par des pansements iodoformés.

B. **Tuberculose locale des ganglions lymphatiques**. — L'adénopathie tuberculeuse est surtout fréquente chez les enfants et les jeunes gens. Elle
semble parfois primitive et se manifeste alors par une
induration isolée de plusieurs ganglions, sans hypertrophie notable (micro-polyadénopathie de Legroux).
Mais plus souvent elle succède à une lésion cutanée
ou muqueuse, par exemple à l'eczéma impétigineux
de la face, au coryza ulcéreux si fréquent chez les
enfants lymphatiques. L'érosion cutanée a-t-elle en
pareil cas servi de porte d'entrée au bacille de Koch,
ou bien a-t-elle seulement provoqué le développement d'une adénite inflammatoire dans laquelle les
germes tuberculeux préexistants ont trouvé un bon
terrain de culture ? Les deux hypothèses sont également vraisemblables, et peuvent être vraies, selon
les cas.

Quoi qu'il en soit, la tuberculose ganglionnaire a
son siège de prédilection dans la région cervicale :
son développement est d'ordinaire assez lent, mais

peut être accéléré à la suite d'une angine accidentelle, d'une maladie générale avec détermination sur
les voies respiratoires (rougeole, coqueluche) ou
d'une contusion directe des ganglions hypertrophiés.
Elle se traduit par un gonflement indolent d'une ou
de plusieurs glandes, sans réaction inflammatoire,
sans changement de coloration à la peau. D'abord
isolées, roulant facilement sous le doigt, les tumeurs
ganglionnaires à mesure qu'elles s'accroissent deviennent plus fixes, tendent fortement la peau et les apo-
névroses qui les entourent et finissent par former des
masses volumineuses, lobulées ou bosselées, qui
lorsqu'elles occupent les deux côtés du cou encadrent
le menton et donnent à la physionomie une silhouette
qui rappelle celle de la truie (*scrofa*), d'où le nom de
scrofuleux donné jadis aux malades atteints de
tuberculose ganglionnaire cervicale.

Au bout d'un temps variable, un des ganglions
hypertrophiés augmente tout à coup de volume et
se ramollit, devient fluctuant ; la peau sus-jacente
rougit, s'amincit, puis s'ulcère, et livre passage à un
pus mal lié, qui charrie des débris caséeux. La
poche ainsi vidée ne s'affaisse pas ; il reste une coque
épaisse qui continue à sécréter du pus en petite
quantité ; l'orifice devient fistuleux, s'oblitère mo-
mentanément, puis s'ouvre de nouveau ; les ganglions
voisins à leur tour se ramollissent et s'évacuent, soit
par la même voie, soit par une nouvelle ulcération
de la peau ; la suppuration, si on n'intervient pas,
est interminable. Souvent les orifices fistuleux s'infectent, deviennent le point de départ d'un lupus
(voy. plus haut). La guérison toujours tardive laisse
des cicatrices irrégulières, déprimées, couturées,
stigmates indélébiles de la tuberculose ganglionnaire.

A la période initiale, quand il existe seulement quelques petits ganglions indurés, le traitement général est seul à conseiller : on alternera le phosphate de chaux avec l'iodure de fer ; on donnera avec persévérance l'huile de foie de morue. En même temps on soignera l'hygiène et on ne négligera aucun moyen de fortifier l'organisme.

Plus tard, lorsque l'adénopathie a pris la forme hypertrophique, on ne se pressera pas d'intervenir chirurgicalement : tant que la suppuration n'est pas effectuée, la résolution peut se faire, quel que soit le volume des glandes engorgées. On usera donc avec précaution des résolutifs locaux tels que la teinture d'iode en badigeonnages. Si la peau est résistante, on peut essayer des frictions alternatives avec l'onguent mercuriel et la pommade à l'iodure de plomb à 10 p. 100, qui nous a donné parfois d'excellents résultats ; mais il faut s'arrêter à la moindre apparence d'irritation des téguments. — On donnera en même temps l'iodoforme et le tannin à l'intérieur et si les circonstances le permettent, on essayera un séjour au bord de la mer : nous avons déjà cité les statistiques de Cazin à l'hôpital de Berck démontrant que la tuberculose ganglionnaire traitée par l'hygiène et l'air marin guérit au moins aussi bien que par l'intervention chirurgicale.

En cas de persistance d'un seul ganglion hypertrophié et difforme, on peut, selon le procédé indiqué par Verchère, pratiquer avec la seringue de Pravaz une injection interstitielle de dix à vingt gouttes d'éther iodoformé à 10 p. 100. Ces injections répétées tous les huit ou dix jours finissent quelquefois par amener la résorption et l'atrophie du ganglion malade : le plus souvent elles provoquent le ramol-

et les autres topiques caustiques l'avantage de
pouvoir être pratiqués par le malade lui-même.

Le *lupus érythémateux*, distinct cliniquement et
anatomiquement du lupus vulgaire, est toujours
d'origine interne, et en apparence spontanée : sa
nature bacillaire est moins manifeste, et beaucoup
d'auteurs tendent à l'attribuer à l'action des toxines
tuberculeuses, plutôt qu'à l'influence directe du
bacille lui-même. Il est caractérisé par une dermite
congestive avec séborrhée squameuse et infiltration de cellules embryonnaires dans l'épaisseur
de la peau, suivie de régression atrophique : les
éléments néoformés étouffent les faisceaux conjonctifs et les détruisent, non sans subir eux-mêmes la
dégénérescence granulo-graisseuse et colloïde.

L'aspect ordinaire est celui d'une large plaque
d'un rouge livide, parfois violacée, occupant symé-
triquement les ailes du nez et les joues, offrant à sa
périphérie une vascularisation exagérée avec desquamation épidermique abondante, au centre une
zone cicatricielle blanche et légèrement déprimée.
Sa marche est lentement progressive : il s'étend
excentriquement en faisant la tache d'huile.

Les lésions très superficielles du lupus érythémateux ne nécessitent guère l'emploi des moyens destructeurs. On arrive d'habitude à modifier les surfaces
malades par l'application réitérée d'un topique excitant tel que le savon noir, qui provoque avec une
irritation assez intense la chute des squames et le
décapage des placards érythémateux. Le savon noir
est étalé en couche mince sur un masque de flanelle
que le malade garde toute la nuit ; le matin on fait
un lavage à l'eau tiède, suivi d'une onction avec une

pommade isolante, neutre, telle que la pommade à l'oxyde de zinc :

Vaseline pure. . . . .   20 grammes
Oxyde de zinc . . . . ⎫
Poudre d'amidon . . . . ⎭ ää 5 —

On répète ces applications plusieurs jours de suite; si l'irritation locale devient trop intense, on suspend le traitement, pour le reprendre quand la dermite a disparu et que les squames sont tombées.

Lorsque l'action du savon noir s'épuise, on la remplace par des onctions avec une pommade à la résorcine, à l'acide pyrogallique ou à l'ichtyol à 10 p. 100. Ces onctions seront faites avec précaution et suspendues dès qu'elles déterminent des symptômes d'irritation vive, car en insistant on risquerait de provoquer des ulcérations.

Les badigeonnages de teinture d'iode, moins actifs, peuvent être recommandés aux malades qui habitent la campagne et ne sont pas constamment sous la surveillance du médecin.

Lorsque l'état congestif des téguments est très intense, on peut employer la scarification linéaire selon la méthode de Vidal; mais il faut, pour obtenir un résultat, faire les scarifications très fines, très nombreuses, très rapprochées, et continuer le traitement pendant fort longtemps.

Après chaque séance on lave les parties scarifiées avec le sublimé à 1 p. 2000 et on applique un pansement antiseptique ou un morceau d'emplâtre de Vigo.

Les *ulcérations tuberculeuses* proprement dites succèdent habituellement à une inoculation locale

du cou). Il consiste en une infiltration du derme et de l'hypoderme par des tubercules jaunâtres demi-transparents, de consistance molle, du volume d'une tête d'épingle. D'abord isolés, puis confluents, ces tubercules se développent lentement de proche en proche, parfois ils disparaissent spontanément au bout d'un certain temps, par résorption et atrophie cicatricielle ; le plus souvent ils s'ulcèrent, se détruisent, laissant des pertes de substance qui bourgeonnent et se cicatrisent lentement avec formation de tissu inodulaire très rétractile.

Le lupus siège de préférence à la face, où il se manifeste au début par un petit placard irrégulier, indolent, légèrement saillant, de consistance molle et veloutée, de couleur cuivrée ou livide, dans lequel on distingue à l'œil nu et encore mieux à la loupe d'innombrables petits grains jaunâtres, enchâssés dans le derme aminci et vascularisé. Sa croissance est lente ; sa durée peut dépasser quinze ou vingt ans ; il envahit souvent une grande surface, provoquant des ulcérations surtout à redouter au niveau des orifices naturels (bouche, narines, fente palpébrale) qui peuvent être déformés ou altérés. Il cause parfois des délabrements effrayants. Il finit par guérir, mais imparfaitement, laissant après lui des cicatrices irrégulières, blanches ou rosées, analogues à celles des brûlures graves. Il ne préserve nullement, comme on l'a cru, des formes viscérales de la tuberculose ; loin de là, les deux tiers des malades atteints de lupus finissent par devenir phtisiques (Leloir).

La scarification ignée, appliquée à l'aide du galvano-cautère à pointes fines, selon la méthode instituée par Ern. Besnier, est le traitement de choix du lupus vulgaire : pratiquée au début, quand la plaque lupique est encore peu étendue, elle réussit presque toujours à arrêter promptement le travail morbide et à procurer la guérison sans difformité. Dans les périodes avancées du mal elle est de tous les moyens celui qui donne les meilleurs résultats au point de vue de la durée du traitement et de la régularité des cicatrices ; elle a d'autre part sur les méthodes sanglantes (grattage, scarification) l'avantage de ne pas provoquer d'hémorrhagies et de ne pas exposer le malade à l'auto-inoculation tuberculeuse.

Les séances de scarification ignée doivent être répétées tous les huit ou quinze jours selon la gravité des cas et selon l'intensité de la réaction inflammatoire ; dans l'intervalle, les parties cautérisées sont protégées par un pansement antiseptique ou tout au moins par un emplâtre tel que le taffetas de Vigo ou l'emplâtre rouge de Vidal. On ne traitera chaque fois qu'une partie de la plaque lupique et on attendra pour revenir au même point que les croûtes soient tombées et que la cicatrisation soit en bonne voie.

Lorsque le lupus est très étendu, très fongueux, on peut employer comme adjuvant le nitrate d'argent, suivi ou non d'une application de crayon de zinc (Besnier). Ce procédé permet de détruire plus rapidement les tissus malades, mais le galvano-cautère même dans ces cas reste indispensable, surtout quand il s'agit d'obtenir une cicatrice souple et régulière.

Quand le lupus atteint les muqueuses, et notamment la muqueuse bucco-pharyngienne, les badigeonnages avec l'acide lactique en solution à 10 ou 20 p. 100 dans la glycérine constituent le meilleur traitement local et présentent sur les scarifications

lissement et la suppuration qu'on traite alors par les moyens habituels.

Lorsqu'il existe une grosse masse ganglionnaire, bosselée, sans tendance à la suppuration, un véritable lymphome tuberculeux, l'ablation totale est conseillée et pratiquée par la plupart des chirurgiens ; mais cette opération toujours grave, surtout dans la région cervicale, laisse des cicatrices étendues, et peut d'ailleurs être suivie d'une généralisation tuberculeuse rapide. Avant de s'y résoudre, on peut essayer les injections interstitielles d'arséniate de soude à 1 ou 2 p. 100. Ces injections fort peu douloureuses, pratiquées à la dose de six à vingt gouttes tous les jours ou tous les deux jours, amènent parfois une rétrocession très rapide des tumeurs ; mais, en dépit des précautions antiseptiques elles exposent toujours un peu à la suppuration. — Les eaux chlorurées sodiques fortes, administrées en bains et douches, procurent aussi parfois de bons résultats dans les cas de ce genre, sans doute grâce au coup de fouet énergique qu'elles donnent à la circulation et à la nutrition.

Quand un ganglion tuberculeux est ramolli et suppuré, il faut se garder d'attendre l'ouverture spontanée, qui donne lieu à une perte de substance de la peau, invariablement suivie de cicatrice difforme : avant qu'il y ait adhérence entre la coque ganglionnaire et les téguments, on pratique avec le bistouri, au point le plus saillant de la tumeur, une petite ponction juste suffisante pour permettre le passage de la curette de Volkmann ; le pus écoulé, on gratte avec soin la cavité de façon à vider complètement la coque fibreuse du ganglion ; au besoin on chasse les débris par une injection d'eau bouillie, puis on pratique une injection 'd'éther iodoformé à 10 p. 100 ou de naphtol camphré pur, en ayant soin de bien distendre la poche ; après quoi on applique un pansement antiseptique recouvert d'une épaisse couche d'ouate.

Cette manière de faire permet d'obtenir presque toujours, sinon la réunion par première intention, du moins une guérison prompte et sans cicatrice visible.

Souvent on est appelé à soigner des adénopathies tuberculeuses suppurées depuis longtemps, véritables écrouelles, que le malade par négligence ou pusillanimité a abandonnées à elles-mêmes et qui présentent des clapiers caséo-purulents et des pertuis fistuleux remplis de fongosités. En pareil cas, il faut commencer par dilater les trajets étroits par l'application de tiges de laminaire ; puis on fera un grattage soigneux de façon à enlever toutes les fongosités, tous les amas caséeux accessibles ; on complétera l'opération par des injections de teinture d'iode, ou de glycérine lactique à 10 p. 100, renouvelées deux ou trois fois par semaine, jusqu'à oblitération définitive.

Les cicatrices vicieuses, couturées et difformes, qui succèdent constamment aux adénopathies tuberculeuses suppurées lorsqu'elles n'ont pas été traitées en temps utile, pourront être régularisées, aplanies et blanchies par quelques séances de cautérisation ignée superficielle. Le même moyen est applicable au traitement du lupus développé par auto-inoculation autour des orifices fistuleux.

C. **Tuberculose locale des os, des articulations, des synoviales articulaires et tendineuses.** — La tuber-

marcher, il fera tous les jours de l'exercice au dehors, dans la proportion que lui permettront ses forces ; s'il est condamné à l'immobilité (par un mal de Pott ou une coxalgie par exemple), on le fera séjourner le plus possible en plein air, avec les précautions qui ont été indiquées ailleurs (voy. p. 110).

Un traitement médicamenteux énergique est également indiqué : les modificateurs généraux tels que l'iode, l'iodoforme et surtout l'iodure de fer, le tannin, le phosphate de chaux en forment la base. On combinera entre eux ces divers agents selon les indications individuelles, insistant davantage sur l'iode et ses dérivés s'il y a de l'engorgement des parties molles, sur le phosphate de chaux quand c'est le squelette qui constitue la partie faible ; chez les jeunes sujets atteints de manifestations catarrhales du côté des muqueuses on joindra au tannin la créosote et les préparations sulfureuses. L'huile de foie de morue est ici encore plus utile que dans la tuberculose pulmonaire ; on la donnera aussi longtemps et à dose aussi forte que l'estomac pourra la supporter ; en cas d'intolérance on la remplacera par le sirop antiscorbutique. On excitera les fonctions digestives par les amers, le quinquina, la noix vomique. — On aura soin d'alterner les médicaments entre eux et de faire des pauses dans le traitement de façon à éviter à la fois l'accoutumance et la saturation.

Si les conditions matérielles permettent de joindre à ces divers moyens l'action d'une cure climatérique ou thermale, on s'inspirera des règles que nous avons tracées à propos de la tuberculose chronique (voy. p. 217). La plupart des malades atteints de tuberculose locale, externe et atténuée, sont des lymphatiques, à tissus mous, à réactions nerveuses lentes. Ceux-là ne redoutent pas les excitants : on peut les envoyer sans crainte soit dans les stations d'altitude, soit sur la côte méditerranéenne, à Hyères, à Cannes et même à Nice. D'après beaucoup d'auteurs, l'air marin considéré en lui-même, c'est-à-dire la brisé chargée d'émanations salines, de particules d'iode et de brome, exercerait sur les formes cutanées et ganglionnaires de la scrofulo-tuberculose une influence particulièrement efficace ; mais ces propriétés n'existent que dans la zone la plus rapprochée de la mer (Calot); elles se perdent complètement à 500 mètres de la plage. Elles sont du reste beaucoup plus accentuées sur le littoral de la Manche et de l'Océan, soumis au phénomène des marées, que sur le lac méditerranéen.

Les statistiques de Cazin, recueillies à l'hôpital de Berck-sur-Mer où l'Assistance publique de Paris envoie les enfants scrofuleux, font voir que dans la tuberculose ganglionnaire, les malades traités exclusivement par l'air marin fournissent une proportion de guérisons sensiblement plus élevée que ceux soumis en outre à l'intervention chirurgicale.

Un séjour prolongé sur une plage marine, à Hyères notamment pendant l'hiver, à Biarritz, au Croisic ou sur la côte normande pendant l'été, est donc un puissant adjuvant au traitement interne pour les malades peu excitables. Ceux en revanche qui présentent de la susceptibilité de la peau et des muqueuses, ceux qui sont disposés à la nervosité, à l'insomnie, aux poussées congestives, ne pourront être envoyés que dans des stations choisies, à atmosphère calme, à température douce et uniforme, telles qu'Arcachon, Malaga ou Madère.

Les mêmes distinctions s'imposent à propos des

culose des os et des articulations se développe, comme l'a montré expérimentalement Müller, à la suite de l'immigration des bacilles dans les tissus par la voie de l'embolie artérielle, secondée par une irritation locale qui fournit aux germes des conditions de terrain favorables à leur croissance.

La *tuberculose des os* est caractérisée soit par les lésions de la carie (ostéite raréfiante avec dégénérescence granulo-graisseuse des corpuscules osseux), soit par la formation de masses caséeuses entourées de fongosités luxuriantes qui envahissent le périoste et fusent dans les tissus voisins à une distance parfois considérable en provoquant ce qu'on nomme les abcès ossifluents ou abcès par congestion. Ces abcès une fois ouverts se conduisent comme tous les abcès bacillaires : les trajets restent fistuleux, leurs parois sont le siège d'un processus tuberculigène qui entretient une suppuration intarissable. La guérison spontanée est rare et tardive.

L'ostéite tuberculeuse débute insidieusement, sans autres symptômes qu'une douleur sourde, intermittente, qui occupe le trajet d'un os et qui s'exaspère par la fatigue; un examen attentif fait découvrir un léger amaigrissement des muscles adjacents et l'existence d'une certaine sensibilité à la pression, nettement localisée en quelques points. Au bout d'un certain temps il se produit du gonflement et de la déformation de l'os et peu à peu se manifeste une collection liquide, d'abord limitée, médiocrement fluctuante, sans douleur vive ni réaction inflammatoire appréciable.

Abandonné à lui-même, l'abcès finit par s'ouvrir et donne issue à du pus séreux, contenant souvent des séquestres et des débris caséeux ; la poche remplie de fongosités molles se vide mal ; la suppuration n'a aucune tendance à s'arrêter : souvent, mais non toujours, un stylet mousse introduit par l'orifice fistuleux permet d'arriver jusqu'à la surface de l'os, qu'on sent dénudé et friable.

Au début des accidents, quand il y a seulement un peu de douleur sur le trajet de l'os, avec sensibilité locale à la pression, on doit se borner à mettre le malade au repos, et à immobiliser le membre au moyen d'un appareil plâtré ; en même temps on fera de la révulsion locale par des applications réitérées de pointes de feu, et on prescrira l'huile de foie de morue, le tannin et l'iodure de fer.

Quand le gonflement ostéo-périostique, accompagné d'amaigrissement des masses musculaires, a permis de déterminer le siège exact de la lésion, il convient d'essayer la méthode sclérogène préconisée par Lannelongue, et de faire dans l'épaisseur du périoste une série d'injections de chlorure de zinc, espacées d'un ou deux centimètres et dépassant largement la limite du mal (voy. p. 174). Ces injections n'empêchent pas toujours la suppuration de se produire, mais elles contribuent à la limiter ; elles peuvent même quelquefois suffire à amener la guérison, par sclérose et rétraction cicatricielle des tissus envahis.

En cas de suppuration effectuée, si l'abcès est peu volumineux, sessile et facilement accessible, on tâchera de l'extirper en totalité sans l'ouvrir, en détachant par une dissection soignée la membrane tuberculigène des parties voisines. Si les adhérences sont trop intimes, si la cavité est trop vaste ou trop anfractueuse, il faut inciser et évacuer aseptiquement le pus, extirper ensuite les fongosités par un grattage aussi complet que possible. Si l'os est atteint dans une certaine étendue on se verra dans la nécessité de pratiquer la résection ou tout au moins l'évidement des parties malades.

Dans le cas d'abcès migrateur, lorsque le foyer primitif est difficile à atteindre, lorsqu'il occupe par exemple les corps vertébraux ou l'os iliaque, on peut quelquefois se borner à injecter, dans la cavité préalablement vidée, 25 à 50 centimètres cubes d'éther ou de glycérine iodoformée à 10 p. 100 ; on suture ensuite la plaie, et on applique un pansement antiseptique. L'injection est répétée au bout de quinze jours et deux ou trois injections suffisent généralement à amener la guérison (Andrassy, Billroth).

La *tuberculose articulaire* peut débuter par les parties osseuses, ou par la synoviale et sa marche est dans ces deux cas un peu différente, ainsi que son traitement.

L'*ostéo-arthrite tuberculeuse* succède à la tuberculisation centrale d'une extrémité osseuse, au voisinage d'une articulation : les fongosités tantôt pénètrent dans la jointure par contiguité, au niveau de la réflexion de la membrane synoviale, ou bien il y a effraction d'un abcès tuberculeux épiphysaire à travers le cartilage diarthrodial : dans ce dernier cas, il se produit une arthrite aiguë ou subaiguë. Une fois constituée, l'ostéo-arthrite tuberculeuse est caractérisée par un épaississement considérable de la synoviale qui devient lardacée, très vasculaire et se couvre de fongosités molles, d'apparence myxomateuse, renfermant de nombreux follicules tuberculeux et souvent recouvertes d'une couche d'exsudat caséeux jaunâtre. Plus ou moins rapidement les tissus péri-articulaires sont envahis, les ligaments désorganisés; les muscles atrophiés et contracturés maintiennent le membre immobile dans une position vicieuse qui favorise la déformation de la jointure; les cartilages malades maintenus en contact permanent s'ulcèrent.

Au voisinage de la tumeur blanche ainsi formée, et parfois jusqu'à une assez grande distance, les tissus cutanés et sous-cutanés, les muscles même, sont atteints d'une sorte d'œdème ou plutôt d'une myxosclérose (Pilliet) imputable non à la diffusion des bacilles, mais à l'imprégnation des tissus par les toxines sécrétées dans la synoviale malade.

Les symptômes débutent par une gêne fonctionnelle souvent bien légère : le malade éprouve de la difficulté à exécuter tel ou tel mouvement ; la paresse du membre engendre une attitude vicieuse, une claudication passagère si le mal siège au membre inférieur. Souvent il y a des douleurs vagues, que le malade rapporte à un point qui n'est pas toujours le point lésé : telles les douleurs du genou si fréquentes au début de la coxalgie. Dès cette période, un examen attentif *le malade étant complètement nu*, permet de constater une légère déformation du membre au voisinage de la jointure atteinte, un peu d'atrophie ou plutôt d'amaigrissement des masses musculaires, parfois une légère contracture appréciable seulement dans certaines positions; enfin la pression éveille une douleur fixe en certains points des épiphyses et il y a souvent de l'engorgement des ganglions correspondants.

Un peu plus tard les douleurs deviennent permanentes, s'exaspèrent au moindre mouvement; les muscles violemment contracturés immobilisent la jointure dans une attitude vicieuse qui ne peut être

C'est d'abord le mode de pénétration du germe, peu favorable à son développement : inoculé par la peau, les muqueuses ou les ganglions lymphatiques, le bacille n'y trouve pas, tant s'en faut, un terrain de culture aussi propice que dans le poumon ou l'intestin ; la densité plus grande des tissus, leur vascularité moindre, la phagocytose plus énergique, tout cela entrave la multiplication des parasites et ne leur permet qu'un développement imparfait, souvent même nul, si quelque circonstance accidentelle (traumatisme, inflammation, trouble nutritif quelconque) ne vient pas à leur aide en diminuant la résistance physiologique.

C'est en second lieu le petit nombre des bacilles introduits : il est démontré par la pathologie expérimentale qu'une très petite dose de contage ne détermine souvent que des formes morbides atténuées, comme si le faible nombre des assaillants permettait à l'organe envahi de mieux tirer parti de ses forces défensives, et de prendre l'avantage dans la lutte.

Faut-il admettre de plus une atténuation véritable du virus tuberculeux et croire avec Arloing et Morel Lavallée que la tuberculose locale (ou scrofulo-tuberculose) est déterminée par un germe de race distincte, voisine du bacille de Koch vulgaire, mais de virulence moindre ? Cette hypothèse, combattue par Straus et d'autres expérimentateurs, est loin d'être démontrée ; elle n'est d'ailleurs pas nécessaire à l'interprétation des faits.

Les tuberculoses locales s'observent à tout âge, mais elles sont surtout communes dans l'enfance et la jeunesse ; elles atteignent de préférence les individus lymphatiques. La fréquence de ce tempérament spécial chez les descendants des phtisiques permet d'expliquer comment ils sont très souvent atteints de tuberculose locale, sans qu'il soit besoin d'invoquer la transmission héréditaire du bacille de Koch.

Le plus souvent, c'est à la faveur d'une érosion de la peau ou des muqueuses, d'un traumatisme superficiel des téguments, que se fait l'inoculation spécifique. Souvent celle-ci provoque une lésion tuberculeuse au point inoculé (ulcération tuberculeuse de la peau, de la muqueuse nasale ou gingivale, de l'anus, etc.). Parfois, au contraire, les bacilles en petit nombre sont englobés par les leucocytes polynucléaires avant d'avoir pu provoquer aucune lésion locale, et sont transportés dans les ganglions. Là ils séjournent pendant un temps plus ou moins long, sans se multiplier beaucoup, mais aussi sans perdre leur virulence. Tôt ou tard une circonstance fortuite les remet en mouvement, les mobilise pour ainsi dire et les fait pénétrer par la voie du canal thoracique dans le torrent circulatoire. Plus nombreux, ils provoqueraient une granulie miliaire aiguë, mais leur dissémination fait que la plupart d'entre eux périssent ; quelques-uns seulement vont s'emboliser isolément soit dans le poumon, soit dans le rein, dans le testicule, ou dans une extrémité osseuse.

Là ils végètent, d'abord sourdement, sans réaction notable des tissus envahis, et leur croissance très lente donne lieu à la formation des follicules tuberculeux de Kœster, remarquables par leur consistance myxomateuse, par leur faible vascularisation, par le nombre et le volume considérable de leurs cellules géantes. Puis spontanément, ou à la suite d'un traumatisme qui affaiblit la vitalité locale, l'infiltration bacillaire fait des progrès, s'accompagne de congestion péri-tuberculeuse à la faveur de laquelle

corrigée que sous le chloroforme ; la tuméfaction bla-
farde des extrémités osseuses, de la synoviale et des
tissus péri-articulaires, l'atrophie des segments adjacents du membre, déterminent l'aspect caractéristique qui a valu à l'ostéo-arthrite fongueuse le nom de
tumeur blanche.

Plus tard encore, si un traitement efficace n'intervient pas, des abcès fusent entre les ligaments, viennent s'ouvrir à distance plus ou moins grande de
leur foyer originaire, et fournissent un écoulement de
pus grumeleux ; des fongosités végètent dans les trajets fistuleux et font saillie par les orifices ; l'articulation désorganisée se disloque sous la traction des
muscles et une luxation spontanée se produit. Quelquefois, bien rarement, la sclérose finit par envahir
le foyer et remplace les fongosités par du tissu inodulaire ; dans la grande majorité des cas la tuberculose poursuit sa marche, atteint les viscères et le malade succombe à la généralisation.

Le traitement est d'autant plus efficace qu'il est
plus précoce : dès les premiers symptômes, la jointure malade doit être mise au repos absolu. Pour
cela on pratiquera l'immobilisation du membre au
moyen d'une gouttière plâtrée ou silicatée, de façon
à supprimer les douleurs en même temps que la contracture. S'il y a attitude vicieuse, on fera d'abord
le redressement avec ou sans chloroforme, et on
appliquera l'extension continue pour empêcher l'attitude vicieuse de se reproduire.

Lorsque l'ostéo-arthrite fongueuse est confirmée, se
traduit par de la déformation et de l'empâtement
péri-articulaire, des mesures plus énergiques sont nécessaires : à l'immobilisation absolue, pratiquée
comme nous venons de le dire, on joindra soit la

compression (Mikulicz), soit la révulsion cutanée au moyen du thermo-cautère ; des pointes de feu en grand nombre seront appliquées sur toute l'étendue de la jointure malade et renouvelées tous les huit jours. Si néanmoins le mal fait des progrès, on devra tenter l'injection interstitielle de chlorure de zinc à 10 p. 100 au pourtour de l'articulation malade, selon le procédé de Lannelongue.

On obtient parfois ainsi, notamment au genou et au poignet, la sclérose rapide des fongosités et la guérison avec conservation de la plupart des mouvements (Lannelongue, Chesnel).

Les eaux chlorurées sodiques fortes, conseillées par beaucoup de médecins, sont très dangereuses dans l'ostéo-arthrite tuberculeuse au début ; leur effet le plus habituel est de donner un coup de fouet aux phénomènes réactionnels et de transformer l'arthrite chronique en arthrite aiguë ou subaiguë ; aux périodes plus avancées elles peuvent provoquer la mobilisation des bacilles et le développement de la granulie miliaire aiguë.

Lorsque la jointure est en voie de désorganisation, lorsque les fongosités et les abcès se font jour à travers la capsule articulaire, il est inutile de s'attarder aux moyens précédents : il faut pratiquer sans hésiter la résection ou l'amputation. Plusieurs auteurs, notamment Riedel, ont montré que très fréquemment l'ostéo-arthrite se complique de séquestres intra-articulaires, que par conséquent l'injection iodoformée et les autres procédés analogues ne servent qu'à faire perdre un temps précieux.

La *synovite tuberculeuse* avec épanchement, beaucoup plus rare que la forme précédente, offre moins de gravité ; elle peut être primitive ou succé-

phases avancées de la maladie ; elle débute, selon
toute vraisemblance, par une phlébite bactérienne ; à
la surface de l'endothélium veineux se fixe et végète
soit le bacille de Koch, soit un microbe banal introduit à la faveur des lésions ulcéreuses du poumon.
Cette phlébite, favorisée par l'altération de la crase
sanguine, se fait de préférence au membre inférieur,
où la circulation est ralentie ; elle se manifeste par
les symptômes ordinaires : douleur vive dans l'épaisseur du membre, cordon dur et douloureux sur le
trajet du vaisseau, œdème blanc et dur limité à l'extrémité atteinte. Une embolie pulmonaire promptement mortelle peut résulter de la migration du
caillot veineux dans le cœur droit.

Le repos absolu au lit, l'immobilisation du
membre avec enveloppement ouaté, sont les précautions nécessaires contre cette terrible éventualité de
la mort subite par embolie. On y peut joindre dans
un but de soulagement surtout moral, les onctions
narcotiques et résolutives sur tout le membre œdé-
matié.

Système nerveux. — Les *douleurs névralgiques*
ou névralgiformes sont fréquentes chez les tuberculeux ; on note surtout la névralgie intercostale (souvent liée à la pleurite sèche), la sciatique simple ou
double (Peter), les douleurs spinales, la mélalgie ou
sensibilité douloureuse des masses musculaires des
membres. On attribue ces phénomènes à des névrites
périphériques développées sous l'influence de la
dyscrasie tuberculeuse.

L'antipyrine est de tous les analgésiques le plus
efficace en pareil cas. Il faut, quand les douleurs sont
vives, la donner pendant deux ou trois jours de suite,

à la dose de 1 à 3 grammes par jour en trois doses ; on répète le même traitement à intervalles de huit jours.

Le *délire* se montre tardivement, à la phase de cachexie ; il est parfois violent, souvent érotique ; chez les sujets prédisposés il peut aller jusqu'à la manie ; il est du plus mauvais augure et précède la mort de peu de temps.

On donnera dès le premier symptôme de désordre intellectuel le chloral et le bromure à haute dose (ââ 8 grammes par jour en deux fois) sans se laisser arrêter par la crainte de déprimer les forces. En cas d'insuccès, on y joindra la morphine en injections : Peter a montré que, en pareil cas, il n'y avait rien à perdre ; ne pouvant guérir un malheureux phtisique en proie à la manie terminale, le devoir du médecin est de l'empêcher de souffrir et de faire souffrir les siens par le spectacle de sa frénésie.

L'*otite suppurée* est une des complications les plus pénibles et en même temps les plus communes. Elle peut succéder à un catarrhe aigu de la caisse, d'origine grippale ou morbilleuse, mais le plus souvent elle prend le caractère spécifique et s'accompagne de carie tuberculeuse des cellules mastoïdiennes. Elle donne lieu à un écoulement parfois très abondant de pus fétide, mêlé de grumeaux ; les douleurs d'oreilles ne sont violentes que quand il y a rétention par dessiccation du pus au niveau de la perforation tympanique. Les complications les plus graves et les plus variées (paralysie faciale, méningite, abcès du cerveau, ulcération de la carotide) peuvent en résulter.

On doit appliquer à l'otite suppurée des tuberculeux un traitement antiseptique très soigné : irrigations

prendre matin et soir une des pilules suivantes :

Extrait de valériane . . . . 0.04 centigr.
Extrait de digitale.)
Oxyde de zinc . . { âà. 0,02   —
Asa fœtida. . . .)

Chez les gens nerveux on peut essayer le bromure de potassium ou de sodium, mais avec modération et sans dépasser la dose de 1 ou 2 grammes par jour. Il peut y avoir avantage à l'associer à l'antipyrine :

Eau distillée . . . . 80 grammes.
Eau de fleur d'oranger. . . . . 40 grammes.
Bromure de sodium) âà. . . . . . . 6 grammes.
Antipyrine . . . . .)
Une cuillerée à bouche le soir en se couchant.

Les crises violentes de tachycardie seront combattues par des inhalations de nitrite d'amyle et surtout par la solution de trinitrine due à Huchard :

Trinitrine . . . . 0,10 centigr.
Alcool à 90° . . . . 10 grammes
Deux à cinq gouttes dans un quart de verre d'eau.

Si on constate l'adénopathie bronchique, on prescrira en outre la révulsion locale et le sirop iodotannique à l'intérieur.

La *péricardite tuberculeuse* se développe quelquefois par propagation des lésions pleurales ; elle est très souvent latente et veut être cherchée ; elle peut être sèche et se terminer par symphyse péricardique, ou accompagnée d'épanchement séreux et même purulent ; dans ce dernier cas elle est fatalement et promptement mortelle.

Il n'y a pas d'autre traitement à conseiller que les révulsifs (ventouses scarifiées, vésicatoires, pointes de feu) à la région précordiale, et à l'intérieur la digitale en petites doses, associée ou alternée avec la noix vomique.

L'adynamie cardiaque peut résulter d'une myocardite dégénérative, développée à la faveur de l'intoxication lente et de la cachexie tuberculeuse. Elle est une des causes, mais non la seule, des troubles circulatoires graves qui se produisent à la période terminale ; elle peut déterminer la mort subite par syncope.

Les toniques généraux (quinquina, vin, alcool), les toniques du cœur (caféine, éther, huile camphrée, en injections sous-cutanées), sont indiqués ; il en est de même des inhalations d'oxygène qui raniment parfois le malade déjà presque entré en agonie.

Dans la phtisie chronique fibreuse, on observe parfois la *dilatation du cœur droit* avec insuffisance tricuspidienne. Cet accident se produit surtout en cas de symphyse pleurale étendue avec rétraction de la cage thoracique et atrophie des poumons. Ces malades, bien que tuberculeux d'origine, sont en réalité des cardiaques et présentent tous les symptômes de l'asystolie : arythmie des battements du cœur, stase veineuse généralisée, anasarque, pouls veineux jugulaire et hépatique.

La macération de feuilles de digitale, l'extrait de strophantus à la dose de deux à quatre milligrammes par jour, le régime lacté, sont employés rationnellement contre ces accidents, mais la complexité des lésions ne permet de compter que sur des améliorations temporaires.

La *phlegmatia alba dolens* se montre dans les

der à une synovite rhumatismale, blennorrhagique ou traumatique. Elle se manifeste par la formation d'un épanchement intra-articulaire séro-fibrineux, jaune verdâtre, trouble ou floconneux, renfermant parfois des grains blanchâtres analogues à du riz cuit. La synoviale tuméfiée, d'aspect gélatineux, laisse voir dans son épaisseur des granulations tuberculeuses riches en cellules géantes ; sa surface interne est tapissée d'un exsudat fibrineux mince qui en se pelotonnant constitue les grains riziformes.

L'évolution clinique est insidieuse : la maladie débute par un gonflement indolent de la jointure, avec épanchement intra-articulaire plus ou moins abondant, très tenace, sujet à des alternatives d'accroissement et de diminution, mais peu susceptible de disparaître entièrement. Si on ponctionne, c'est avec difficulté qu'on évacue une petite quantité d'exsudat fibrinoïde, assez dense, dans lequel l'examen microscopique ne révèle pas de bacilles, mais dont l'inoculation au cobaye donne des résultats positifs. L'articulation vidée, on constate qu'il existe de l'épaississement de la synoviale avec crépitation neigeuse. L'évolution ultérieure est très semblable à celle de l'ostéo-arthrite, la tuberculisation gagnant les os et les cartilages ; dans les phases avancées, la distinction entre les deux formes devient impossible.

En présence d'une arthropathie indolente, avec épanchement liquide persistant, le médecin doit toujours penser à la synovite tuberculeuse (d'autant plus qu'elle succède facilement aux autres formes d'hydarthrose). Il faut donc pratiquer sans délai l'immobilisation, et la compression par un appareil ouaté ; on prescrira plusieurs vésicatoires successifs ; on fera des applications réitérées de pointes de feu.

Si l'état reste stationnaire, on pratique une ponction avec toutes les précautions antiseptiques. La nature de la maladie vérifiée par l'inoculation du liquide au cobaye, on a le choix entre l'injection intra-articulaire de teinture d'iode ou d'émulsion iodoformée à 10 p. 100 et les injections interstitielles de chlorure de zinc (méthode sclérogène de Lannelongue). En cas d'insuccès, on pratiquera l'arthrotomie, suivie de résection de la synoviale malade (arthrectomie) ou d'un simple grattage des fongosités articulaires.

De la synovite on peut rapprocher la *ténosite tuberculeuse* qui se présente tantôt sous la forme fongueuse, tantôt sous la forme scléreuse. La première variété est rarement primitive ; elle résulte en général de la propagation d'une arthrite tuberculeuse et présente des lésions très analogues. Elle se traduit par un gonflement de forme allongée qui suit la direction du tendon et qui est fixe, ou du moins peu mobile, sans fluctuation véritable. Il y a un certain degré de gêne fonctionnelle, peu accusée au début ; les douleurs sont nulles ou insignifiantes. Au bout d'un temps plus ou moins long, la tuméfaction augmente, la peau rougit en un point, s'ulcère, donne issue à du pus grumeleux ; l'orifice reste fistuleux et se remplit de fongosités friables.

La ténosite scléreuse (dite à grains riziformes) est plus souvent primitive et isolée ; on l'observe surtout aux articulations qui fatiguent beaucoup. Au poignet elle est favorisée par les travaux manuels, à la région tibio-tarsienne par les longues marches. Les lésions qu'elle présente rappellent celles de la synovite tuberculeuse : épaississement de la membrane séreuse qui est infiltrée de granulations tuberculeuses visibles et revêtue d'un exsudat fibrineux, épanchement louche, renfermant des grains analogues à de l'amidon cuit, dont l'inoculation donne la tuberculose au cobaye (Wallich). Au point de vue symptomatique, troubles fonctionnels légers, un peu de gêne dans les mouvements ; tuméfaction cylindroïde qui suit le trajet du tendon, fluctuation manifeste d'un bout à l'autre de la gaine, et crépitation caractéristique pendant les mouvements.

Le traitement est le même à peu de chose près dans les deux variétés : au début compression ouatée, badigeonnages de teinture d'iode, cautérisation ponctuée ; plus tard injection interstitielle de chlorure de zinc ; enfin, en cas de suppuration, incision au bistouri, grattage et injection iodoformée.

D. **Tuberculose locale des organes génito-urinaires**. — La *tuberculose du rein* se présente rarement à l'état isolé ; cependant les bacilles introduits en petit nombre par la voie artérielle peuvent coloniser dans le parenchyme rénal et donner lieu au développement de granulations tuberculeuses disséminées (R. Durand-Fardel). Ces granulations siègent habituellement dans la substance corticale et déterminent une véritable néphrite nodulaire ou plutôt insulaire dont l'unique symptôme est une albuminurie plus ou moins abondante parfois compliquée d'hématiurie. Une partie notable du tissu rénal demeurant intacte, la dépuration urinaire se fait néanmoins et la santé générale peut rester satisfaisante. Cette forme de tuberculose rénale est connue sous le nom de rein scrofuleux.

Le tannin, l'iodure de fer et l'huile de foie de morue sont les principaux moyens à lui opposer : on y joint la cautérisation ponctuée sur la région lombaire, ou l'application de quelques cautères à la pâte de Vienne. — On interdira au malade l'usage des épices, des viandes noires et du gibier, du poisson et des autres aliments riches en toxines, mais on lui permettra l'usage de la viande et des œufs ; le régime lacté ne sera indiqué que si l'albuminurie se complique de troubles circulatoires et nerveux, indices de l'insuffisance urinaire.

La *pyélite tuberculeuse* ou infiltration tuberculeuse du bassinet et des calices peut être primitive et reconnaît alors la même origine que la forme précédente. Plus souvent, selon la plupart des auteurs, elle serait consécutive à la tuberculisation de la vessie et des uretères, propagée au rein par la voie ascendante ; mais la réalité de cette évolution est contestée par le professeur Guyon, qui incline à croire que le rein est presque toujours atteint le premier. Quelle que soit son origine, la pyélite tuberculeuse donne lieu à l'ulcération et à la caséification du tissu des pyramides : des cavernes véritables se creusent dans le tissu du rein, qui peut être réduit à une simple coque membraneuse, divisée en plusieurs loges par des cloisons incomplètes, et remplie de matière caséeuse analogue à du mortier : d'où la comparaison avec un kyste dermoïde.

Souvent la pyélite caséeuse reste absolument latente et n'est découverte qu'à l'autopsie. Quand elle donne lieu à des symptômes appréciables tels que l'hématurie, les urines purulentes, les douleurs lombaires, les crises de néphralgie analogues à la colique hépatique, ces phénomènes sont souvent masqués par ceux de la cystite tuberculeuse concomitante, et ils passent inaperçus ; aussi le traitement est-il le plus souvent nul. Mentionnons cependant un cas très remarquable dû à Routier, dans lequel une femme de vingt-huit ans jusqu'alors bien portante eut en quelques mois plusieurs hématuries d'une excessive abondance, accompagnées de douleurs rénales d'un seul côté : la néphrectomie, pratiquée en dernier ressort, a permis de reconnaître dans le bassinet une ulcération isolée, de nature tuberculeuse, source manifeste des hémorragies : une fois le rein enlevé, celles-ci cessèrent de se produire. En un cas semblable, il est certain que, si le diagnostic peut être fait, l'intervention chirurgicale s'impose.

La *tuberculose vésicale* est surtout fréquente chez l'homme et accompagne volontiers celle de la prostate et des vésicules séminales ; selon Cayla, elle succéderait presque toujours à une tuberculose latente du bassinet, propagée d'abord à l'uretère, puis au trigone vésical par la voie descendante. Elle se traduit par les symptômes ordinaires de la cystite : envies fréquentes d'uriner, douleurs au bout de la verge, mictions fréquentes accompagnées de ténesme, émission d'urine trouble dont les dernières gouttes renferment une quantité notable de pus : examiné au microscope, ce pus contient des bacilles (Cornil) et de plus, inoculé dans la chambre antérieure de l'œil chez le cobaye, il produit la tuberculose (Damsch).

On la combattra par l'usage interne de la térébenthine à haute dose, par l'infusion de busserolle, par le benzoate de soude ; au besoin, en cas de douleurs vives, par le régime lacté. Si les troubles urinaires sont très accentués, et si l'état général est satisfaisant, on pourra selon le conseil de Delagénière et de Tuf-

fier, pratiquer la cystotomie suivie du curettage de
la muqueuse vésicale hypertrophiée et ulcérée.

L'*orchite*, ou plutôt l'*épididymite tuberculeuse* est
relativement très fréquente ; souvent elle constitue
la première manifestation appréciable de la tuberculose. Son origine est le plus souvent difficile à
établir : toutefois, il est probable qu'elle résulte,
comme la tuberculose ostéo-articulaire, d'une infection hématique. Elle se traduit par le développement
de noyaux caséeux ou plutôt fibro-caséeux, durs et
indolents, disséminés dans l'épididyme ou l'infiltrant
dans toute son étendue. Ces noyaux tuberculeux
déterminent le plus souvent par action de voisinage
une hydrocèle symptomatique dont le liquide renferme des bacilles inoculables (Tuffier) ; ils peuvent
disparaître par sclérose et atrophie, mais dans la
majorité des cas, ils finissent par se ramollir, et
forment des abcès qui s'évacuent à travers une ulcération des bourses, laissant derrière eux des fistules
impossibles à fermer. En même temps les canaux
déférents sont souvent hypertrophiés et indurés, et
le toucher rectal révèle presque toujours des nodosités de la prostate, de l'hypertrophie avec bosselures
des vésicules séminales, indices de propagation de
l'infection tuberculeuse.

Au début de la maladie, quand les noyaux caséeux
sont peu volumineux et bien délimités, on peut
essayer d'en provoquer la sclérose par les injections
interstitielles de chlorure de zinc à 10 p. 100. Ce procédé a fourni à Ozenne et à nous-même d'excellents résultats.

La castration précoce est conseillée par plusieurs
auteurs, notamment par Hueter, comme moyen

radical de supprimer l'infection tuberculeuse. Bardenheuer, considérant que la lésion testiculaire est rarement isolée, se borne à pratiquer la résection de l'épididyme.

En cas de ramollissement, de suppuration et de fistules, on a le choix entre la castration complète, opération radicale qui affaiblit beaucoup les malades, tant physiquement que moralement, et la destruction des clapiers purulents par le fer rouge, procédé moins rigoureux qui peut suffire à amener la cicatrisation et qui présente l'avantage de laisser au malade un semblant de virilité (Verneuil).

Chez la femme la tuberculose génitale se localise le plus souvent sur les trompes utérines (qui correspondent anatomiquement à l'épididyme et au canal déférent chez l'homme). La *salpingite tuberculeuse* peut être, comme l'épididymite, d'origine interne, mais il semble hors de doute qu'elle peut aussi succéder à une infection directe des voies génitales par le coït, quand le mâle est atteint de tuberculose de la prostate et des vésicules séminales. Cette origine a été démontrée pour l'espèce bovine par Haarstick qui a vu un taureau atteint de tuberculose génitale infecter soixante vaches, toutes saines auparavant. Chez l'homme, d'après les travaux de Fernet et de plusieurs autres auteurs, l'infection par le coït serait également hors de doute, bien que rarement observée.

La paroi des trompes et les franges de leur pavillon s'infiltrent de tubercules qui forment de gros noyaux fibro-caséeux, très analogues à ceux de l'épididyme chez l'homme.

Les symptômes sont ceux de la salpingite chro-

nique : douleurs abdominales, lombaires et pelviennes, dysménorrhée, parfois métrorrhagies. Au
toucher vaginal on a la sensation de noyaux irréguliers, durs, non fluctuants, enchâssés dans la trompe
en série moniliforme depuis le pavillon jusqu'à la
corne utérine (Wiedow). Il y a de la leucorrhée
purulente qui contient parfois des bacilles. Souvent
le péritoine est envahi et dans les périodes avancées
on constate de l'ascite (Hegar).

La salpingite tuberculeuse peut guérir par sclérose et résorption partielle des noyaux caséeux :
dans les formes bénignes, quand il n'y a ni douleurs
vives, ni hémorragies, ni symptômes généraux
graves, on peut se borner à faire des applications
de pointes de feu sur les fosses iliaques et à prescrire en même temps l'hamamelis ou l'ergotine,
alternés avec le tannin et l'iodoforme. Quand la lésion
menace de se développer et à plus forte raison
quand le péritoine est atteint, il ne faut pas hésiter
à intervenir chirurgicalement : on pratiquera la
laparotomie et l'extirpation des annexes. Si l'utérus
est augmenté de volume, s'il y a des métrorrhagies,
un écoulement purulent notable, mieux vaut se
résoudre d'emblée à l'hystérectomie vaginale. Mais il
va sans dire qu'on s'abstiendra en cas de tuberculose
avancée des autres organes, d'adhérences pelviennes
généralisées, ou d'affaiblissement excessif de la
malade (Hegar).

TROISIÈME PARTIE

PROPHYLAXIE PRIVÉE ET PUBLIQUE

CHAPITRE X

Prophylaxie individuelle; hygiène des prédisposés.

On ne nait pas tuberculeux, disait Peter; on naît tuberculisable. Cette proposition est trop absolue : Charrin, Berti, Meckel, Sabouraud, Lannelongue, ont fait connaître des cas non douteux de tuberculose congénitale. Mais en regard de ces faits exceptionnels, de nombreuses observations établissent que les enfants nés de parents tuberculeux sont en général indemnes au moment de leur naissance, et restent tels s'ils sont préservés de toute contagion. Sur 300 enfants mort-nés, la plupart de mères phtisiques, Heller n'a pas constaté un seul cas de tuberculose.

A l'hospice des Enfants-Trouvés de Munich, sur 613 enfants recueillis en l'espace de douze années, il ne s'est trouvé qu'un seul tuberculeux, bien que la moitié au moins fussent nés d'un père ou d'une mère phtisiques.

Par analogie, les vétérinaires (notamment Bang et Siedamgrotsky) ont tous fait remarquer l'extrême rareté de la tuberculose chez les veaux, et la facilité avec laquelle on préserve de la maladie le produit d'une vache atteinte de pommelière, pourvu qu'on l'isole dès sa naissance et qu'on ne lui fasse boire que le lait d'une vache saine.

Mais si les enfants héritent rarement du bacille tuberculeux, ils tiennent souvent de leurs parents une prédisposition qui les rend accessibles à la contagion et fait d'eux une proie facile pour le germe tuberculeux, quand, par un cas fortuit, ce dernier a pénétré dans leur économie.

La tuberculose chez les parents, et surtout chez la mère, est l'origine principale de cette prédisposition (Leudet).

Il est probable que selon l'hypothèse de Courmont, les toxines bacillaires traversent le placenta et vont influencer les tissus du fœtus, diminuer leur résistance vitale. Les recherches de Maffucci, en montrant l'influence perturbatrice de l'injection des bacilles morts ou des toxines bacillaires, sur le développement des œufs de poule, viennent à l'appui de cette théorie.

A côté de l'hérédité tuberculeuse, d'autres facteurs peuvent intervenir pour créer la prédisposition morbide. Ainsi l'âge avancé ou la consanguinité des parents, les grossesses trop rapprochées ou trop nombreuses : Brehmer a observé que dans les familles de huit enfants ou davantage, les derniers nés sont plus souvent atteints de tuberculose.

Il en est de même quand la gestation a été troublée par des fatigues excessives, des privations, des émotions morales graves : c'est ce qu'ont pu constater maintes fois les médecins de Paris pour les enfants nés en 1871, ceux qu'on a dénommés les *enfants du siège*.

Quelle que soit l'origine de leur prédisposition, les enfants tuberculisables se reconnaissent en général à des signes peu douteux. Dès leur première année, ils sont pâles, nerveux, avec une tête trop forte pour leur corps ; ou bien ils sont gros et comme soufflés, mais blancs et blafards ; leurs tissus sont mous ; ils sont souvent atteints de rachitisme. Ils se font parfois remarquer par la précocité de leur dentition, mais celle-ci est de mauvaise qualité ; les dents s'altèrent vite. Le système nerveux aussi se développe prématurément, mais l'intelligence est maladive, la sensibilité exagérée.

Durant la première et la seconde enfance, ces enfants sont remarquablement sujets aux éruptions cutanées fluentes, à l'eczéma impétigineux de la face, à la blépharite, à la conjonctivite ; ils ont une prédisposition marquée au coryza et au catarrhe bronchique ; l'hypertrophie amygdalienne, les végétations adénoïdes du pharynx, sont chez eux fréquentes; souvent et pour la moindre cause ils ont de l'engorgement des ganglions cervicaux : bref tous les caractères du tempérament lymphatique.

Leur croissance, trop rapide, se fait tout en longueur, et le développement des muscles est aussi défectueux que celui du squelette. A la puberté ils ont le cou effilé, les épaules tombantes, les clavicules longues et à peine courbées, les omoplates détachées du tronc (*scapulæ alatæ*) ; le thorax, aplati d'avant en arrière, est long, peu dilaté et de forme conique, les hypocondres sont faiblement voûtés ; les arcades costales forment par leur réunion un angle aigu ; les

17.

extrémités sont longues, les muscles grêles, les mains et les pieds sont effilés, parfois noueux, toujours froids et livides. Le teint est tantôt pâle, tantôt frais et délicat, le poil plutôt blond, tirant sur le roux ; la peau est blanche et fine et transpire facilement. La capacité vitale est faible, l'expansion thoracique limitée ; l'essoufflement est facile, les palpitations cardiaques sont fréquentes. Il y a souvent de la dyspepsie, ou tout au moins de l'atonie digestive. Le système nerveux en revanche est trop développé, les facultés sensitives et affectives surtout prédominent ; il y a souvent de l'excitation cérébrale qui se traduit par une imagination trop vive, des maux de tête fréquents, de l'insomnie.

Comment modifier ces tempéraments vulnérables et en faire, sinon des sujets vigoureux, du moins des santés ordinaires, capables de se défendre contre les causes morbides communes et surtout contre celle qui les menace incessamment? On y parvient souvent en ne négligeant aucun détail, en dirigeant tous les actes de l'existence en vue du but à atteindre, et cela sans relâche, depuis la naissance jusque bien après la vingtième année.

Deux indications sont à remplir :

1° Fortifier la résistance organique par une hygiène rationnelle ;

2° Écarter toutes les causes d'infection tuberculeuse.

Voyons rapidement comment ces deux indications doivent être remplies, d'abord pendant l'enfance du sujet, puis durant la puberté et à l'âge adulte.

Dans l'enfance, le premier besoin de l'hygiène est une nourriture substantielle, suffisamment azotée, mais point irritante, composée d'œufs, de viande, de légumes féculents, et renfermant une certaine quantité de corps gras ; — le second, presque aussi important, c'est de l'air pur et du soleil : faire vivre à la campagne l'enfant candidat à la phtisie, en faire, selon l'expression de Peter, un petit paysan, c'est le meilleur moyen de le dérober aux éventualités qui le menacent.

Mais il faut en outre combattre la disposition au rhume et au catarrhe bronchique ; divers moyens concourent à ce but : l'endurcissement de la peau, par les frictions sèches, les lotions froides faites chaque matin avec de l'eau additionnée de vinaigre aromatique, parfois même l'hydrothérapie complète à laquelle il est possible d'arriver par degrés, quand le sujet n'est pas trop enclin au rhumatisme ; — la protection du corps par des vêtements rationnels, et surtout par la flanelle, qui tient chaud et qui permet l'évaporation de la sueur, sans danger de refroidissement pour la peau humide ; — le développement de la musculature thoracique, par la gymnastique faite surtout avec l'appareil dit l'Opposant de Pichery, par l'équitation, l'escrime, la rame et accessoirement par les travaux de jardinage.

S'agit-il d'un enfant de la classe aisée, on conseillera pour l'été un séjour prolongé soit à la mer, soit à la montagne.

Les plages marines sont surtout indiquées pour les lymphatiques proprement dits, pour ceux dont la circulation est languissante, dont le système nerveux est atonique, dont les tissus, mous et sans résistance, sont enclins aux engorgements torpides : à ces tempéraments l'atmosphère marine, surtout celle de l'Océan, produit l'effet d'un stimulant énergique : la brise de mer fouette le sang, développe l'appétit, active les mouvements respiratoires : les jeux dans l'eau tiède à marée basse endurcissent la peau ; il faut se garer seulement des rayons trop ardents du soleil, et pour les enfants disposés au mal de tête éviter les stations trop prolongées sous la lumière éclatante de la mer dont le miroitement fatigue les yeux et peut être une cause d'hypérémie méningée.

Quant aux enfants atteints d'hypotrophie constitutionnelle, à ces petits êtres chétifs, malingres et nerveux auxquels la moindre excitation extérieure donne des palpitations, de la fièvre et de l'insomnie, mieux vaut les conduire dans l'air pur et calme des montagnes. Le professeur Jaccoud a montré que chez ces prédisposés, qui ne sont pas encore des malades, l'atmosphère subtile des hauteurs produit des effets merveilleux de restauration organique : elle développe l'expansion du thorax et des poumons, active la circulation pulmonaire et stimule les fonctions digestives ; elle calme en même temps le système nerveux, ou du moins elle le fortifie sans l'exciter. En procédant graduellement, en se bornant d'abord à passer dans les montagnes les deux plus beaux mois de l'année, en n'abordant que progressivement les grandes altitudes, on arrive sans péril à des résultats surprenants, on acclimate aux grands froids de l'hiver alpin des sujets débiles qui semblaient voués pour leur vie entière à la sédentarité d'une chambre de malade. Mais il faut, pour aborder la cure d'altitude avec quelque chance de succès, qu'il n'y ait ni maladie du cœur, ni asthme, ni hémophilie.

Tous ces soins seront vains, tous ces efforts seront inutiles, si le candidat à la phtisie est exposé à l'infection tuberculeuse, et nous savons combien nombreux sont les dangers de contamination. Dès la naissance, les précautions doivent commencer.

La première et la plus importante question est celle du lait. Si la mère est atteinte, ou simplement suspecte de bacillose, on lui interdira l'allaitement, aussi funeste pour son enfant que pour elle-même ; on ne le permettra pas davantage si elle est simplement faible de constitution.

Le mieux est de confier le nouveau-né à une nourrice qui l'emmènera à la campagne. Mais il faut être sûr de la santé de la nourrice. Steinberger a vu un enfant indemne de toute tare héréditaire allaité par une nourrice qui plus tard fut reconnue tuberculeuse : avant le sevrage, le nourrisson fut atteint d'un abcès tuberculeux du cou.

A défaut d'une bonne nourrice, l'enfant sera élevé au lait de vache soigneusement stérilisé par la chaleur ; l'appareil Soxhlet, qui permet de stériliser soi-même le lait chaque jour, en le chauffant à 100 degrés au bain-marie, donne toute sécurité à cet égard ; il procure un aliment plus agréable et moins coûteux que le lait stérilisé industriellement ; ses flacons-biberons permettent d'éviter tout transvasement et par conséquent toute souillure ; employé par une mère intelligente, il donne de merveilleux résultats.

L'enfant une fois sevré, le lait qui entrera dans son alimentation devra toujours être bouilli ; le médecin aura soin de combattre le préjugé enraciné dans beaucoup de familles, qu'à la campagne le lait cru d'une belle vache, toujours la même, est le meilleur aliment pour un enfant : la plus belle vache peut être tuberculeuse sans qu'on s'en doute, et son lait administré chaque jour sans mélange, infectera l'enfant plus sûrement que le médiocre lait des grandes villes où le germe, s'il existe, est du moins très dilué.

On surveillera de près l'entourage : si le père ou la mère sont phtisiques, l'enfant sera élevé à l'écart; surtout il ne doit ni coucher, ni même séjourner dans la chambre du malade. On veillera de près à la santé des gardes ou bonnes d'enfants : on s'assurera qu'elles ne sont ni phtisiques ni atteintes d'une lésion cutanée ou muqueuse suspecte. Gannett a vu deux enfants sains devenir rapidement tuberculeux après avoir été soignés par une garde phtisique. On se méfiera également des animaux domestiques et particulièrement des chats, qui sont assez fréquemment atteints de tuberculose et dont le jetage peut répandre dans l'appartement des poussières bacillifères.

On tâchera d'éviter, ou du moins on soignera très minutieusement tout eczéma, toute excoriation de la peau ou des muqueuses. Ces lésions, sans gravité par elles-mêmes, peuvent servir de porte d'entrée à l'infection, surtout quand elles siègent dans les parties habituellement découvertes. Le fait cité par Demme est à cet égard particulièrement suggestif : un enfant de quatre ans et demi, très vigoureux, est atteint depuis dix-huit mois d'un eczéma chronique, dont les produits de sécrétion ne contiennent pas de bacilles; sa mère, phtisique avérée, lui fait partager son lit, malgré les conseils du médecin; au bout de six mois la surface de l'eczéma prend un aspect lardacé, la peau s'infiltre, on constate des noyaux d'induration riches en bacilles; l'enfant meurt et à l'autopsie on trouve les ganglions mésentériques en état de caséification avancée ; il existe un ulcère tuberculeux profond de la face postérieure de l'estomac, un autre du duodénum ; le foie, la rate et le péritoine sont sains.

La vaccination ne présente pas les dangers qu'on lui attribue quelquefois : Straus a démontré qu'il n'y avait jamais de bacilles dans le virus vaccinal, même quand le porte-vaccin est tuberculeux. Mais souvent la vaccination met *les humeurs en mouvement* selon l'expression populaire, est le point de départ d'un eczéma, d'un impétigo, de diverses lésions cutanées et ganglionnaires : elle doit donc être l'objet d'une surveillance attentive.

Un péril plus réel est celui de la circoncision pratiquée selon le rite israélite, avec succion directe de la plaie par l'opérateur. Lehmann a vu dix enfants circoncis par un péritomiste russe atteint de phtisie avancée présenter au bout de quelques jours un petit nodule balano-préputial sur lequel s'est développé un ulcère plat et sec ; au bout de trois semaines, adénopathie inguinale énorme, suivie de ramollissement et de suppuration ; sept enfants sur dix sont morts, dont quatre par l'affaiblissement résultant d'une suppuration intarissable, trois autres par granulie miliaire aiguë.

Il convient, chez tous les enfants prédisposés, de surveiller de près la cavité naso-pharyngienne, qui devient facilement un réceptacle pour les microorganismes (Straus). On donnera une attention spéciale aux hypertrophies amygdaliennes, aux végétations adénoïdes du pharynx (Dieulafoy); on fera des badigeonnages dans la gorge avec la glycérine iodée à 10 ou même à 25 p. 100 ; si les amygdales sont très volumineuses, on conseillera soit l'extirpation (qui n'est pas absolument sans danger), soit mieux les cautérisations ponctuées avec le galvano-cautère à pointe fine, ou avec l'acide chromique déliquescent qui détermine l'atrophie et la sclérose du tissu adénoïde.

En cas de coryza chronique purulent, lié ou non à l'eczéma du visage, on fera des lavages antiseptiques, on appliquera des topiques détersifs, tels que la vaseline liquide iodoformée à 10 p. 100 ; on peut aussi pulvériser de temps en temps dans les narines un mélange de dix parties d'acide borique et une partie de salol. Si, en dépit de tous les soins, il se produit une adénopathie suppurée, on n'hésitera pas à extirper le ganglion malade ou tout au moins à le détruire par un grattage précoce, suivi d'une injection d'éther iodoformé.

Les maladies générales telles que la rougeole, la coqueluche, la grippe, et aussi la variole et la fièvre typhoïde, sont particulièrement à redouter chez les candidats à la tuberculose, parce qu'elles exaltent dans une large mesure la réceptivité morbide, et que d'autre part elles mobilisent souvent, comme nous l'avons vu ailleurs, les germes cachés dans les profondeurs de l'organisme. On en surveillera la convalescence avec un soin jaloux, et on administrera préventivement les remèdes capables de fortifier la nutrition de la peau, des muqueuses et du système lymphatique.

Si, malgré l'hygiène, malgré la médication interne on voit persister une adénopathie cervicale ou sus-claviculaire, un catarrhe bronchique ou intestinal, c'est le cas ou jamais de recourir sans hésiter à une cure thermale.

Les eaux chlorurées sodiques pour l'engorgement ganglionnaire, les eaux sulfureuses (Cauterets ou Saint-Honoré) pour le catarrhe bronchique, les eaux thermales peu minéralisées telles que Plombières pour l'entérite chronique, donnent souvent chez les enfants menacés, mais non infectés, des résultats qu'on chercherait vainement à obtenir par tout autre moyen.

L'adolescence amène de nouveaux périls : chez les garçons il faut redouter les nécessités de l'éducation publique, de la carrière professionnelle, ensuite et surtout l'éveil des sens et l'entraînement des passions ; chez les filles, c'est la puberté, l'établissement de la fonction menstruelle, puis le grave problème du mariage et de la maternité.

L'enfant d'un tuberculeux, menacé lui-même d'un sort semblable, ne doit pas affronter l'internat des lycées et des collèges : assez de périls le menacent sans y ajouter encore ceux de la sédentarité forcée, de l'encombrement, des promiscuités suspectes, que comporte nécessairement une nombreuse réunion de jeunes gens vivant en communauté. Les candidats à la phtisie, fils de citadins, d'arthritiques et de névropathes, sont souvent d'une intelligence remarquable et leurs parents sont tentés de les faire briller dans les concours : il faut résister à cette tentation, ne pas compromettre, pour une satisfaction d'amour-propre ou d'ambition, le résultat de vingt ans de soins et d'efforts. — C'est le cas d'appliquer le proverbe latin : *Primo vivere, deinde philosophari*.

S'il s'agit du choix d'une carrière, les mêmes restrictions s'imposent : les professions fatigantes, celles qui exigent des efforts physiques ou intellectuels trop grands, celles qui entraînent des responsabilités pesantes, doivent être évitées. Le jeune homme pourra être agriculteur, forestier, à la rigueur fonctionnaire ou commerçant ; il ne sera ni industriel, ni financier, ni avocat, ni surtout médecin.

Quant aux règles à suivre dans le cours d'une vie préservée au prix de tant de peines, elles se résument en un seul mot : *modération*. Ni les excès de table, ni le jeu, ni le tabac, ni l'alcool, ni surtout les abus sexuels, ne peuvent être affrontés impunément ; les plaisirs sains eux-mêmes, les jouissances de l'art, de la musique, le travail intellectuel, les voyages, les distractions sportives, deviennent facilement nuisibles si on en use avec trop d'ardeur.

Le candidat à la tuberculose, presque autant que le phtisique guéri, doit avoir une vie calme, travailler et se distraire sans excès, se coucher de bonne heure. A ce prix il peut faire vie qui dure, se marier, et s'il a su choisir une femme saine plutôt qu'une femme riche, avoir le bonheur de refaire sa race, de posséder des enfants vigoureux qui pourront faire tout ce qu'il se sera interdit lui-même, et dans lesquels il se verra revivre sous un aspect transformé.

Pour la jeune fille les questions d'éducation, de concours, d'avenir professionnel, ne se posent pas, heureusement, mais en revanche la crise de la puberté crée des difficultés à peine moins grandes. Souvent les règles sont précoces, d'une abondance excessive, et cette spoliation répétée chaque mois n'est pas sans provoquer une anémie dangereuse. Dans d'autres cas la menstruation a de la peine à s'établir : il y a chaque mois des douleurs pelviennes et lombaires, accompagnées de vomissements, mais à peine suivies d'un léger écoulement séro-sanguin qui cesse au bout d'un ou deux jours ; en revanche il y a de la leucorrhée abondante et presque continuelle. Quelquefois la crise mensuelle donne lieu à des accidents qui simulent la péritonite : coliques intestinales violentes, sensibilité excessive dans une des fosses iliaques ou même dans toutes les deux, vomissements incoercibles, hoquet, ballonnement du ventre, altération hippocratique des traits.

Ces troubles multiples, en dépit de leur diversité apparente, sont tous dus à une congestion excessive de l'appareil utéro-ovarien, avec ou sans friabilité exagérée de la muqueuse utérine, avec ou sans atrésie du canal cervical. Aussi bien dans le cas de dysménorrhée que dans la ménorrhagie, on prescrira la teinture d'hamamelis ou d'hydrastis, à la dose de vingt gouttes par jour ; on fera prendre ce médicament pendant quinze jours par mois, en commençant aussitôt après chaque époque menstruelle ; dans l'intervalle on prescrira le quinquina et les préparations arsenicales, de préférence les granules de Dioscoride. On se gardera de conseiller le fer, que l'estomac de ces malades ne supporte pas et qui par ses propriétés excitantes peut exaspérer les phénomènes de congestion utérine.

La leucorrhée sera combattue par des injections astringentes et faiblement antiseptiques (décoction de feuilles de noyer boriquée) faites matin et soir.

Au moment de l'apparition des règles on pourra donner soit l'antipyrine à dose modérée (1 gr. 50 par jour en trois cachets), soit les dragées d'apiol.

S'il se produit des phénomènes de péritonisme, on prescrira tout d'abord un large cataplasme laudanisé et un lavement additionné de dix ou quinze gouttes de laudanum. Si les vomissements persistent ou appliquera un sac de glace sur le ventre et on fera une injection de morphine.

En cas de persistance des troubles menstruels, sans manifestations pulmonaires, on pourra tenter une cure à Saint-Sauveur, à Saint-Honoré ou à Luxeuil.

La menstruation enfin régularisée, se pose la question bien autrement grave du mariage. Le médecin n'est pas toujours consulté, et surtout ses conseils ne sont pas toujours suivis. Son devoir est de les donner quand on les lui demande, sans exagération ni réticence. Une jeune fille atteinte de tare héréditaire, et menacée de tuberculose, agirait sagement en ne se mariant pas ; elle ne peut le faire sans risque grave que si elle a atteint l'âge de vingt-cinq ans sans aucune manifestation du côté des poumons, et si d'autre part le développement du squelette est suffisant pour permettre la gestation à terme, et la naissance d'un enfant viable. Il lui sera en principe interdit d'allaiter ses enfants, sauf si elle vit à la campagne, dans des conditions exceptionnellement favorables de repos, de confort et de bon air. En tout cas elle devra éviter les grossesses coup sur coup, et si elle a plusieurs enfants, s'arrêter après le troisième, autant dans son intérêt propre que dans celui des rejetons qui pourraient venir ensuite et dont les chances de vie seraient faibles.

CHAPITRE XI

Prophylaxie familiale.

Depuis que l'attention est éveillée sur la contagiosité de la tuberculose on a pu constater des cas assez nombreux de contamination familiale : ces faits n'ont rien de surprenant ; on s'étonnerait plutôt de leur rareté relative, quand on songe à la fréquence des rapports entre un malade phtisique et son entourage qui ne se méfie pas plus que lui du danger.

Certaines observations présentent à cet égard la netteté d'une expérience de laboratoire.

Une femme issue de parents tuberculeux et atteinte elle-même de toux chronique, de dyspnée et d'hémoptysie, se marie en 1872 ; son mari meurt phtisique en 1879. La même année, second mariage : le second mari meurt également tuberculeux en 1881. La veuve convole une troisième fois en 1882, puis meurt elle-même phtisique l'année suivante ; le troisième mari, vu par l'auteur en 1884, était arrivé au dernier degré de la phtisie (Zasetsky).

Une jeune fille de seize ans, indemne de toute hérédité morbide, est prise au printemps de 1886 des symptômes de la tuberculose pulmonaire et succombe en juillet ; sa sœur âgée de douze ans, qui partageait son lit, présente quelques signes de bronchite pendant la maladie de la première, et est prise presque aussitôt d'une phtisie suraiguë qui l'enlève en octobre ; un petit frère âgé de six ans qui couchait dans la même chambre meurt quinze jours plus tard dans des conditions analogues. Une sœur aînée mariée, n'habitant pas avec ses parents et n'ayant donné aux malades que des soins intermittents, est restée en bonne santé et a eu depuis un enfant vigoureux (Delon).

Il serait facile de multiplier ces exemples.

De tels faits, connus dans le public, et amplifiés par la répétition, ont engendré chez beaucoup de personnes une terreur déraisonnable qui produit, surtout au point de vue moral, les plus fâcheux résultats.

Le médecin doit savoir, et professer hautement, qu'il n'est pas nécessaire pour éviter la contagion de séquestrer un malheureux phtisique et de le traiter en pestiféré : loin de là, quelques précautions très simples suffisent à préserver de tout danger la famille du malade et son entourage, pourvu que ces précautions soient observées avec une constance et une régularité minutieuses.

Nous savons en effet que le bacille de Koch vivant et virulent est le seul agent de contagion de la tuberculose. Or l'air expiré par les phtisiques n'en contient pas (Lipari et Crisafulli) ; la sueur n'en renferme pas davantage (Surmont) ; en revanche les crachats en renferment par milliards, et ces crachats desséchés à terre ou dans le linge fournissent des poussières volatiles dont la virulence persiste pendant plusieurs mois sinon davantage. D'autre part, dans les cas de tuberculose extra-pulmonaire, l'urine,

les matières fécales, le sperme, le lait, et surtout le
pus des abcès tuberculeux renferment également des
bacilles et peuvent par conséquent être dangereux.

Ces notions permettent d'établir quelles sont les
précautions nécessaires et celles qui sont superflues.

La question des crachats prime toutes les autres :
le tuberculeux doit s'abstenir absolument de cracher
par terre, dans la cheminée ou dans son mouchoir,
répugnante habitude malheureusement très répandue
dans toutes les classes de la société.

Après de longues années de pratique, c'est toujours
un objet d'étonnement pour nous, de voir tant de
gens bien élevés, difficiles et même raffinés pour
tout ce qui touche à leur personne, trouver naturel
de cracher à même dans un mouchoir qui traîne sur
leur lit et souille tout ce qui l'environne.

On ne saurait trop le répéter, le mouchoir, le
hideux mouchoir est l'agent principal de la dissémination du bacille tuberculeux : non seulement il
répand sur les draps, sur les vêtements du malade,
des parcelles du muco-pus dont il est imprégné ; les
crachats desséchés dans ses plis s'en échappent
au moindre contact en une poussière subtile qui
remplit l'atmosphère, se dépose sur tous les objets,
dans les rainures mêmes du plancher et aussi dans
les narines et les bronches des individus présents.
Longtemps après le départ ou la mort du malade,
cette poussière restée virulente peut encore contaminer les nouveaux habitants du logis, lorsqu'elle est
soulevée par le balayage ou par le moindre courant
d'air.

Le médecin doit donc faire une guerre implacable
au mouchoir et pour éviter toute interprétation, le
proscrire comme sale et malsain, même dans les

catarrhes non spécifiques, même chez les malades atteints d'asthme ou de bronchite simple.

Le tuberculeux doit se servir d'un crachoir spécial, en porcelaine ou en étain, à large ouverture, mais dépourvu de couvercle, car le couvercle est difficile à tenir propre et les mucosités qui s'y dessèchent reproduisent l'inconvénient du mouchoir. Pour la promenade on aura un crachoir de poche, en forme de flacon à large orifice, pourvu d'un bouchon de liège ou de caoutchouc.

Pour éviter l'approche des mouches, le crachoir sera garni d'une petite quantité de solution antiseptique, capable de désinfecter les crachats à mesure. Vallin a proposé les formules suivantes :

Chlorure de zinc liquide à 45° . . . 100 grammes.
Glycérine 50   —
Eau 850   —

ou bien :

Sulfate de cuivre)
Glycérine. . . . { àà . . . . 50 grammes.
Acide nitrique .)
Eau 850   —

On peut aussi employer l'acide pyroligneux ou vinaigre de bois, dont l'odeur est agréable et qui détruit les bacilles très rapidement ; il a en outre l'avantage de ne pas attaquer les vases d'étain.

On nettoiera les crachoirs deux fois par jour en les faisant bouillir avec leur contenu pendant cinq ou dix minutes dans un vase rempli d'eau additionnée d'une poignée de carbonate de soude (1).

---

(1) Schrötter a proposé d'employer des crachoirs en pâte de papier durcie, garnis de sciure de bois imbibée d'un liquide antiseptique. Ces crachoirs, dont le prix de revient est très faible, sont brûlés chaque jour avec leur contenu, ce qui simplifie beaucoup le problème de la désinfection.

A la campagne on évitera soigneusement de jeter les crachats, comme cela se pratique trop souvent, sur le fumier ou devant la porte, au risque de contaminer les poules et les autres animaux domestiques (Bollinger, Nocard, de Lamallerée).

Si le malade est alité et trop faible pour se servir d'un crachoir, on remplacera le mouchoir par des morceaux de papier qui seront brûlés au fur et à mesure.

Les ustensiles de toilette, surtout ceux qui entrent en contact avec la bouche, doivent être absolument personnels au malade. Nous avons eu occasion de soigner une fillette de dix ans, parfaitement bien portante, qui fut atteinte d'une ulcération tuberculeuse de la gencive après avoir fait usage de la brosse à dents de sa mère, atteinte de tuberculose pulmonaire chronique.

Les objets de table, tels que le verre, la cuiller et la fourchette doivent également être tenus pour suspects. Demme a rapporté l'histoire d'une gardienne d'enfants, atteinte de lupus et d'un ulcère tuberculeux de l'antre d'Highmore, qui en faisant manger ses nourrissons portait habituellement la cuiller à sa bouche pour juger de la température de la soupe : trois de ces enfants moururent successivement de tuberculose. L'autopsie du troisième, âgé de sept mois, né de parents sains et mort en étisie, montra qu'il n'existait d'autres lésions qu'une éruption de granulations miliaires disséminées sur la muqueuse de l'intestin grêle, avec des ulcères tuberculeux riches en bacilles : les autres organes étaient sains.

Si toutes ces précautions sont rigoureusement observées, la question du logement perd de son importance. Néanmoins, si les circonstances le permettent, il vaut mieux que le tuberculeux fasse chambre à part : il y gagne en bien-être et son entourage en sécurité. Si la chose est impossible, on exigera du moins que le malade couche seul dans son lit et on atténuera les risques en supprimant l'alcôve et les rideaux qui sont des nids à poussière et où se fixent facilement les particules de crachats lancées à distance pendant les grandes quintes de toux. La chambre habitée par le malade sera aérée largement chaque jour, la literie défaite et exposée au soleil.

Un point plus délicat est celui des rapports sexuels, surtout quand c'est le mari qui est tuberculeux. Brouardel et Fernet ont montré que le liquide spermatique d'un malade atteint de tuberculose génito-urinaire est capable d'infecter une femme saine, les bacilles étant transportés avec les spermatozoïdes dans la cavité utérine et jusque dans les trompes (salpingite tuberculeuse primitive). Ces cas, il est vrai, sont rares. La contamination sexuelle du mari par la femme semble encore plus exceptionnelle.

Quoi qu'il en soit, mieux vaut chez tout phtisique avéré, condamner absolument les rapports conjugaux : on mettra en avant l'intérêt du malade lui-même, chez lequel l'orgasme vénérien peut déterminer une hémoptysie, puis la crainte de voir naître un enfant exposé à hériter de la maladie paternelle.

Reste la question des soins personnels à donner aux tuberculeux : ici on ne saurait prendre trop de précautions. Une propreté absolue est nécessaire : tout individu qui a touché les crachoirs ou tout autre objet susceptible d'être contaminé, doit désinfecter aussitôt ses mains avec un soin minutieux. De même et surtout en cas de traumatisme même insignifiant des mains au contact d'un objet infecté.

Une fille de vingt-quatre ans se pique au doigt avec les débris d'un crachoir de porcelaine servant à un phtisique : consécutivement se développe au point de la piqûre une induration grosse comme une lentille. On l'extirpe : mais deux mois plus tard survient un gonflement douloureux de la peau, de la gaine des tendons fléchisseurs, des ganglions épitrochléens et axillaires. On enlève le doigt avec sa gaine tendineuse, ainsi que les ganglions engorgés ; on trouve dans tous ces points des bacilles vivants et virulents (Tscherning).

Une femme de vingt-huit ans, après avoir soigné son mari atteint de phtisie rapide, est prise au bout de deux mois d'une éruption de boutons rouges et douloureux sur le médius droit et sur l'index gauche ; ces boutons sont suivis de nodosités dures, pisiformes, évoluant à la manière du tubercule anatomique ; puis se développent des traînées de lymphangite nodulaire en chapelet qui gagnent l'aisselle dont les ganglions s'engorgent ; enfin la tuberculose se déclare aux sommets des deux poumons (Merklen).

On pourrait citer vingt observations aussi probantes.

Si le malade est alité, en proie à la diarrhée et à la fièvre hectique, incapable par conséquent de se tenir propre, on étendra sur son lit un ou plusieurs draps d'alèze qui serviront à protéger les couvertures et qui changés fréquemment ne seront envoyés au blanchissage qu'après désinfection à l'étuve, ou immersion prolongée dans la solution de sublimé au millième. La même solution servira à laver le corps du malade souillé par les matières. La personne chargée de cette opération devra pour y procéder enduire ses mains de vaseline.

Après le décès du malade, une désinfection radicale (passage des meubles à l'étuve, lavage au sublimé des murs, du plafond et du plancher) est indispensable pour que la chambre puisse être habitée à nouveau sans danger.

Les objets à usage seront ou brûlés ou désinfectés avec soin. A la campagne où tout fait défaut, l'exposition prolongée des vêtements et de la literie aux rayons directs du soleil peut suppléer jusqu'à un certain point à l'étuve absente.

CHAPITRE XII

**Prophylaxie publique. — Police sanitaire.
Hospitalisation des tuberculeux.**

Les découvertes de la science moderne, en montrant par quelles voies la tuberculose se propage, et par quels moyens sa diffusion peut être enrayée, ont imposé aux pouvoirs publics de grands et de sérieux devoirs. En beaucoup de pays malheureusement, et dans le nôtre en particulier, ces devoirs sont encore très mal compris et ne sont remplis que d'une façon incomplète ou nulle : raison de plus pour y insister ici et pour présenter les *desiderata* de la médecine, en ce qui concerne la prophylaxie de la tuberculose.

Nous examinerons successivement les questions relatives à la tuberculose bovine et à la diffusion de la maladie par le lait et la viande d'animaux tuberculeux ; puis le problème au moins aussi important de l'hygiène des habitations, et plus spécialement des habitations communes à un grand nombre d'individus, telles que bureaux, ateliers, casernes et prisons ; enfin nous rechercherons comment on doit résoudre la question de l'hospitalisation des phtisiques pauvres, qui, dans les villes tout au moins, sont l'agent le plus actif de la propagation de la tuberculose.

§ 1. — TUBERCULOSE BOVINE ; LA CONTAGION PAR LE LAIT ET LA VIANDE

Les travaux de Bang, de Siedamgrotsky, de Röckl, de Nocard et de bien d'autres ont démontré que la tuberculose bovine est endémique dans toute l'Europe. Très rare chez les veaux, elle augmente de fréquence avec l'âge des animaux et dans certains pays, notamment en Belgique, elle atteint jusqu'à 45 p. 100 de l'effectif total des bêtes à corne.

Selon Röckl, qui a centralisé les résultats d'une enquête officielle faite sur ce sujet dans tout l'empire d'Allemagne, la maladie sévit dans les pays de pâturage comme dans ceux de stabulation, dans les petites fermes comme dans les grandes, dans les établissements d'élevage comme dans ceux du commerce des bestiaux.

Elle se propage exclusivement par contagion : les agents principaux de la diffusion sont le jetage des animaux malades, le lait, le flux génital ; dans quelques cas rares on a pu incriminer l'expectoration d'un vacher phtisique qui crachait dans le fourrage (Bang). L'infection a lieu tantôt directement par contact des animaux malades entre eux, inhalation de produits bacillaires, ingestion de lait tuberculeux ; d'autres fois, elle se fait par l'intermédiaire d'une mangeoire souillée de bave desséchée, et le passage même momentané d'une bête malade dans une étable suffit, quand aucune précaution n'est prise, à semer le germe de la maladie dans tout le troupeau.

La porte d'entrée ordinaire est le poumon (93 p. 100

des cas), puis vient le tube digestif (6,3 p. 100) enfin les organes génitaux (0,7 p. 100).

Les mauvaises conditions hygiéniques (stabulation prolongée, locaux étroits et obscurs, alimentation avec des résidus industriels) favorisent la diffusion de la maladie en diminuant la résistance organique des animaux.

Les bêtes malades n'ont pas toujours mauvaise apparence, loin de là ; elles conservent même souvent un embonpoint et un air de santé absolument trompeurs. On ne s'aperçoit de l'existence de la tuberculose qu'à l'autopsie, ou encore en pratiquant une injection d'un demi-centimètre cube de tuberculine. Cette injection, qui est sans effet sur une vache saine, produit chez la vache malade une élévation de température de 2 à 3 degrés (Nocard).

Une des localisations les plus fréquentes chez la vache est la tuberculose mammaire. Bang en un seul hiver a pu examiner cliniquement sept cas de tuberculose du pis dans six fermes danoises différentes ; il en a rencontré pendant le même temps six autres cas à l'abattoir de Copenhague. La maladie ne se traduit que par un gonflement indolent d'un ou deux quartiers du pis (de préférence les postérieurs) sans aucun trouble de la santé générale. Le lait reste en apparence de très bonne qualité ; ce n'est que tardivement qu'il devient aqueux, floconneux, et est enfin remplacé par une sérosité jaunâtre. Mais dès le début il renferme des bacilles vivants et virulents et l'inoculation de ce lait au cobaye donne des résultats constamment et rapidement positifs. Il en est de même du lait des vaches atteintes de tuberculose généralisée sans lésion du pis.

Bang a montré aussi que la centrifugation, pratiquée comme on le fait en Danemark pour séparer la crème, entraîne la plus grande partie des bacilles, de sorte que le beurre, l'excellent beurre danois si apprécié en Angleterre, est particulièrement riche en germes tuberculeux.

Dès 1884, Hippolyte Martin avait démontré que le lait vendu à Paris sous les portes cochères renferme des bacilles tuberculeux une fois sur trois.

Quand ces faits ont été connus, ils ont causé une vive et légitime émotion. On a essayé de la calmer en démontrant que le suc gastrique détruisait le bacille de Koch ; mais cette destruction ne s'effectue *in vitro* que par un contact de cinq ou six heures (Straus et Wurtz) : dans les conditions ordinaires de la digestion le suc gastrique est incapable de détruire les bacilles et même de les atténuer sérieusement. D'ailleurs les enfants, qui usent surtout de l'alimentation lactée, sécrètent peu ou pas de suc gastrique.

On a allégué, d'autre part, que l'épithelium intestinal sain ne se laissait pas traverser par les bacilles (Imlach) et que par conséquent le danger d'infection par le lait était plus théorique que réel, mais Cornil a montré en 1888 que la tuberculisation des muqueuses peut s'effectuer par simple contact, sans aucune solution de continuité.

Les faits cliniques démontrent d'ailleurs la réalité de la tuberculisation par le lait.

Un enfant meurt à quatre mois d'une tuberculose primitive et isolée de l'intestin et des ganglions mésentériques : il était nourri avec le lait non bouilli d'une vache qui après la mort de l'enfant fut abattue et reconnue pommelière : le lait exprimé des parties profondes du pis renfermait des bacilles reconnaissables à l'examen microscopique (Demme).

Dans un pensionnat de jeunes filles on observe en peu de temps 13 cas de tuberculose dont 4 mortels. La vache du pensionnat est abattue et on trouve des tubercules massifs dans les poumons et dans le pis (Ollivier).

Trois enfants d'une famille saine, sans antécédents tuberculeux, meurent successivement de tuberculose à l'âge de trois ans. Ils avaient tous été nourris avec le lait d'une même vache qu'on croyait absolument saine et qu'on gardait spécialement pour eux. Après l'abatage on reconnaît que cette vache était atteinte de tuberculose avancée (Pruemers).

En Danemark le petit-lait cru rend les porcs tuberculeux (Lindquist) ; chauffé sans ébullition, il produit chez eux une adénopathie cervicale chronique rappelant celle des scrofuleux, expression manifeste d'une tuberculose atténuée (Sidney Martin).

Ces faits, dont nous pourrions citer un plus grand nombre, démontrent que le lait de vache, même le meilleur en apparence, peut donner la tuberculose. Le danger est surtout grand, ainsi que l'a montré Bollinger, quand on prend du lait d'une vache spéciale, toujours la même, comme on croyait devoir le faire pour les petits enfants, il y a peu d'années encore : si la vache est tuberculeuse, l'ingestion des bacilles est quotidienne, et l'infection presque certaine. Il y a moins de risque avec le lait du commerce, où les bacilles dilués par le mélange sont rendus moins virulents (1).

---

(1) Bollinger et Gebhardt ont démontré expérimentalement l'importance du *nombre* des germes introduits, dans les résultats dans la contamination tuberculeuse. Il faut environ 800 bacilles pour produire une tuberculose mortelle chez le cobaye, tandis qu'il suffit d'une seule bactéridie charbonneuse

Quant à la viande des animaux tuberculeux, elle est beaucoup moins dangereuse, car elle ne renferme le bacille de Koch que dans les cas avancés et alors elle est impropre à la consommation. Cependant il faut savoir que les ganglions lymphatiques intermusculaires sont envahis de bonne heure, qu'ils peuvent avoir subi l'infiltration et la caséification chez des animaux en très bon état du reste, et parfaitement engraissés ; que par conséquent la viande de ces animaux mangée crue ou peu cuite peut introduire des germes dans l'organisme. Ce risque n'existe que pour la viande fraiche : la fumure et la salaison le font disparaître.

Quels remèdes appliquer au péril social qui résulte de la tuberculose bovine et de sa transmissibilité par le lait et la viande? On a proposé d'édicter la saisie des animaux reconnus tuberculeux, l'interdiction de la vente de leur lait, l'abatage d'office après engraissement et la surveillance de la viande qui ne devrait être consommée qu'après cuisson (Lydtin).

Ces mesures sont d'une application difficile et entraîneraient des frais très élevés, car elles supposent l'indemnisation des propriétaires des animaux saisis. Elles ne suffiraient pas d'ailleurs à enrayer la propagation de la pommelière, ni même à écarter le péril de l'infection par le lait.

En effet, comme on l'a vu plus haut, certaines vaches, bien qu'atteintes de tuberculose avancée, conservent longtemps une belle apparence, et les bêtes en question sont les plus dangereuses, car elles

pour tuer le même animal. Cette différence tient évidemment pour une part à la lenteur beaucoup plus grande de la multiplication du bacille tuberculeux.

donnent un lait abondant, dont la qualité semble irréprochable ; d'autre part la maladie ne se traduit chez elles par aucun signe clinique positif.

Comment les reconnaître assez sûrement pour pouvoir isoler les animaux malades et les empêcher d'infecter le reste du troupeau ? Les injections de tuberculine de Koch en fournissent le moyen : chez les animaux tuberculeux elles provoquent 98 fois sur 100 une réaction fébrile très intense, facilement appréciable au thermomètre, et qui fait entièrement défaut chez les sujets sains. Pour en faire comprendre l'utilité, en même temps que le mode d'emploi, il suffit de citer une des expériences poursuivies récemment par Nocard sur ce sujet.

Dans une grande exploitation agricole, toutes les bêtes du troupeau ont subi le même jour une injection de 50 centigrammes de tuberculine : 15 animaux qui avaient réagi ont été isolés, mis au pâturage en plein air et soumis à des injections hebdomadaires de 10 à 20 grammes de créosote dissoute dans un poids égal d'huile stérilisée. Tous les mois on faisait à chacun d'eux une nouvelle injection de tuberculine et on notait le degré de la réaction fébrile obtenue. Au bout de 6, 10 et 15 mois, 9 de ces animaux ne réagissaient plus à l'injection et semblaient guéris : l'un d'eux ayant été abattu, l'autopsie a montré seulement dans les poumons et les ganglions mésentériques quelques petits foyers tuberculeux crétacés, dont la pulpe broyée et inoculée dans le péritoine de 4 cobayes n'a pas déterminé la tuberculose. Deux vaches tuberculeuses du même troupeau, conservées en vue de la mise bas, ont guéri sans traitement et leurs veaux sont restés sains.

Fort de ces résultats, confirmés par Bang et par

d'autres observateurs, Nocard a proposé contre la tuberculose bovine une série de mesures prophylactiques qui peuvent se résumer ainsi :

Une étable étant reconnue suspecte, soumettre tous les animaux indistinctement à une injection de tuberculine (1) ; isoler tous ceux qui ont réagi et les tenir au pâturage en plein air ; répéter les injections à intervalles d'un ou deux mois. On constate ainsi que les moins atteints guérissent ; quant aux autres, on les engraisse pour la boucherie et leur viande pourra être vendue après qu'on aura enlevé les viscères et constaté l'intégrité des muscles.

Quant aux animaux reconnus sains, ils ne seront réintégrés dans leur étable qu'après désinfection complète des murs, du plancher et surtout des mangeoires. Aucune bête nouvelle ne sera admise dans l'étable ainsi purifiée avant d'avoir été soumise à l'examen vétérinaire et d'avoir subi l'injection de tuberculine sans manifester de réaction.

Ces mesures sont pratiques, faciles à exécuter et entraînent relativement peu de pertes : leur généralisation rendrait certainement la tuberculose bovine beaucoup plus rare et la ferait même disparaître presque entièrement, supprimant ainsi un grave danger d'infection pour l'espèce humaine.

(1) Les règles à suivre pour l'injection d'épreuve sont les suivantes : prendre trois jours de suite, matin et soir, la température rectale des animaux en expérience, de façon à s'assurer qu'ils n'ont pas de fièvre ; le soir du troisième jour injecter sous la peau du cou 30 à 50 centigrammes de tuberculine en dilution dans 10 centimètres cubes d'eau phéniquée à 0,5 p. 100 ; le lendemain matin, prendre soigneusement d'heure en heure la température des animaux injectés ; considérer comme suspects tous ceux qui présentent une élévation de température d'un degré ou davantage.

Malheureusement pour obtenir des résultats sérieux il faudrait un ensemble de règlements administratifs, dont l'exécution se heurte à de grands obstacles : insuffisance de l'inspection vétérinaire dans les campagnes, multiplicité infinie des petites étables, incurie et routine des habitants.

Jusqu'à l'époque, encore éloignée sans doute, où ces obstacles seront aplanis, le rôle de l'hygiéniste est de préconiser les mesures prophylactiques les plus sûres contre l'infection alimentaire : à savoir l'ébullition pour le lait et la cuisson pour la viande.

On ne saurait trop le répéter : en ne prenant le lait que bouilli, la viande que bien cuite, on se met absolument à l'abri de tout risque de contamination tuberculeuse. Pour les nourrissons, dont le tube digestif est sans défense, on se servira de l'appareil Soxhlet ou de tout autre système analogue, capable de chauffer le lait aux environs de 100° pendant 45 minutes au moins sans en changer la composition (voy. p. 307). Pour les enfants plus âgés et pour les adultes, la simple ébullition, prolongée quelques minutes est suffisante. Les jeunes sujets prédisposés feront bien d'éviter l'usage du beurre frais, aliment assez peu digestible, et qui, comme l'a montré Bang, peut renfermer des bacilles.

§ 2. — HYGIÈNE DES HABITATIONS

S'il en fallait croire certains auteurs, le bacille tuberculeux se rencontrerait partout, dans les maisons et en plein air, entre les pavés des rues et dans la poussière des chemins. A Vienne notamment il y aurait péril, selon Schnirer, à manger sans la laver

une grappe de raisin achetée chez un fruitier en plein
vent, les poussières dont ce raisin est recouvert se
montrant capables de donner la tuberculose au cobaye.

Il y a là une grande exagération. Mais la contamination des *locaux habités* ou *fréquentés par des
phtisiques*, et souillés par eux de leur expectoration
virulente, a certainement dans la diffusion de la ma
ladie une part considérable, plus grande que celle
imputable au lait tuberculeux. Les observations qui
suivent sont bien concluantes à cet égard.

Une cité ouvrière de Berlin, construite vers 1865
en bons matériaux, renferme 11 logements de 3 pièces.
Un de ces logements est habité dans l'espace de 8 ans
par trois familles successives, sans aucun décès par
tuberculose. Mais le même logis est ensuite occupé
par une famille comptant deux phtisiques qui y
meurent. Dans les 12 années suivantes, 4 familles
comprenant au total 25 personnes habitent successivement et sans intervalle le même appartement; la
plupart ne présentaient aucune tare héréditaire, et
cependant on compte *douze* décès par tuberculose.
Pendant le même temps, les 10 autres logements
n'ont au total que 7 décès par la même maladie,
c'est-à-dire 17 fois moins (Engelmann).

Dans une vieille maison de Londres meurt un individu atteint de phtisie. La locataire qui lui succède
succombe à son tour à la tuberculose, et successivement ses quatre filles sont atteintes, dans l'année qui
suit leur sortie de pension et leur retour chez leur
mère. L'examen microscopique des poussières recueillies sur les parois des murs et des planchers a montré qu'elles étaient très riches en bacilles (Shalders
Miller).

Ollivier, Duroc et plusieurs autres ont rapporté des faits semblables.

Il est probable que, dans les cas ci-dessus, certaines conditions locales, humidité, défaut de ventilation et surtout de soleil ont favorisé la persistance des bacilles et la conservation de leur virulence, mais quoi qu'il en soit, il y a là un grave danger, car la population la plus misérable, la plus décimée par la phtisie, est aussi celle qui change de logis le plus fréquemment, et dans les maisons ouvrières, faire désinfecter est le moindre souci du propriétaire.

Arthaud, d'après sa statistique personnelle, évalue la contagion par les locaux habités à 80 p. 100 des cas de tuberculose accidentelle.

Il n'y a qu'un remède à cette situation : que dans les villes d'une certaine importance, au décès ou au départ de l'occupant d'un logis, le propriétaire soit tênu, sous peine d'une forte amende, de faire désinfecter le logement évacué, que l'opération soit effectuée par les soins de la municipalité ou des autorités sanitaires, et qu'elle soit gratuite. Sous ces trois conditions, on verra promptement disparaître une des causes les plus redoutables de la propagation des maladies tuberculeuses.

Dans les *habitations rurales* le risque d'infection est moindre : les changements de locataires sont rares et les conditions du milieu peu favorables à la longue conservation des germes. Cependant un intéressant travail d'Alison a montré que dans une série de hameaux du district de Baccarat (Vosges) la tuberculose importée par des domestiques revenant de la ville ou des soldats libérés du service, avait chaque fois donné lieu à une petite épidémie frappant la famille du premier malade et les amis qui fréquentaient sa maison.

Nous-même avons vu, dans une maison de garde forestier, située en plein bois, trois familles successives présenter des cas de tuberculose : un premier garde y était venu, rapportant du service militaire une phtisie pulmonaire à marche lente, à laquelle il avait fini par succomber, non sans avoir contaminé sa femme et un de ses enfants.

Il est malaisé dans les campagnes d'organiser un service de désinfection, mais un lavage complet au sublimé n'est ni coûteux ni difficile à faire, et pourrait être exécuté partout où a séjourné un malade notoirement tuberculeux, sur l'avis du médecin et sur l'ordre du maire de la commune.

Vallin a appelé l'attention sur le danger beaucoup plus sérieux que fait courir à la santé publique la contamination des *chambres d'hôtels* et des *maisons meublées* dans les stations d'hiver et les villes d'eaux habituellement fréquentées par les tuberculeux. Là les malades n'étant pas chez eux ne prennent d'ordinaire aucune précaution, répandent avec la plus parfaite insouciance leurs crachats à terre, sur les planchers, les tapis et les rideaux. Après leur décès ou leur départ, c'est souvent dès le lendemain qu'un nouvel hôte, celui-là convalescent de grippe ou de pneumonie, ou simplement anémique, est mis en possession de cette chambre à peine balayée, de ces rideaux, de ces tapis à peine secoués. Rien d'étonnant si les bacilles inhalés dans des conditions si favorables prennent aisément racine et si le valétudinaire qui allait chercher dans le Midi la santé et les forces en rapporte la tuberculose.

Maintes voix se sont élevées pour réclamer des

mesures énergiques de préservation. Au Mont-Dore
le corps médical a obtenu du maire un arrêté pres-
crivant la désinfection des chambres habitées par des
tuberculeux et le passage à l'étuve des objets mobi-
liers qui leur ont servi. Cet exemple mérite d'être
imité ; mais il ne faut pas se faire d'illusion : les
arrêtés de ce genre ne seront exécutés que quand les
municipalités disposeront du personnel et du maté-
riel nécessaires pour que les opérations de désinfection aient lieu sans frais excessifs et sans détériora-
tion des objets (1).

Les mêmes périls se retrouvent, avec un caractère
plus menaçant, dans les *ateliers*, dans les *bureaux* et
en général dans tous les endroits où plusieurs personnes vivent en commun : les locaux administratifs
et industriels, souvent obscurs, malsains, privés
d'air, et incessamment souillés par les allants et
venants qui crachent partout avec le sans-gêne le
plus absolu, offrent réunies les conditions les plus
propres à favoriser la propagation de la tuberculose.
Ces foyers d'infection très nombreux dans les grandes
villes contribuent certainement pour une large part
à élever le taux moyen de la mortalité par phtisie,
qui est presque trois fois plus élevé à Paris que dans
les campagnes (Lagneau).

L'observation suivante, due à Marfan, montre bien
la gravité de cette cause d'infection. Dans un bureau
appartenant à une des grandes administrations pari-

____

(1) Cependant, sous la pression de l'opinion publique, un
certain nombre de progrès commencent à s'effectuer : quelques hôteliers se décident à supprimer dans les chambres à
coucher les tentures inutiles, à remplacer les parquets cirés
par des planchers faciles à laver et à faire les frais d'une pompe
à désinfection qui leur permet de pulvériser la solution de
sublimé sur les murs au départ de chaque voyageur suspect.

siennes et comptant vingt-deux employés, entrent en
1878 deux tuberculeux qui y vivent plusieurs années,
toussant constamment, crachant souvent sur le plancher, dans un local étroit et mal tenu. Les employés
arrivent au bureau le matin de bonne heure, au
moment où la poussière est soulevée par un balayage
fait à sec : de 1884 à 1889, *treize* d'entre eux contrac-
tent successivement la phtisie pulmonaire et y succombent. A la suite de la révélation de ces faits, l'administration a fait évacuer le bureau, brûler les planchers,
réparer la pièce à fond ; il a été interdit de cracher à
terre, interdit également de balayer sans arrosage
préalable. Trois ans après ces précautions prises, il
ne s'était encore manifesté aucun cas nouveau.

Le remède est, comme on le voit, à la portée de
tout le monde et ne présente aucune difficulté
d'application : que les industriels et les patrons inté-
ressés à conserver la santé de ceux qu'ils emploient,
que les chefs des administrations de tout ordre
fassent afficher dans les ateliers et les bureaux un
règlement interdisant de cracher à terre sous peine
d'une amende, qu'ils fassent placer partout en nombre suffisant des crachoirs garnis de sciure de bois
imprégnée d'une solution antiseptique; que les
balayages à sec soient remplacés par des lavages du
plancher, faits chaque matin avec un torchon mouillé
d'une solution de sublimé au millième; que pour plus
de sûreté on commence par opérer la désinfection
totale des locaux et que dans les grands ateliers surtout cette opération soit répétée une fois par an. On
verra au bout de peu de temps la morbidité par
phtisie baisser de moitié, et le chiffre de la mortalité générale ne tardera pas à s'en ressentir d'une
manière appréciable.

Les dangers d'infection par dissémination des bacilles sont moindres dans les *écoles*, les *lycées* et les *collèges*, parce que la phtisie pulmonaire avec son corollaire obligé, l'expectoration, est rare chez les jeunes gens au-dessous de quinze ans. Cependant là encore, indépendamment des règles de salubrité générale, d'exposition, de ventilation, de chauffage, les autorités compétentes devraient observer le principe de la désinfection systématique : la guerre aux crachats, aux poussières bacillifères, devrait être poursuivie sans relâche. Dans les grandes Écoles du gouvernement, telles que Saint-Cyr et l'école Polytechnique, où des jeunes gens soumis à la règle de l'internat, condamnés à la sédentarité forcée et à un surmenage intellectuel souvent excessif, sont en outre obligés de vivre en dortoir et en étude dans la communauté la plus complète, il suffit d'un seul cas de phtisie localisée et latente pour infecter un quartier et pour exposer à de sérieux périls la santé de tous ceux qui l'habitent : des mesures analogues à celles que nous avons préconisées pour les ateliers et les bureaux ne feraient que répondre à la plus élémentaire prudence.

Que dire, à ce point de vue, des *casernes* et des agglomérations militaires ? S'il est un lieu où règne le mépris des règles de l'hygiène et de la plus élémentaire propreté, c'est dans les chambrées des soldats. Les efforts du commandement et ceux du service médical de l'armée se heurtent à la routine du paysan, doublée de l'esprit de bravade que le militaire français prend volontiers pour une preuve de courage. Dans les vieilles casernes des villes surtout, dans ces locaux presque toujours encombrés, aux murailles et aux planchers vermoulus, où chacun crache par terre à sa fantaisie, où les nettoyages rares et sommaires n'ont d'autre effet que de soulever la poussière qui dormait dans les coins, comment s'étonner si le germe tuberculeux règne à l'état endémique, et si comme l'a montré Villemin, bon nombre de jeunes soldats, dans l'état de prédisposition où les jette la nostalgie, plus encore que les fatigues du service, voient un rhume sans importance se transformer en bronchite tenace, puis sont pris d'une hémoptysie et entrent à l'hôpital pour n'en plus sortir, à moins qu'une réforme d'urgence ne les renvoie dans leur village, où ils vont répandre la tuberculose contractée au régiment.

Le danger n'a fait que s'accroître, depuis que l'armée d'autrefois, composée de soldats de métier, sélectionnés avec soin, a fait place aux contingents d'aujourd'hui qu'on veut grossir autant que possible au risque de faire entrer dans les corps de troupes nombre de jeunes gens malingres, affectés de prédisposition héréditaire ou même de tuberculose latente, dont le seul rôle en temps de guerre serait de peupler les hôpitaux et qui en temps de paix ne servent guère que de terrain de culture pour le germe morbide, et d'agents de contagion pour leurs camarades. Il n'y a qu'une voix parmi les médecins militaires pour déplorer ce funeste état de choses ; mais l'unanimité cesse quand il s'agit d'en indiquer les remèdes.

Beaucoup se bornent à insister sur l'amélioration de l'hygiène générale, et en fait il y a des résultats à espérer dans cette voie. On a remarqué depuis longtemps que la tuberculose est plus fréquente dans les grandes que dans les petites garnisons, dans les casernes des villes que sous les baraques ou les tentes des camps établis en plein air.

Dans l'armée française occupée au siège de Sébastopol, en dépit des intempéries de l'hiver, des privations de toute sorte, les cas de tuberculose ont été exceptionnels (Michel Lévy). Il est vrai que le typhus et la dysenterie se chargeaient de faire disparaître les faibles et les prédisposés. — Lawson a fait voir que dans l'armée anglaise, la mortalité annuelle par phtisie, qui était vers 1846 de 9,38 pour 1000 hommes d'effectif, est tombée progressivement à 5,77 en 1864, à 4,83 en 1869, enfin à 2,81 en 1884, et est ainsi devenue inférieure à la mortalité tuberculeuse dans la population civile. L'auteur attribue cette amélioration considérable à l'adoption de plus en plus générale du campement hors des villes, au perfectionnement de l'hygiène et de la ventilation des casernements, enfin à la substitution des vêtements de flanelle aux chemises et caleçons de coton qu'on distribuait auparavant aux troupes

Nul doute qu'il n'y ait des progrès à réaliser chez nous dans cette voie, bien qu'on ait déjà beaucoup fait, et pour l'hygiène générale, et pour le vêtement, et pour l'alimentation du soldat.

Mais le nœud de la question n'est pas là. Comme l'a montré Antony, la morbidité par tuberculose ne diminuera sérieusement dans l'armée que quand on se décidera à éliminer sévèrement, non seulement les malades, mais les suspects. Au lieu de considérer le service militaire comme une corvée à laquelle, au nom de l'égalité, tout le monde doit être soumis, il faudrait voir les choses de plus haut, et ne demander à chacun, au nom de la patrie, que les services qu'il peut rendre. Beaucoup de médecins militaires hésitent à proposer la réforme d'un jeune soldat qui ne présente pas de lésions pulmonaires manifestes, mais qui tousse, qui maigrit et dont la poitrine se resserre. Renvoyé à temps dans ses foyers, ce malheureux pourrait se remettre, devenir un citoyen utile, fonder même une famille; maintenu pour le principe au régiment il verra sa maladie s'aggraver, devenir incurable et de plus il contaminera ses camarades ; et c'est ainsi que le service militaire en temps de paix arrive à détériorer la santé de la nation, quand il devrait contribuer à l'affermir !

Si les nécessités du recrutement et la crainte de la fraude empêchent les conseils de revision d'éliminer d'emblée les malingres et les suspects, on pourrait du moins s'inspirer du principe autrefois posé en Allemagne : que chez tout jeune homme de vingt ans bien constitué les saines fatigues de la vie militaire ont pour effet de favoriser le développement et non de l'entraver; que par conséquent tous ceux dont le périmètre thoracique n'a pas augmenté au bout de six mois de service, peuvent être considérés comme atteints d'une tare, et impropres au service actif.

Que, dans chaque circonscription de recrutement, les sujets douteux soient réunis, au moment de l'incorporation, dans un dépôt spécial, en pleine campagne, loin de l'influence phtisiogène du milieu urbain, qu'ils soient soumis à un entraînement modéré et que chaque mois le médecin-major mesure et note pour chaque conscrit individuellement le poids du corps et le périmètre du thorax; qu'au bout de chaque trimestre ceux qui dépérissent soient réformés sans plus de difficulté, les autres répartis dans les corps actifs, à mesure qu'on aura éprouvé leur résistance ; il n'en faudra pas davantage pour réduire, dans une mesure considérable, la fréquence de la tuberculose dans l'armée, cet opprobre de l'hygiène publique au temps présent (1).

De telles mesures ont-elles quelque chance d'être adoptées ? Pas de sitôt sans doute, car elles sont en opposition absolue avec la sainte routine administrative, qui s'inquiète peu de la vie des hommes pourvu que les traditions soient respectées. Heureusement qu'au temps où nous vivons, la pression de l'opinion publique finit par triompher de toutes les résistances.

La question de la tuberculose dans les *prisons* est loin d'avoir la même importance ; cependant depuis quelques années elle a préoccupé les hygiénistes. Tout s'accorde en effet pour favoriser la propagation de la maladie chez les prisonniers : mauvais état général antérieur, tares latentes, dépression morale qui suit la condamnation ; alimentation défectueuse ; sédentarité absolue ; défaut d'air et de lumière. Il faut ajouter à tout cela la promiscuité forcée dans les ateliers, et pour les prisons cellulaires la succession fréquente de plusieurs condamnés bien portants dans une cellule récemment occupée par un phtisique.

La mortalité annuelle par tuberculose dans les

(1) Dans les compagnies de chasseurs alpins cantonnées au milieu des montagnes et soumises hiver comme été aux plus rudes intempéries, on voit souvent les tuberculeux s'améliorer et même guérir sans aucun soin spécial, pourvu qu'ils ne retournent pas trop tôt dans les garnisons de la plaine.

A Briançon, bourgade de montagne, située à 1,306 mètres d'altitude, la tuberculose n'a donné en dix ans que 44 entrées à l'hôpital et 10 décès sur 18.050 hommes d'effectif, soit 0,50 pour 1.000 (Camus).

prisons atteindrait, selon Bollinger, la proportion
énorme de 5,37 p. 100 de l'effectif des détenus, représentant 42,14 p. 100 de la mortalité générale, c'est-à-
dire plus des quatre dixièmes. Les chiffres donnés
par Cornet d'après une enquête approfondie qui a
porté sur la statistique de quinze années, sont beaucoup moins considérables ; ils montrent néanmoins
que dans les prisons la mortalité par tuberculose
est environ cinq fois plus considérable que dans la
population civile du même âge, alors que pour la
mortalité générale la proportion n'est guère supérieure au double.

Les mesures de désinfection ne peuvent avoir ici
que des résultats relatifs, car si elles préviennent la
contagion entre les détenus, elles ne peuvent empêcher le développement de la maladie chez ceux très
nombreux qui en portaient le germe au moment de
leur incarcération. Ce n'est pas une raison pour
négliger les mesures prophylactiques dans les établissements pénitentiaires. Keesbacher a donné la relation d'une véritable épidémie de tuberculose qui a
sévi pendant près de dix ans dans la prison de Lai-
bach, dont l'état sanitaire était auparavant assez
satisfaisant, mais qui durant cette période (1881-1888)
avait été encombrée au delà de toute mesure. Il a suffi
de ramener l'effectif des détenus à un taux normal,
d'isoler les malades et de désinfecter les locaux à
fond, pour obtenir une diminution rapide et très
prononcée de la morbidité tuberculeuse, bien que
l'alimentation et l'hygiène générale des prisonniers
soient restées comme auparavant très médiocres.
Cette expérience démontre une fois de plus le rôle
capital que joue l'infection dans la propagation de la
maladie.

En définitive les moyens à employer dans les prisons sont les mêmes que dans toutes les habitations collectives : isolement des malades sinon des suspects dans un quartier spécial ; interdiction absolue de cracher ailleurs que dans les crachoirs ; lavage fréquent des ateliers avec une solution antiseptique ; désinfection des chambrées communes au moins une fois par an, des cellules individuelles à chaque changement d'habitant.

§ 3. — HOSPITALISATION DES PHTISIQUES

Cette question, la plus importante peut-être que soulève l'étude de la prophylaxie de la tuberculose, est aussi malheureusement une des moins avancées. L'hospitalisation des phtisiques, telle qu'elle est pratiquée actuellement dans la plupart des grandes villes, non seulement ne sert en rien à la guérison de ces malades, mais de plus réalise un moyen très redoutable de diffusion de la maladie.

Que se passe-t-il en effet dans la plupart des hôpitaux ? Les tuberculeux qui se présentent sont en trop grand nombre pour être admis indistinctement : on fait donc un choix et naturellement les places vacantes sont données aux plus gravement atteints, à ceux qui présentent des lésions du deuxième et du troisième degré, de la fièvre, des hémoptysies, et qui par conséquent sont pratiquement incurables. Les autres sont renvoyés avec une ordonnance, que leur genre de vie rend la plupart du temps impossible à exécuter.

Que si un chef de service moins surchargé de malades ouvre ses salles aux tuberculeux qui n'en sont qu'à la période du début, à ceux qui, atteints

d'une simple infiltration localisée à un sommet, gué-
riraient facilement avec quelques mois de repos et
de soins, presque toujours ce sont ces malades eux-
mêmes qui rendent vain tout essai de traitement
sérieux, car inconcients qu'ils sont de leur état
réel, à peine se sentent-ils mieux, à peine la poussée
congestive ou bronchitique qui les amenait à l'hôpital
est-elle dissipée, qu'ils s'empressent de demander leur
sortie, de l'exiger au besoin, et d'aller reperdre en
quelques jours tout ce qu'ils avaient gagné.

Quant à ceux plus gravement atteints dont le
séjour à l'hôpital se prolonge, presque toujours on
les laisse dans les salles communes, indistinctement
mélangés à d'autres malades non tuberculeux, mais
atteints d'affections diverses qui les rendent vulnérables à la contagion : grippe, bronchite, pneumonie,
fièvre typhoïde, chlorose, dyspepsie, maladies
cachectisantes. Dans ce milieu si propice à la germination des bacilles, le tuberculeux tousse et crache à
son aise : le crachoir est rarement désinfecté ; son
contenu est d'ailleurs souvent renversé, surtout la
nuit, et souille ainsi le plancher, la table de nuit,
etc. Il est du reste bien difficile d'empêcher absolument des malades affaiblis, en proie à la fièvre, de
cracher dans leur mouchoir ou même à terre, quand
il faudrait faire un effort pour prendre le crachoir.
En été les mouches se chargent, comme l'ont montré
Spillmann et Haushalter, de puiser les bacilles dans
les crachoirs et de les répandre avec leurs excréments
sur les murs, le long des carreaux des fenêtres, en
un mot dans tous les coins.

Quels sont les résultats d'un tel état de choses ?
Une statistique recueillie par Langner à l'hôpital
Sechshaus de Vienne va nous l'apprendre. Cet

hôpital comprend deux sections : la première (A) où les tuberculeux sont admis, la seconde (B) d'où ils sont exclus. Dans la section A sur 19 malades atteints de pneumonie, 7 seulement ont guéri, 6 ont quitté l'hôpital imparfaitement remis, conservant de l'induration du poumon atteint, enfin les 6 derniers sont morts. Dans la section B sur 88 pneumoniques on a compté 63 guérisons complètes, 5 guérisons incomplètes et 20 morts. Ainsi la proportion des guérisons, qui est de 70 p. 100 dans la section B, n'est que de 36, 8 p. 100, soit moitié moindre dans la section A où les pneumoniques ont été en contact avec des tuberculeux.

Pour la fièvre typhoïde, même résultat : sur 3 typhiques soignés dans la section A le premier a guéri, le second a été pris pendant sa convalescence d'une tuberculose à marche rapide ; le troisième a présenté pendant la période fébrile une bronchopneumonie suspecte, suivie d'induration persistante du poumon. En revanche, 20 typhiques soignés dans la section B ont tous guéri.

Si suggestive qu'elle soit, cette statistique ne donne qu'une idée incomplète des funestes conséquences de l'admission des tuberculeux dans les salles communes. La phtisie est une maladie à longue échéance : bien des chlorotiques, des dyspeptiques, des bronchiteux, sortis de l'hôpital en apparence guéris, emportent avec eux le germe morbide dont les ravages silencieux ne se manifesteront que plus tard, de façon à dérouter tous les pronostics. Il n'est pas un médecin d'hôpital qui ne voie revenir dans ses salles, au bout d'un, deux ou trois ans, d'anciens malades autrefois soignés et guéris par lui d'une affection accidentelle, qui alors étaient indemnes de toute lésion bacillaire et qui se sont tuberculisés depuis sans autre raison plausible que l'infection contractée dans le milieu hospitalier.

Devant de pareilles constatations il est impossible d'hésiter : les tuberculeux doivent être résolument séparés des autres malades et isolés dans des salles distinctes. Les raisons de sentiment qu'on a fait valoir pour s'opposer à cette solution radicale ne sauraient prévaloir contre les inconvénients du *statu quo* : s'il est cruel de faire connaître à un malheureux phtisique la réalité de sa maladie en l'isolant avec ses pareils, il est criminel d'exposer des individus sains à une contagion trop vraisemblable sous le vain prétexte de ménager le moral de celui qui répand à son insu les germes de mort. On se tromperait d'ailleurs en croyant qu'un phtisique témoin de l'agonie d'un autre phtisique en tirera des conclusions décourageantes sur l'issue probable de sa propre maladie : c'est ne pas tenir compte de l'optimisme tenace et vraiment singulier de ces malades, même les plus intelligents, qui en dépit des plus graves symptômes ne renoncent pas à l'espoir et sont toujours prêts à trouver leur voisin plus malade qu'eux-mêmes.

En attendant qu'on dispose d'établissements spéciaux pour les tuberculeux, le meilleur parti à prendre est de leur réserver dans chaque hôpital un certain nombre de salles particulières, suffisamment isolées des autres, situées au rez-de-chaussée ou au premier étage des bâtiments et donnant sur des jardins où les malades puissent descendre.

Telle est l'organisation que nous avons adoptée à l'hôpital Broussais et qui nous paraît une solution acceptable du problème : tous les tuberculeux, ceux du moins qui crachent et ont des bacilles dans leurs crachats, sont réunis dans une série de petites salles de deux, quatre et six lits, situées dans des pavillons en bois élevés de douze marches au-dessus du sol et reliés entre eux par un long promenoir de près de cent mètres, orienté au midi. Dans ce promenoir couvert, vitré d'un côté, et dont le plancher est à claire-voie, les malades (ceux du moins qui ne sont pas alités) passent la journée presque entière. Plusieurs perrons invitent à descendre au jardin dès que le temps est beau ; s'il fait mauvais, la galerie offre un abri suffisant, où le renouvellement de l'air est continuel et où les malades peuvent se livrer à divers jeux. De grands crachoirs garnis de sciure de bois phéniquée sont placés de distance en distance et ôtent tout prétexte à souiller le plancher, ce qui d'ailleurs est interdit sous peine de renvoi immédiat.

Les salles proprement dites sont ventilées jour et nuit. Les crachoirs personnels placés sur la tablette des lits sont garnis d'acide phénique au 20e ou d'acide pyroligneux ; en outre, ils sont chaque jour désinfectés à l'étuve. Des précautions spéciales sont prises contre les mouches. Tous les matins, un torchon humide est promené sur les planchers et deux fois par mois, les plafonds et les murs sont soumis à un lavage antiseptique.

Grâce à ces mesures, les cas de tuberculose imputables à la contagion ont à peu près disparu de nos grandes salles.

Mais il faut bien l'avouer, l'hospitalisation des phtisiques dans des salles spéciales ne résout qu'une partie de la question : si elle pare, dans une certaine mesure, au péril de la propagation du germe tuberculeux, elle laisse subsister la plupart des erreurs et des

lacunes qui rendent inefficace le traitement de la
phtisie pulmonaire dans les milieux urbains. A Paris
notamment, que les tuberculeux soient isolés ou
mélangés aux autres malades, ils n'en occupent ni
plus ni moins un tiers en moyenne des lits disponibles
dans les hôpitaux (Léon Petit); l'encombrement habituel dont ils sont la principale cause ne permet ni de
les admettre dès la phase initiale (la plus facilement
curable cependant), ni de les conserver un temps suffisant pour obtenir des guérisons solides. Eux-mêmes
sont peu disposés à prolonger leur séjour dans un
milieu qui n'est pas fait pour les convalescents, et
le voisinage de leur famille, de leur atelier, les incite
à reprendre la vie active dès qu'ils en ont la force.

D'autre part, l'organisation des hôpitaux généraux
ne se prête pas, ou se prête mal, à la mise en œuvre
des grands moyens d'hygiène dont l'importance est
si considérable dans la thérapeutique de la tuberculose : il en résulte que le traitement des phtisiques
est à la fois intermittent et incomplet. Ajoutons que
l'atmosphère des grandes villes est bien moins favorable aux tuberculeux que l'air pur des champs, des
bois ou des montagnes.

Enfin, si on se place au point de vue économique, il
faut reconnaître que l'hospitalisation des tuberculeux, qui sont des malades chroniques par excellence, dans des établissements destinés au traitement
des affections aiguës (et où la journée de malade
revient fort cher), entraîne des frais hors de proportion avec les résultats.

Tous ces inconvénients disparaîtront quand on
aura pris le parti de construire pour les phtisiques
pauvres des *sanatoria spéciaux*, situés loin des
villes, et organisés selon les principes de la cure au

grand air. Beaucoup de bons esprits hésitent à adopter cette solution radicale, invoquent la crainte de séparer les tuberculeux de leurs familles, le danger de créer des foyers d'infection nouveaux, enfin et surtout l'énormité des dépenses.

Ces objections sont faciles à réfuter. Les phtisiques pauvres sont très mal soignés chez eux et constituent d'ailleurs pour leur entourage un péril de tous les instants : s'ils reculent devant l'hôpital, c'est parce qu'ils se doutent qu'ils y seront plus mal encore ; mais ils se rendront volontiers dans un établissement spécialement destiné à leur usage, où ils sauront trouver les meilleurs soins, la meilleure hygiène, la meilleure nourriture, et des chances sérieuses de guérison (1).

Etablis d'après les règles que l'expérience a permis de fixer, les *sanatoria* seront le tombeau des bacilles, et loin de répandre l'infection sur quelques localités, ils contribueront, par l'isolement efficace des tuberculeux, à l'assainissement du pays tout entier.

Quant à la question d'argent, elle sera facilement résolue si on se décide à faire simple et pratique, à renoncer aux déplacements lointains, aux constructions luxueuses, aux raffinements de confort qui ne sont ni nécessaires ni même utiles à une clientèle de travailleurs manuels accoutumés à vivre durement (2).

---

(1) On sait avec quel empressement la population parisienne envoie ses enfants à l'hospice maritime de Berck, en dépit de l'éloignement ; c'est que Berck passe avec raison pour faire des miracles dans les affections scrofulo-tuberculeuses.

(2) Cette erreur semble n'avoir pas été complètement évitée dans la conception du sanatorium pour tuberculeux, que l'Assistance publique de Paris fait construire actuellement à Angicourt (Oise) et dont elle nous a gracieusement communiqué les plans.

Les économies réalisables dans les hôpitaux généraux compenseront dans une large mesure, si on le veut bien, les frais des fondations nouvelles. Et d'ailleurs l'importance du but poursuivi est assez grande pour justifier les sacrifices de l'Etat et des villes, et pour tenter la générosité des particuliers.

On choisira dans la grande banlieue, loin des routes, des usines et des agglomérations humaines, un plateau salubre, au sol perméable, un peu élevé, mais abrité contre les vents du nord et de l'ouest par des hauteurs ou par un rideau de grands bois. On aura soin de réserver devant l'établissement un large espace pour la vue et la promenade ; une ferme avec de vastes terrains de culture sera annexée au *sanatorium*. Celui-ci sera construit économiquement en fer et briques ; il se composera d'un certain nombre de pavillons à large toiture, d'une architecture simple, orientés au midi, renfermant au rez-de-chaussée un large promenoir couvert et un réfectoire bien ventilé, au premier étage une série de dortoirs, de six à dix lits, hauts de 5 mètres au moins, éclairés par de larges fenêtres. Les planchers seront revêtus d'un enduit de paraffine imperméable ; les murs seront peints à l'huile, tous les angles amortis de façon à rendre la désinfection aisée. Le chauffage se fera par la vapeur ou l'eau chaude en circuits fer-

Cet établissement nous paraît réunir tous les perfectionnements de l'hygiène hospitalière, mais il ne contient guère plus de cent lits, et le prix de la journée de malade ne sera pas inférieur à 6 ou 8 francs.

Angicourt sera peut-être un agréable refuge pour quelques privilégiés, mais il n'avancera en rien la question de l'hospitalisation des phtisiques pauvres.

més. Des ventilateurs assureront un renouvellement constant d'air frais.

Les malades à leur arrivée seront triés soigneusement par le médecin. Une infirmerie spéciale recevra les cas compliqués, les consomptifs, les fébricitants et, en général, tous ceux dont l'état exige le séjour au lit. Les autres seront classés selon la forme et le degré de leur maladie, et répartis dans les pavillons pour y suivre la cure au grand air et au repos. L'heure du lever, du coucher, la durée des promenades, seront réglés minutieusement dans chaque section. La nourriture sera abondante et variée, composée surtout de viandes grasses rôties ou grillées, d'œufs, de féculents riches en azote, tels que les pois, les lentilles, les haricots ; on y joindra du lait *bouilli*, peu de vin.

Chaque malade sera muni d'un crachoir portatif et tenu de s'en servir aussi bien dehors que dedans ; les crachoirs seront stérilisés tous les jours (1). Les planchers seront nettoyés chaque matin avec un balai d'étoupes trempé dans la solution de sublimé au millième ; les dortoirs seront désinfectés une fois

______

(1) Dans un grand établissement muni d'une machine à vapeur, la désinfection des crachoirs se fait facilement, comme l'a proposé Challan de Belval, en utilisant la vapeur de la chaudière. — Bard (de Lyon) a fait construire un appareil à la fois très simple et très pratique, composé d'un réservoir en tôle dans lequel peuvent se placer deux paniers en fil de fer galvanisé contenant chacun 16 crachoirs. Le réservoir reçoit une prise d'eau et une prise de vapeur ; il est muni d'un couvercle à poignée percé de trous. Les paniers mis en place, on remplit d'eau et on ajoute 20 grammes de carbonate de soude par litre ; puis on ferme le couvercle et on ouvre le tuyau de vapeur. L'ébullition en pleine charge se produit en dix minutes environ. Au bout d'une demi-heure, on arrête l'entrée de la vapeur ; le contenu du réservoir est évacué par le fond ; les crachoirs sont rincés à l'eau froide.

par mois ; le linge, les vêtements seront passés à l'étuve aussi souvent que cela sera nécessaire.

L'établissement sera alimenté en eau de source. La vidange se fera par épandage après désinfection, si la nature du sol s'y prête.

Pour éviter les sorties prématurées, on pourrait exiger des malades, au moment de leur admission, l'engagement de ne pas quitter le sanatorium sans la permission du médecin traitant. Les admissions seront prononcées par l'Assistance publique sur l'avis d'une commission spéciale, comme cela se pratique actuellement pour l'hospice de Berck. On évitera d'envoyer dans les sanatoria les malades atteints de lésions au troisième degré, ou de complications incurables ; ceux-là devront être hospitalisés à Paris même, dans des salles spéciales et strictement isolées. Ceux qu'il convient d'expédier à la campagne sont les tuberculeux au premier et du deuxième degré, et surtout ces cas, si nombreux dans les grandes villes, de phtisie acquise à la suite du surmenage, des privations, des maladies débilitantes qui ouvrent le chemin à la contagion. Un hôpital marin tel que Berck devrait être réservé aux tuberculoses externes, à la scrofule assez fréquente même dans l'âge adulte.

Les malades ainsi hospitalisés au grand air ne tarderaient guère à cicatriser leurs lésions, et reprendraient bientôt assez de forces pour être capables d'un certain travail : on les emploierait dans la ferme de l'établissement, de façon à leur faire subir un entraînement gradué. On ne pourrait sans doute pas les garder jusqu'à guérison définitive, mais en leur faisant toucher du doigt les avantages de la vie en plein air, d'une hygiène régulière et d'une vie disciplinée, en leur montrant par une expérience de tous les jours *qu'à la ville les phtisiques meurent* tandis qu'à la campagne ils guérissent, on obtiendra de ces malades (dont la plupart sont d'anciens villageois) qu'ils renoncent au mirage décevant de la vie parisienne et qu'ils retournent définitivement à l'air pur des champs et aux saines fatigues du travail agricole.

Ainsi serait résolu le plus difficile problème de la thérapeutique de la phtisie : rendre les guérisous durables.

Soigner les tuberculeux pauvres dès le début de leur maladie, les soustraire au milieu malsain où ils en ont puisé le germe, les amener à la guérison, et tarir du même coup la source à laquelle la contagion s'alimente : n'est-ce pas un rêve trop ambitieux ? Pourtant le jour semble prochain où ce rêve deviendra une réalité. L'initiative privée, devançant comme toujours l'action publique, a déjà fait chez nous les premiers pas dans cette voie. Aux portes de Paris, l'œuvre de Villepinte, celle plus récente des Enfants tuberculeux, ont créé des *sanatoria* qui fonctionnent avec un entier succès (1). Une propagande active commence à émouvoir l'opinion, et à secouer l'apathie des pouvoirs publics.

(1) Les hôpitaux d'Ormesson et de Villiers-sur-Marne, fondés par l'Œuvre des Enfants tuberculeux, contiennent ensemble près de trois cents lits qui sont mis gratuitement à la disposition des phtisiques pauvres. Ces deux établissements, construits et entretenus par les seules ressources de la charité privée, ont donné asile depuis leur fondation à plus de 4000 enfants atteints d'affections tuberculeuses ; les résultats qu'on y obtient par la pratique exclusive de la cure d'air, de l'hygiène et de l'antisepsie ne le cèdent en rien à ceux fournis par un hôpital marin comme Berck ou par un sanatorium modèle tel que Falkenstein.

Partout la lutte s'organise contre la tuberculose : pendant que les savants cherchent dans le laboratoire le vaccin ou l'antidote du virus, que les cliniciens étudient et combattent les multiples manifestations de la maladie, les hygiénistes précisent les mesures par lesquelles on peut arrêter la diffusion du bacille, et les philanthropes préparent les moyens de secourir les trop nombreuses victimes du plus grand fléau des temps modernes.

Tant d'efforts ne peuvent rester vains. Le quinzième siècle, en dépit de l'empirisme et de la barbarie, a triomphé de la lèpre ; le vingtième, appuyé sur la science et la civilisation, ne triomphera-t-il pas de la tuberculose ?

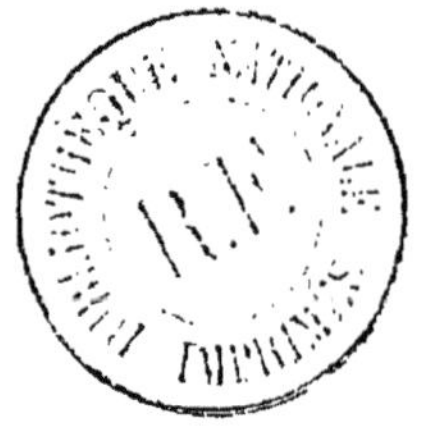

TABLE DES MATIÈRES

INTRODUCTION

Physiologie pathologique de la tuberculisation.
Le germe et le terrain.

PREMIÈRE PARTIE

MÉTHODES ET AGENTS THÉRAPEUTIQUES

CHAPITRE PREMIER

CHAPITRE IV

CHAPITRE V

DEUXIÈME PARTIE
FORMES CLINIQUES DE LA TUBERCULOSE ET LEUR TRAITEMENT

CHAPITRE VI

CHAPITRE VII

CHAPITRE VIII

CHAPITRE IX

TROISIÈME PARTIE

PROPHYLAXIE PRIVÉE ET PUBLIQUE

CHAPITRE X

Prophylaxie individuelle. — Hygiène des prédisposés.

CHAPITRE XI

Prophylaxie familiale.

CHAPITRE XII

Prophylaxie publique. — Police sanitaire. Hospitalisation des tuberculeux.

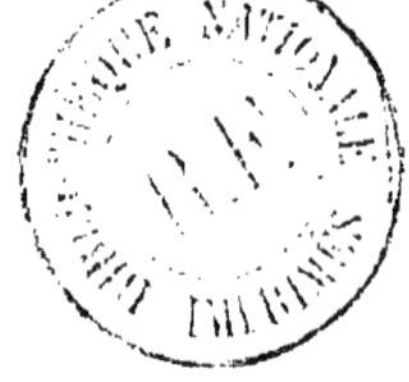

ÉVREUX, IMPRIMERIE DE CHARLES HÉRISSEY

www.ingramcontent.com/pod-product-compliance
Ingram Content Group UK Ltd.
Pitfield, Milton Keynes, MK11 3LW, UK
UKHW021505090726
13657UKWH00001B/38